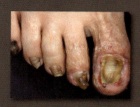
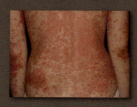
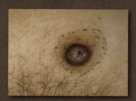
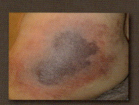
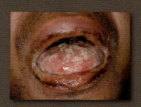
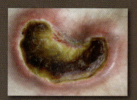

新しい薬疹

薬剤による
皮膚有害事象の新タイプ

編集 **戸倉新樹**
浜松医科大学皮膚科学講座 教授

文光堂

編　集

戸倉新樹　　　浜松医科大学皮膚科学講座　教授

執筆者一覧（執筆順）

菊地克子　　　医療法人社団廣仁会 仙台たいはく皮膚科クリニック　院長

齊藤明允　　　筑波大学附属病院皮膚科　病院講師

藤澤康弘　　　筑波大学医学医療系皮膚科　准教授

内　博史　　　独立行政法人国立病院機構九州がんセンター皮膚腫瘍科　医長

門野岳史　　　聖マリアンナ医科大学皮膚科　教授

宮澤英彦　　　富士宮市立病院皮膚科　科長

野々村優美　　京都大学大学院医学研究科皮膚科

大塚篤司　　　京都大学大学院医学研究科外胚葉性疾患創薬医学講座　特定准教授

藤山俊晴　　　浜松医科大学皮膚科学講座　講師

米倉健太郎　　今村総合病院皮膚科　主任部長

島内隆寿　　　浜松医科大学皮膚科学講座　講師

八木宏明　　　静岡県立総合病院皮膚科　主任医長

藤田英樹　　　日本大学医学部皮膚科学分野　准教授

西田絵美　　　名古屋市立大学加齢環境皮膚科学　講師

伊藤泰介　　　浜松医科大学皮膚科学講座　准教授

杉浦一充　　　藤田医科大学医学部皮膚科学　教授

田中暁生	広島大学大学院医系科学研究科皮膚科学　准教授
西江　渉	北海道大学大学院医学研究院皮膚科学教室　准教授
三澤　恵	富山大学大学院医学薬学研究部皮膚科学講座　講師
清水忠道	富山大学大学院医学薬学研究部皮膚科学講座　教授
千貫祐子	島根大学医学部皮膚科学講座　講師
谷川瑛子	慶應義塾大学医学部皮膚科学教室　准教授
梅本尚可	指扇病院皮膚科　部長
森脇真一	大阪医科大学皮膚科学教室　教授
大磯直毅	近畿大学医学部皮膚科学教室　准教授
池谷茂樹	浜松医科大学皮膚科学講座，せのおクリニック 副院長
出光俊郎	自治医科大学附属さいたま医療センター皮膚科　教授
山田朋子	自治医科大学附属さいたま医療センター皮膚科　講師
濱口儒人	金沢大学医薬保健研究域医学系皮膚分子病態学　准教授
糟谷　啓	浜松医科大学皮膚科学講座
戸倉新樹	浜松医科大学皮膚科学講座　教授
白濱茂穂	聖隷三方原病院皮膚科　部長
森　康記	岩手県立中央病院皮膚科　科長
福田英嗣	東邦大学医療センター大橋病院皮膚科学教室　准教授
佐野栄紀	高知大学医学部皮膚科学講座　教授
浅田秀夫	奈良県立医科大学皮膚科学教室　教授
阿部理一郎	新潟大学大学院医歯学総合研究科皮膚科学分野　教授
橋爪秀夫	磐田市立総合病院皮膚科　部長
水川良子	杏林大学医学部皮膚科学教室　臨床教授

序　説
薬疹から皮膚有害事象へ

　薬疹は薬剤により皮膚に起こる副作用で，元来は発疹症といわれる現れ方を想定してきた．特に，アレルギー性機序で生じる急性発疹症をイメージする臨床家は多かったのではないかと思う．これらの皮疹はウイルス性の急性発疹症と似ることが多く，しばしば鑑別診断が困難であった．こういった従来型の薬疹には，播種状紅斑丘疹型，多形紅斑型，Stevens-Johnson 症候群 Stevens-Johnson syndrome（SJS）/中毒性表皮融解壊死症 toxic epidermal necrolysis（TEN），薬剤性過敏症症候群 drug-induced hypersensitivity syndrome（DIHS），急性汎発性発疹性膿疱症 acute generalized exanthematous pustulosis（AGEP）などがあり，これらはこうした急性発疹症としての性格を有するものであった．

　現在の多様な薬剤の登場は，こうした従来の薬疹のイメージを一変させている．これまでの薬疹型に則ってそれらを説明していくのでは対応できないほど，皮疹とメカニズムは多様化した．本書では，現在日常的にみられる新しいタイプの，薬剤による皮膚有害事象をまとめた．皮膚科医のみならず，一般的な臨床医にとっても役立つはずである．

　こうした皮膚病変は「薬疹」という言葉が適用できないことも多いため，「皮膚有害事象」あるいは場合によっては漠然と「皮膚障害」といういい方を用いて，より広い薬剤による皮膚症状発現の領域に対応することとした．

▎薬剤の本作用の延長線上にある皮膚有害事象の増加

　今までの薬疹の多くは，感作 T 細胞を介しての反応であった．しかし現在では薬剤が直接的に細胞内のシグナル伝達経路を抑制することによって起こる皮膚障害が増加し，また薬剤が自己反応性 T 細胞を誘導し活性化することによる皮膚障害が増加している．これらは副作用あるいは副反応というより，むしろ薬剤が持つ本来の作用である．こうした反応が起こったほうが，むしろ本来的な薬剤の治療効果が高まることも多い．したがって薬剤の本作用の延長線上にある皮膚有害事象といえる．

　現在，治験では従来の副作用を有害事象 adverse effect（AE）と呼ぶようになっている．重大な有害事象は severe adverse effect（SAE）と呼称する．この用い方を踏襲すれば，本作用と別の作用（副作用，副反応）による障害のみならず，本作用自身による障害も AE に入れることが可能である．

▎皮膚有害事象（AE）の新タイプ

　分子標的薬による痤瘡，手足症候群はすでによく知られた高頻度の AE となっている．タキサン系薬剤による AE もある．一時代前にはかなり特殊な薬疹とされていたものが，現在ではよくみかける AE になっている．

　メラノーマ治療薬には，抗 PD-1 抗体、抗 CTLA-4 抗体があるが，これらは腫瘍細胞に対する CD8 陽性細胞傷害性 T 細胞を活性化し，治療効果を発揮する．同時に自己反応性 T 細胞の活性化も起こり，これが AE に繋がっていく．また，皮膚 T 細胞性リンパ腫や成人 T 細胞性白血病 / リンパ腫に用いられる抗 CCR4 抗体も，おそらく制御性 T 細胞を抑えることにより自己反応性 T 細胞の活性化をもたらし，皮膚 AE を起こす．これらは，graft-versus-host reaction と捉えることもでき，従来の薬疹型では扁平苔癬型

や多形紅斑型，さらには SJS/TEN にもメカニズムが似る．メラノーマ関連では，BRAF 阻害薬，MEK 阻害薬による AE も知るべきものである．

乾癬に対する生物学的製剤も，皮膚に関わるさまざまな AE を引き起こす．infusion reaction，逆説的副反応，皮膚感染症に加え，脱毛症も含まれる．生物学的製剤は乾癬治療の重要な選択肢になりその数を増しているが，アトピー性皮膚炎にも使用されるようになり，結膜炎など新しいタイプの AE がみられている．

薬剤による特殊な AE も報告され，光線過敏症，光発癌，皮膚硬化，リンパ増殖異常症など種々の発現型が注目されている．

既知の皮膚病変であるが，特殊な薬剤によって引き起こされる AE もある．DPP-4 阻害薬，漢方薬，セツキシマブ，ヒドロキシクロロキン，ワルファリン，G-CSF などである．

これらの AE は従来の薬疹型には必ずしも当てはまらないものであり，本書の意図はこれらに注目することにある．

新しいタイプのメカニズム

薬剤による AE のメカニズムについても，新しい知見が得られている．イミキモドの免疫変調作用は当然トール様受容体や形質細胞様樹状細胞との関わりで論じられてきたが，自己免疫疾患の誘導について新知見が生まれている．EB ウイルス感染症と薬疹の関わりも以前から論じられてきたが，研究成果がさらに広がっている．その他，SJS/TEN の免疫異常，DIHS におけるウイルス再活性化と自己免疫疾患，固定薬疹と skin resident memory T 細胞も興味深い．

新しいタイプの AE のみならず，こうした疾患でもメカニズム研究の深まりは，皮膚における AE の多様さをさらにみせつけている．

今後の展開を見据えて

わが国における新薬の上市状況は，年々数が増している．今後，JAK 阻害薬や新たな生物学的製剤の導入も図られており，皮膚での AE もさらに増加するかもしれない．そうした場合でも，現時点での新しいタイプの AE を総括することは，今後に起こりうる AE を位置付けするために役立つであろう．

2019 年 11 月

戸倉 新樹
浜松医科大学皮膚科学講座

新しい薬疹-薬剤による皮膚有害事象の新タイプ
目次

序説 薬疹から皮膚有害事象へ ● 戸倉新樹 …………………………………………… iv

第I章 薬剤による皮膚有害事象

A ● 分子標的薬による皮膚有害事象

1 分子標的薬による痤瘡とその治療 ● 菊地克子 ……………………………… 2
2 分子標的薬による手足症候群とその治療 ● 齊藤明允・藤澤康弘 ………… 9
3 分子標的薬による爪囲炎とその治療 ● 内 博史 …………………………… 14
4 タキサン系薬剤による皮膚障害 ● 門野岳史 ………………………………… 19
COLUMN 抗がん剤漏出の対処法 ● 宮澤英彦 …………………………………… 25

B ● メラノーマ・リンフォーマ治療薬による皮膚有害事象

1 抗PD-1抗体,抗CTLA-4抗体による皮膚障害 ● 野々村優美・大塚篤司 … 27
2 BRAF阻害薬,MEK阻害薬による皮膚障害 ● 藤山俊晴 …………………… 35
3 抗CCR4抗体による皮膚障害 ● 米倉健太郎 ………………………………… 42
COLUMN 抗CCR4抗体による光線過敏症 ● 島内隆寿 ………………………… 50

C ● 乾癬治療薬による皮膚有害事象

1. 生物学的製剤による投与時反応　● 八木宏明 …… 52
2. TNF-α阻害薬による逆説的反応　● 藤田英樹 …… 57
3. 生物学的製剤による皮膚感染症　● 西田絵美 …… 61
4. 生物学的製剤による脱毛症　● 伊藤泰介 …… 66
- COLUMN 急性汎発性発疹性膿疱症と膿疱性乾癬　● 杉浦一充 …… 72
- COLUMN 抗IL-4/IL-13受容体抗体による結膜炎　● 田中暁生 …… 74

D ● 特殊な薬剤による皮膚障害

1. DPP-4阻害薬による水疱性類天疱瘡　● 西江　渉 …… 76
2. 漢方薬による皮膚障害　● 三澤　恵・清水忠道 …… 81
3. セツキシマブによるアレルギー　● 千貫祐子 …… 88
4. ヒドロキシクロロキンによる薬疹　● 谷川瑛子 …… 94
5. ワルファリンによる皮膚障害　● 梅本尚可 …… 99
- COLUMN G-CSF製剤によるSweet症候群　● 大磯直毅 …… 103

薬剤による特殊な皮膚障害

1. 近年の薬剤性光線過敏症　● 森脇真一 …… 106
2. ボリコナゾールによる光線関連皮膚癌　● 池谷茂樹 …… 112

3 ハイドロキシウレアによる皮膚潰瘍 ● 出光俊郎・山田朋子 ………………… 118

4 薬剤による皮膚硬化 ● 濱口儒人 ………………………………………………… 123

5 メトトレキサートとリンパ増殖異常症 ● 糟谷　啓・戸倉新樹 …………………… 131

6 免疫グロブリン大量静注療法による汗疱状皮疹 ● 白濱茂穂 …………………… 136

7 インスリン注射部位の硬結（インスリンボール） ● 森　康記 ………………… 139

COLUMN 苔癬型薬疹：最近の原因薬 ● 福田英嗣 …………………………………… 144

第III章 有害事象の発生機序

1 イミキモドの免疫変調作用 ● 佐野栄紀 ………………………………………… 148

2 EB ウイルス感染症と薬疹 ● 浅田秀夫 ………………………………………… 153

3 Stevens-Johnson 症候群 / 中毒性表皮壊死症の免疫異常
　● 阿部理一郎 ……………………………………………………………………… 158

4 DIHS におけるウイルス再活性化と自己免疫疾患 ● 橋爪秀夫 ……………… 163

5 固定薬疹の発症機序－ resident memory T 細胞を含めて－
　● 水川良子 ………………………………………………………………………… 170

索引 ……………………………………………………………………………………… 175

薬剤による皮膚有害事象 Ⅰ章

I. 薬剤による皮膚有害事象／A. 分子標的薬による皮膚有害事象

1 分子標的薬による痤瘡とその治療

菊地克子

Essence

▶ EGFR 阻害薬では，投与開始後比較的早期に，主に顔面などの頭頸部，胸背部に痤瘡様皮疹が出現し，2〜3 週をピークに徐々に出現頻度は減少する．

▶ 角化細胞，外毛根鞘細胞，脂腺細胞から放出されるケモカインやサイトカインにより毛包周囲に炎症細胞が浸潤するために生じる，無菌性の毛包炎・毛包周囲炎である．

▶ ステロイド外用薬塗布が治療の第一選択で，重症例ではテトラサイクリン系抗菌薬内服が行われる．予防治療としてテトラサイクリン系抗菌薬内服が EGFR 阻害薬投与開始と同時に行われることもある．

▶ 皮疹が重症化した場合，顔面の痤瘡様皮疹でもストロングクラス以上のステロイド外用薬が使われることがあるが，ステロイドの副作用出現の可能性を鑑み，皮疹の程度にあわせてステロイドをクラスダウンすべきである．

▶ 治療に難渋する症例は，皮膚科専門医への紹介が望ましい．

KEYWORD
EGFR 阻害薬，痤瘡様皮疹，酒皶様皮膚炎，ステロイド外用，テトラサイクリン系抗菌薬

はじめに

上皮成長因子受容体 epidermal growth factor receptor（EGFR）の機能を抑制する薬剤である EGFR 阻害薬には，セツキシマブ，パニツムマブなどの抗 EGFR 抗体薬と，ゲフィチニブ，アファチニブ，エルロチニブ，オシメルチニブなどの EGFR チロシンキナーゼ阻害薬 EGFR tyrosine kinase inhibitor（EGFR-TKI）があり，抗 EGFR 抗体薬は結腸・直腸癌や頭頸部癌に，EGFR-TKI は非小細胞肺癌に用いられている．EGFR 阻害薬は，特有の皮膚障害を高率に生じることが知られている．皮膚障害には，痤瘡様皮疹，瘙痒，乾皮症，爪囲炎などがあり，その中で痤瘡様皮疹は，痒みや痛みを伴うことがあるばかりでなく，顔面に好発するため患者にとって精神的負担となる皮膚障害である．そのため，痤瘡様皮疹が重症化することがないよう制御することは，患者が EGFR 阻害薬での治療を継続する上で重要である．

発現時期

痤瘡様皮疹は，EGFR 阻害薬での治療開始 1 〜 4 週後から患者の 45 〜 100% と高率に生じ，2 〜 3 週をピークに徐々に減少する（図 1）．重症例は 10% 以下とされている．尋常性痤瘡と同様に，顔面，頭頸部や胸背正中部などの脂漏部位に好発する[1]．元来無菌性であるが，慢性に経過する例では細菌の二次感染もみられる[2]．

臨床像

顔面では，脂腺性毛包が密に分布する鼻や口周囲，顎，額に好発する（図 2a）が，重症例では頭頸部だけでなく胸部，背部，四肢にもみられる（図 2b）．個疹は毛包一致性の紅色丘疹，膿疱である．膿疱は容易に破れてびらん化し，痂皮や血痂を付着する．毛包と毛包の間の皮膚にびまん性の紅斑を生じることもあるため，痤瘡様皮膚炎ともいわれる（図 2c）．太陽紫外線の曝露により，

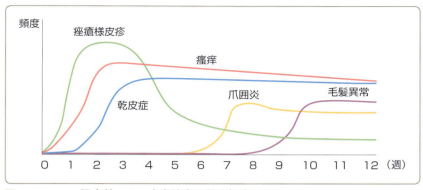

図1 ■ EGFR阻害薬による皮膚障害の発現頻度と経過

（文献1）より引用）

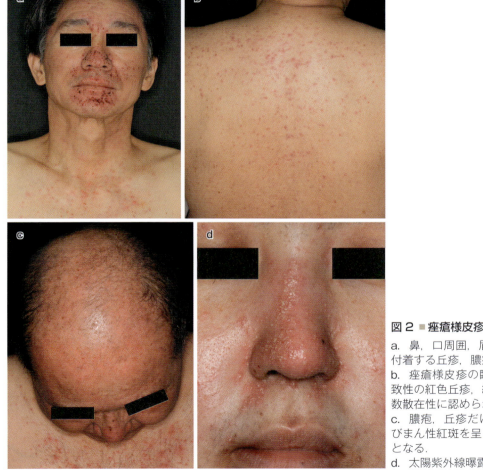

図2 ■ 痤瘡様皮疹の臨床像
a. 鼻, 口周囲, 眉間から額に痂皮を付着する丘疹, 膿疱がみられる.
b. 痤瘡様皮疹の臨床. 背部に毛包一致性の紅色丘疹, 紅暈を伴う膿疱が多数散在性に認められる.
c. 膿疱, 丘疹だけでなく鱗屑を付すびまん性紅斑を呈し, 脂漏性皮膚炎様となる.
d. 太陽紫外線曝露による増悪.

皮疹が増悪することが知られている（図2d）.

病　態

　表皮ならびに外毛根鞘，脂腺，汗腺の基底細胞はEGFRを発現している．EGFRが阻害されると，negative growth regulatorであるサイクリン依存性キナーゼ阻害因子cyclin-dependent-kinase inhibitor（CDKI）p27の発現が増加すると同時に，通常は基底層より上層で生じる分化マーカーが，基底層において早期に発現増加する．そのため，表皮角化細胞の増殖が低下して早期分化が生じる．また，角化細胞のアポトーシスが生じることが知られている．さらに，バリア関連蛋白のclaudin-1の発現や抗菌ペプチド産生が低下することなどから，バリア機能の低下が生じる．表皮における種々のケモカインの発現増加，毛包・脂腺の障害によるサイトカイン放出や付属器周囲への細胞浸潤が惹起される結果，毛包・脂腺を中心とする炎症が生じる[3]．毛包上皮細胞の早期分化により，毛包では角栓が形成される．角栓の形成は毛包の閉塞を引き起こし，痤瘡様皮疹の形成の一因になっていると考えられる．

　皮膚の生理機能検査では，EGFR阻害によりバリア機能指標の経表皮水分喪失量transepidermal water loss（TEWL）の増加と，角層水分量指標の低下が起こる．年齢が若く（60歳未満），赤ら顔，皮表脂質量が多いという顔面皮膚の特徴を持つ場合に，痤瘡様皮疹が重症化しやすいことが示唆されている[4]．

重症度評価

　有害事象共通用語基準CTCAE（Common Terminology Criteria for Adverse Events）；日本語訳・日本臨床腫瘍研究グループJCOG（Japan Clinical Oncology Group）版によるもの，皮膚科・腫瘍内科有志コンセンサス会議によるもの，顔面の皮疹に重点を置いたものなどがある．

1. CTCAE-JCOG

　癌治療に携わる医療者に，最も使われている重症度分類である．現在v5.0が公表されているが，痤瘡様皮疹に関してはv4.0での基準と同じである（表1）．主に体表面積に占める皮疹の面積の割合によってGradeが上がるが，面積が小さくても，皮疹が顔面に出現することで患者に社会心理学的な影響がある場合，Grade 2に上がる．細菌感染の併発により，さらにGradeが上がる．

2. 日本での皮膚科・腫瘍内科有志コンセンサス会議による重症度分類

　CTCAE基準に準じているが，患者の自覚症状・日常生活への影響を重視して作成されている．CTCAEとの混同を避けるためGradeという言葉は用いずに軽症，中等症，重症で重症度評価を行っている（表2）．

3. 顔面痤瘡様皮疹の重症度評価

　顔面に出現している痤瘡様皮疹に焦点を当てた重症度評価で，Scopeらの原著ではmild, moderate, severeを基準写真と補足図で提示している[5]が，皮疹の占める面積等についての言及はなく，図だけではわかりにくい部分もある．そのため，筆者は目安として，mildを「皮疹の面積が顔面の面積の1/3未満」，moderateを「皮疹の面積が顔面の面積の1/3以上，2/3未満」，severeを「皮疹の面積が顔面の面積の2/3以上」として評価している（図3）．

　顔面の皮疹の程度のみで重症度を評価しており，患者の自覚症状やQOLについては考慮していないため，抗がん剤の副作用評価としては不十分な面はある．一方で，患者の自覚症状や日常生活への影響は，皮疹が軽度でも精神的に非常に負担に思ったり，皮疹の程度が重度でもあまり負担に思わないなど個人によって異なるため，皮疹への治療効果などを客観的評価に適している．

治　療

　EGFR阻害薬による痤瘡様皮疹は本来無菌性

表1 ■ 痤瘡様皮疹の重症度（CTCAE v5.0-JCOG）

Grade 1	Grade 2	Grade 3	Grade 4
・体表面積の＜10％を占める紅色丘疹および／または膿疱で，瘙痒や圧痛の有無は問わない．	・体表面積の10〜30％を占める紅色丘疹および／または膿疱で，瘙痒や圧痛の有無は問わない． ・社会心理学的な影響を伴う． ・身の回り以外の日常生活動作の制限．	・体表面積の＞30％を超える紅色丘疹および／または膿疱で，瘙痒や圧痛の有無は問わない． ・身の回りの日常生活動作の制限． ・経口抗菌薬を要する局所の重複感染．	・紅色丘疹および／または膿疱が体表のどの程度の面積を占めるかによらず，瘙痒や圧痛の有無も問わないが，静注抗菌薬を要する広範囲の局所の二次感染を伴う． ・生命を脅かす．

表2 ■ 皮膚障害，痤瘡様皮疹の重症度（皮膚科・腫瘍内科有志コンセンサス会議）

	軽症	中等症	重症
全般	・軽い皮膚症状がみられるが，不快な自覚症状はなく，日常生活には差し支えない．	・皮膚症状が明らかにみられ，不快な自覚症状を時に感じ，日常生活の作業に差し支える．	・皮膚症状が強く，不快な自覚症状を常に感じ，日常生活の作業が著しく制限される．
痤瘡様皮疹	・顔面を中心に全体で20個前後の丘疹，膿疱を認める． ・疼痛，瘙痒はない． ・日常は気にならない．	・顔面，軀幹に全体で50個程度の丘疹，膿疱を認める． ・疼痛，瘙痒を時に感じる． ・症状について他人から指摘される．	・顔面，軀幹，四肢に全体で100個前後の丘疹，膿疱を認める． ・疼痛，瘙痒を常に感じる． ・他人との面会が億劫である．

（文献6）より引用）

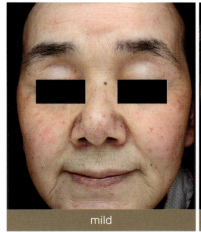 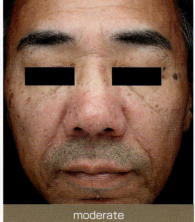 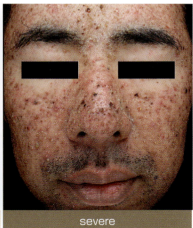

mild	moderate	severe
皮疹の面積が顔面の面積の1/3未満	皮疹の面積が顔面の面積の1/3以上2/3未満	皮疹の面積が顔面の面積の2/3以上

図3 ■ 顔面痤瘡様皮疹の重症度分類

で，表皮角化細胞から放出されたケモカインなどが惹起する炎症細胞浸潤によるものであるため，ステロイド外用薬による治療が第一選択になる．Grade 2あるいは中等症以上では，抗炎症作用を有するテトラサイクリン系抗菌薬であるミノサイクリン（MINO）あるいはドキシサイクリン（DOXY）内服を行うが，EGFR阻害薬投与開始時からテトラサイクリン系抗菌薬の予防投与が行われることもある．MINOでは間質性肺炎や肝障害など，DOXYでは胃腸障害などの副作用に注意す

表3 ■ 痤瘡様皮疹の治療

Kiyohara ら[7]

重症度	Grade 1	Grade 2	Grade 3
治療	外用ステロイド（1日2回塗布）	外用ステロイド	外用ステロイド
詳細	顔：ミディアム／ストロングクラス 他部位：ストロングクラス	顔：ストロングクラス 他部位：ベリーストロングクラス以上＋ミノサイクリン，ドキシサイクリンあるいはマクロライド内服	すべての部位：ベリーストロングクラス以上＋ミノサイクリン，ドキシサイクリンあるいはマクロライド内服＋ステロイド内服（プレドニゾロン10 mgを1週間）

山本ら[6]

重症度	軽症	中等症	重症
治療	スキンケア＋テトラサイクリン系もしくはマクロライド系抗菌薬 ＋ 外用ステロイド	外用ステロイド ＊瘙痒を伴う場合は，抗ヒスタミン剤併用	抗がん剤の休薬＋短期ステロイド内服（目安は10 mg／日，2週間）
詳細	頭部：ストロングクラスのローション 顔面・頸部：ミディアム～ストロングクラスの軟膏またはクリーム 体幹・四肢：ストロング～ベリーストロングクラスの軟膏またはクリーム	頭部：ベリーストロングクラスのローション 顔面・頸部：ストロング～ベリーストロングクラスの軟膏またはクリーム 体幹・四肢：ベリーストロング～ストロンゲストクラスの軟膏またはクリーム	

る．テトラサイクリン系抗菌薬が使えない場合は，マクロライド系抗菌薬が用いられることもあるが，クラリスロマイシンはCYP3A4の高度な阻害作用があるため，エルロチニブの血中濃度上昇による副作用増悪の危険がある[6]．Grade 3あるいは重症では，EGFR阻害薬の休薬が必要なことがある（表3）．

ステロイド外用薬には，細菌・真菌・ウイルス感染症，皮膚萎縮，多毛，潮紅，ステロイド痤瘡などの局所副作用があり，顔面では，酒皶様皮膚炎や毛細血管拡張が生じやすい（図4）．ストロングクラスでは数ヵ月，ベリーストロングクラスでは1ヵ月で酒皶様皮膚炎が生じる危険があるとされる[8]．また，眼周囲への適用で生じる白内障や緑内障の悪化も注意すべきである．EGFR阻害薬による痤瘡様皮疹，ステロイド痤瘡，酒皶様皮膚炎は鑑別が難しい場合が多いため，痤瘡様皮疹がステロイド外用薬で難治な時は，皮膚科専門医へのコンサルテーションが望ましい．

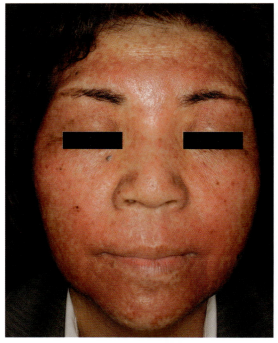

図4 ■ ステロイド外用で生じた酒皶様皮膚炎

ステロイド以外の痤瘡様皮疹の外用治療薬には，尋常性痤瘡に適用されるクリンダマイシンやナジフロキサシンなどの抗菌薬やアダパレンが用いられることがある．外用抗菌薬は耐性菌出現の観点から漫然とした長期の使用には注意すべきである．また，アダパレンは刺激感，乾燥，刺激性皮膚炎などの局所副作用が出現することがある．

スキンケアを含めた予防治療のエビデンス

パニツムマブ投与時からウィーククラスステロイド外用薬，保湿剤，サンスクリーン剤の外用とDOXY内服（STEPP試験[9]）あるいはMINO内服（J-STEPP試験[10]）の予防治療を行った群のほうが，痤瘡様皮疹が出現してからこれらの治療を行った群よりもGrade 2以上の痤瘡様皮疹の出現頻度が低いことが示された．そのため，EGFR阻害薬の開始時からテトラサイクリン系抗菌薬内服が行われることがある．STEPP試験，J-STEPP試験ともにステロイド外用薬，テトラサイクリン系抗菌薬内服，保湿剤，サンスクリーン剤を同時に用いて予防効果を示したものであったため，保湿剤，ステロイド外用薬，テトラサイクリン系抗菌薬それぞれ単独での予防効果を示すエビデンスはない．太陽紫外線曝露で痤瘡様皮疹が悪化することが知られているため，サンスクリーン剤塗布などでの紫外線防御を行うことは有用と考えられる．

日本の実臨床においては，テトラサイクリン系抗菌薬内服と保湿剤外用の予防治療を行うことはあっても，局所副作用の懸念のためかステロイド外用薬は予防治療に用いられることは少なく，皮疹が出現してから使用することが多い．テトラサイクリン系抗菌薬内服を予防に用いることは保険診療上の問題もあり，また副作用出現の可能性もあることから，すべての患者に投与することはやり過ぎと考えられる．痤瘡様皮疹が重症化しやすい患者にだけ予防投与が行われることが望ましく，痤瘡様皮疹が重症化しやすい患者を予見するための研究が必要とされている．

特殊例とその治療

1．頭皮の重症例

頭皮の痤瘡様皮疹が重症化すると，びらん化し，硬く厚い角化性の鱗屑ないし痂皮を付着する病変となり，非瘢痕性の脱毛となることもある[11,12]．厚い痂皮を除去するためには，オリーブオイルを使用する方法や，親水クリームを数時間程度患部に厚く適用して痂皮を浸軟させる方法がある．オリーブオイルは厚く付着した痂皮を除去するために古くから皮膚科で用いられている方法である．水中油型の親水クリームを数時間，厚く適用することでも，製剤中の水分で痂皮や鱗屑を浸軟させその後に洗髪することで除去が容易になる．

2．遷延例

痤瘡様皮疹は本来無菌性であるが，細菌の重複感染が起こる可能性もある．また，発症から時間が経った痤瘡様皮疹で黄色ブドウ球菌が同定されたとする報告がある[2]．四肢などで比較的大型の紅色結節をみた場合は，細菌感染を考えたほうがよい（図5）．細菌感染を疑う場合は，抗菌薬の外用や内服治療を行う．

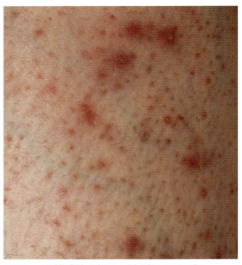

図5 ■ 細菌感染を疑う毛包炎ないし癤

文 献

1) 水谷 仁，ほか：分子標的治療 総論．がん患者に対するアピアランスケアの手引き，国立がん研究センターがん患者の外見支援に関するガイドライン研究班 編，金原出版，P52-60，2016

2) Braden RL, Anadkat MJ：EGFR inhibitor-induced skin reactions: differentiating acneiform rash from superimposed bacterial infections. Support Care Cancer 24：3943-3950, 2016

3) 中原剛士：上皮成長因子受容体（Epidermal Growth Factor Receptor:EGFR）阻害薬による皮膚障害—臨床症状，治療・対策，病態・発症機序について．西日皮 77：203-209, 2015

4) Kikuchi K, et al：Instrumental evaluation sensitively detects subclinical skin changes by the epidermal growth factor receptor inhibitors and risk factors for severe acneiform eruption. J Dermatol 46：18-25, 2019

5) Scope A, et al：A prospective randomized trial of topical pimecrolimus for cetuximab-associated acnelike eruption. J Am Acad Dermatol 61：614-620, 2009

6) 山本有紀，ほか：EGFR阻害薬に起因する皮膚障害の治療手引き—皮膚科・腫瘍内科有志コンセンサス会議からの提案．臨床医薬 32：941-949, 2016

7) Kiyohara Y, et al：Erlotinib-related skin toxicities: treatment strategies in patients with metastatic non-small cell lung cancer. J Am Acad Dermatol 69：463-472, 2013

8) 相馬良直：ステロイド外用剤の副作用．皮膚臨床 48：69-76, 2006

9) Lacouture ME, et al：Skin toxicity evaluation protocol with panitumumab（STEPP），a phase II, open-label, randomized trial evaluating the impact of a pre-Emptive Skin treatment regimen on skin toxicities and quality of life in patients with metastatic colorectal cancer. J Clin Oncol 28：1351-1357, 2010

10) Kobayashi Y, et al：Randomized controlled trial on the skin toxicity of panitumumab in Japanese patients with metastatic colorectal cancer: HGCSG1001 study; J-STEPP. Future Oncol 11：617-627, 2015

11) Graves JE, et al：Nonscarring inflammatory alopecia associated with the epidermal growth factor receptor inhibitor gefitinib. J Am Acad Dermatol 55：349-353, 2006

12) Toda N, et al：Erosive pustular dermatosis of the scalp-like eruption due to gefitinib: case report and review of the literature of alopecia associated with EGFR inhibitors. Dermatology 225：18-21, 2012

I. 薬剤による皮膚有害事象／A. 分子標的薬による皮膚有害事象

2 分子標的薬による手足症候群とその治療

齊藤明允・藤澤康弘

Essence

▶分子標的薬による手足症候群は比較的高頻度に生じ，従来の手足症候群とは異なる発症機序を持つ．
▶手足症候群は薬剤の用量依存性で，物理的刺激が加わる場所に生じやすい．
▶分子標的薬による手足症候群は従来の手足症候群と比べ，皮疹は限局的で，過角化，水疱・びらんを伴うことが多く，発現時期は比較的早い．
▶重症度に応じて原因薬剤の休薬を行い，生活指導や保湿剤の外用なども併せて行う．

KEYWORD マルチキナーゼ阻害薬，ソラフェニブ，スニチニブ，レゴラフェニブ，保湿

はじめに

　分子標的薬は，がん細胞の増殖，浸潤，転移に関わる遺伝子や蛋白を標的として機能を制御することで，がんの治療成績を大きく向上させる一方で，数多くの新規な皮膚障害を引き起こす．手足症候群はその代表的な皮膚障害の一つで，薬剤により手掌，足底の表皮細胞が傷害されることで発症し，臨床的に手掌，足底の紅斑，水疱，過角化，亀裂などの症状を呈する．

　原因薬剤には以前よりフッ化ピリミジン系代謝阻害薬〔5-FU（フルオロウラシル），TS-1，カペシタビン〕が知られていて，その他にドキソルビシンリポソーム製剤，ドセタキセル，シタラビンも含まれる．これらによって引き起こされるのはいわゆる従来の手足症候群 hand-foot syndrome である．

　一方，分子標的薬，特にマルチキナーゼ阻害薬（ソラフェニブ，スニチニブ，レゴラフェニブなど）の登場によって新規の手足症候群がみられるようになり，欧米では手足皮膚反応 hand-foot skin reaction と呼ばれ，区別されている．フッ化ピリミジン系代謝阻害薬による従来の手足症候群の症状は主に色素沈着などで，比較的軽症であっ

たが，近年使用されるようになったカペシタビンやマルチキナーゼ阻害薬では，手足症候群の発症頻度が高く，さらに日常生活に障害をきたすような重篤な症状を生じることも少なくない[1,2]．よって，手足症候群に対する重要性が高まってきている．ここではその特徴や治療について概説する．

手足症候群の発症機序

　手足症候群の発症メカニズムは明らかにはなっていないが，フッ化ピリミジン系代謝阻害薬では，エクリン汗腺からの薬剤分泌，フルオロウラシルの分解産物が関与していると考えられている[3]．分子標的薬では薬剤による直接的な細胞毒性や，PDGFR（platelet-derived growth factor receptor）の阻害による細胞修復機能の抑制が関与しているといわれている[4]．また，STAT3（signal transduction and activator of transcription 3）の活性を阻害し，表皮角化細胞に対する増殖抑制作用を示すことで皮膚症状の出現に寄与していることも報告されている[5]．このように，同じ臨床像であるが，分子標的薬では全く異なる発症機序が考えられている．

2　分子標的薬による手足症候群とその治療　　9

表1 ■ 従来の手足症候群と分子標的薬による手足症候群の違い

	従来の手足症候群	分子標的薬による手足症候群
原因となる薬剤	・フッ化ピリミジン系代謝阻害薬 ・ドキソルビジンリポソーム製剤 ・ドセタキセル ・シタラビン	・マルチキナーゼ阻害薬 （ソラフェニブ，スニチニブ，レゴラフェニブ）
皮膚症状の特徴	・びまん性 ・左右対称性 ・色素沈着 ・亀裂	・限局性 ・水疱 ・過角化
発現時期	・比較的遅い	・比較的早い

（文献6）より引用改変）

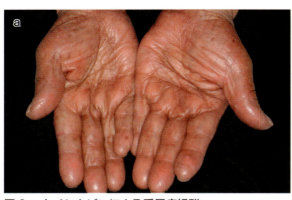
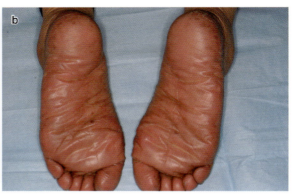

図1 ■ カペシタビンによる手足症候群
一般的にカペシタビンは従来のフッ化ピリミジン系代謝阻害薬より重症の手足症候群を引き起こしやすい．手掌（a），足底（b）にびまん性の紅斑が生じ，皮膚全体に光沢を帯びている．また，部分的に色素沈着を伴っている．
（日立総合病院・伊藤周作先生提供）

従来の手足症候群の臨床的特徴

従来の手足症候群と分子標的薬による手足症候群はともに用量依存性で，手掌や足底で繰り返し物理的な刺激を受ける部位に生じやすい．両者の主な臨床的な違いを表1にまとめる[6]．

従来の手足症候群は，手掌，足底にびまん性に発現し，色素沈着，亀裂などが特徴的な症状である（図1）．初期では，皮膚の明らかな変化を伴わず，しびれやチクチクするような感覚の異常がみられる．やがて皮膚のびまん性の紅斑が出現し，進行すると皮膚の表面が光沢を帯びてくるようになる．さらに症状が持続すると手指先，足先の色素沈着，指趾の亀裂，爪の変形が現れてくる[7,8]．これらの症状が発症するまでの期間は，

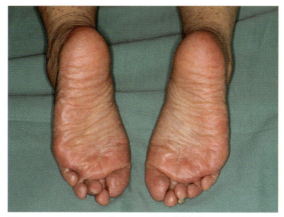

図2 ■ ソラフェニブによる手足症候群
分子標的薬による手足症候群では，手掌よりも足底に優位に皮膚症状が生じる傾向がある．足底では，荷重部に限局した紅斑を認め，踵や足趾に過角化がみられる．
（水戸済生会総合病院・神崎美玲先生提供）

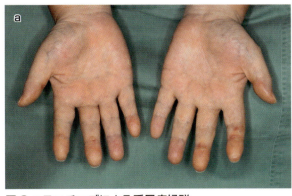
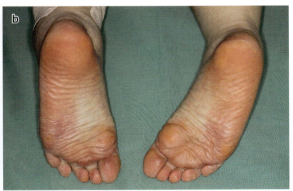

図3 ■ スニチニブによる手足症候群
ソラフェニブと同様，手掌，足底に限局性の紅斑があり，手では指先やDIP関節部（a），足では足趾や踵部に過角化がみられ（b），皮膚が黄色調になっている．

（水戸済生会総合病院・神崎美玲先生提供）

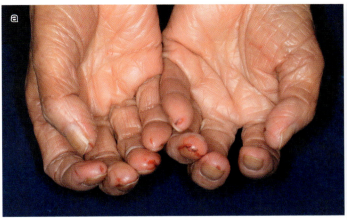
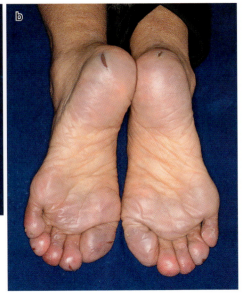

図4 ■ パニツムマブによる手足症候群
パニツムマブはヒト上皮成長因子受容体 epidermal growth factor receptor（EGFR）を標的とする完全ヒト型抗体である．マルチキナーゼ阻害薬と類似の病態機序で，手足症候群を引き起こすと推測されている．手指（a）や足趾（b）に限局した紅斑があり，亀裂，びらんが散在している．

（水戸済生会総合病院・神崎美玲先生提供）

比較的長いと報告されている．カペシタビンの場合，Grade 2以上の手足症候群が発症するまでの日数の中央値は113.0日である．

分子標的薬による手足症候群の臨床的特徴

分子標的薬による手足症候群は，手掌，足底の限局した部位に生じ，特徴的な症状は水疱・びらん，過角化である（図2～4）．初期は限局性で，特に機械的な刺激が加わりやすい踵などの部位の紅斑で始まることが多い．過角化，感覚の異常，疼痛を伴い，進行すると水疱・びらんを形成する[7,8]．特に手指掌側のDIPやPIP関節部に水疱・びらんが生じた時に，例えば日常生活で買い物のビニール袋を指にかけて持てないなどの支障をきたす．足趾に水疱・びらんが生じた場合は，

表 2 ■ 手足症候群の Grade 分類（有害事象共通用語基準 v3.0）

Grade	手足皮膚反応
1	疼痛を伴わない軽微な皮膚の変化または皮膚炎
2	機能障害のない皮膚の変化または疼痛
3	潰瘍性皮膚炎または疼痛による機能障害を伴う皮膚の変化

表 3 ■ 手足症候群の Grade 分類（Blum の分類）

Grade	臨床領域	機能領域
1	しびれ，皮膚知覚過敏，ヒリヒリ・チクチク感，無痛性腫脹，無痛性紅斑，色素沈着，爪の変形	日常生活に制限を受けることのない症状
2	腫脹を伴う有痛性紅斑，爪甲の高度な変形・脱落	日常生活に制限を受ける症状
3	湿性痂皮・落屑，水疱，潰瘍，強い痛み	日常生活を遂行できない症状

疼痛により歩行困難になることもしばしばある．

症状の発現時期については，2 〜 6 週で現れ始め[9]，ソラフェニブ，スニチニブ，レゴラフェニブは，それぞれ投薬開始から 3 週，12 週，8 週までにほとんどが発症する．従来の手足症候群に比べると，比較的早期である．各マルチキナーゼ阻害薬による手足症候群（全 Grade）の出現頻度については，ソラフェニブ，スニチニブ，レゴラフェニブで，それぞれ 10 〜 62％，10 〜 50％，47 〜 85％ と報告され，レゴラフェニブで頻度がやや高い傾向にある[10-12]．マルチキナーゼ阻害薬による手足症候群におけるがんの種類については，肝細胞癌に使用した場合，他の腫瘍と比べて有意に出現しやすいと報告されているため，肝細胞癌患者では特に留意が必要である[13]．

重症度分類

皮膚症状の程度を表す Grade 分類として，一般的に有害事象共通用語基準 v3.0 が用いられるが（表 2），皮膚所見をみる臨床症状と日常生活制限の程度をみる機能領域の両者を参考に判定する Blum の分類[14]は理解しやすい（表 3）．

治療反応との相関

分子標的薬による手足症候群をはじめとする皮膚の有害事象は，時に患者の QOL を損ねるものである．しかし，メタ解析による報告では，進行性肝細胞癌患者に対してソラフェニブで治療し，手足症候群を発症した患者は，発症しなかった患者と比べて有意に全生存率が高いとされ，手足症候群の発現は治療反応が良好である一つの予測因子であると考えられる[15,16]．

予防と治療

1. 予 防

分子標的薬による手足症候群の予防については，尿素配合クリームを用いた前向きのランダム試験が報告されている．この試験は，ソラフェニブを投与した肝細胞癌患者を対象に，10％ 尿素配合クリームを予防的に 1 日 3 回塗布した群と，軟膏類を予防的に使用しない群で，治療開始後 12 週以内の手足症候群の発症率を比較したものである．Grade 1 あるいは 2 以上の手足症候群の発症率はともに尿素配合クリーム塗布群で有意に低く，予防効果が示されている[17]．この結果により，1 日 3 回の尿素配合クリームの使用が推奨

されている.

2. 治療

発症した手足症候群については，早期診断および早期治療が症状の改善につながる．皮膚症状の重症度（Grade）に応じて分子標的薬の減量，休薬，中止，再開などを決定する．Grade3以上の皮膚症状が発現した時は，Grade1以下になるまで休薬し，その後減量して再開する．Grade2の場合は，Grade1になるまで休薬し，その後休薬前の用量で再開する．

対症療法として，まず日常生活の指導を行い，①きつい靴や締めつけの強い靴下を着用しないなど物理的刺激を避ける，②熱いシャワーやお風呂を控えるなど熱刺激を避ける，③保湿剤を外用したり柔らかい靴の中敷きを使用するなどの皮膚の保護，④皮膚の清潔を保ち二次感染を予防，⑤直射日光に当たらないように遮光対策を行う，などを患者に心がけてもらう．

局所療法として，保湿を目的とした外用が有効で，前述の尿素配合クリームに加えて，ヘパリン類似物質含有軟膏，白色ワセリンなども同様な効果が期待できる．紅斑部にはベリーストロングやストロングクラスのステロイド軟膏を外用する．びらん・潰瘍が生じ，二次感染が疑われる場合は，抗菌薬の外用や内服を考慮する．

おわりに

分子標的薬の使用は，今後ますます増加すると予想される．分子標的薬を使用する医師は手足症候群に対する十分な認識を持ち，皮膚科医と連携して，できるだけ早期に皮膚症状への治療介入をすることが望ましい．

文献

1) Gressett SM, et al：Management of hand-foot syndrome induced by capecitabine. J Oncol Pharm Pract **12**：131-141, 2006

2) Riechelmann RP, et al：Sorafenib for metastatic renal cancer: the Princess Margaret experience. Am J Clin Oncol **31**：182-187, 2008

3) Diasio RB：Oral DPD-inhibitory fluoropyrimidine drugs. Oncology（Williston Park）**14**：19-23, 2000

4) Autier J, et al：Prospective study of the cutaneous adverse effects of sorafenib, a novel multikinase inhibitor. Arch Dermatol **144**：886-892, 2008

5) Yamamoto K, et al：Association of toxicity of sorafenib and sunitinib for human keratinocytes with inhibition of signal transduction and activator of transcription 3（STAT3）. PLoS One **9**：e102110, 2014

6) Espinosa Lara P, et al：Hand-Foot Skin Reaction to Regorafenib. Actas Dermosifiliogr **107**：71-73, 2016

7) Chanprapaph K, et al：Multikinase Inhibitor-Induced Hand-Foot Skin Reaction: A Review of Clinical Presentation, Pathogenesis, and Management. Am J Clin Dermatol **17**：387-402, 2016

8) Miller KK, et al：Chemotherapy-induced hand-foot syndrome and nail changes: a review of clinical presentation, etiology, pathogenesis, and management. J Am Acad Dermatol **71**：787-794, 2014

9) Porta C, et al：Uncovering Pandora's vase: the growing problem of new toxicities from novel anticancer agents. The case of sorafenib and sunitinib. Clin Exp Med **7**：127-134, 2007

10) Lipworth AD, et al：Hand-foot syndrome（hand-foot skin reaction, palmar-plantar erythrodysesthesia）: focus on sorafenib and sunitinib. Oncology **77**：257-271, 2009

11) Belum VR, et al：Risk of hand-foot skin reaction with the novel multikinase inhibitor regorafenib: a meta-analysis. Invest New Drugs **31**：1078-1086, 2013

12) Motzer RJ, et al：Pazopanib versus sunitinib in metastatic renal-cell carcinoma. N Engl J Med **369**：722-731, 2013

13) Li J, Gu J：Hand-foot skin reaction with vascular endothelial growth factor receptor tyrosine kinase inhibitors in cancer patients: A systematic review and meta-analysis. Crit Rev Oncol Hematol **119**：50-58, 2017

14) Blum JL, et al：Multicenter phase II study of capecitabine in paclitaxel-refractory metastatic breast cancer. J Clin Oncol **17**：485-493, 1999

15) Wang E, et al：Hand-foot-skin reaction of grade ≥ 2 within sixty days as the optimal clinical marker best help predict survival in sorafenib therapy for HCC. Invest New Drugs **37**：404-414, 2019

16) Wang P, et al：Hand-foot skin reaction is a beneficial indicator of sorafenib therapy for patients with hepatocellular carcinoma: a systemic review and meta-analysis. Expert Rev Gastroenterol Hepatol **12**：1-8, 2018

17) Ren Z, et al：Randomized controlled trial of the prophylactic effect of urea-based cream on sorafenib-associated hand-foot skin reactions in patients with advanced hepatocellular carcinoma. J Clin Oncol **33**：894-900, 2015

I．薬剤による皮膚有害事象／A．分子標的薬による皮膚有害事象

3 分子標的薬による爪囲炎とその治療

内　博史

Essence

▶ EGFR 阻害薬により，痤瘡様皮疹，皮膚の乾燥に引き続いて爪周囲炎が発生する.
▶ 特に第 2 世代 EGFR-TKI で発症率が高い.
▶ EGFR 経路のシグナル分子に対する阻害薬（BRAF，MEK，mTOR 阻害薬など）でも発生することがある.
▶ 治療開始時から，指趾の刺激を極力避けることが重要である.
▶ 治療の基本はステロイド外用であるが，二次感染に注意する.
▶ テトラサイクリン系抗菌薬は抗炎症作用の点からも有用.

KEYWORD EGFR，抗 EGFR 抗体，EGFR-TKI

はじめに

　分子標的薬は，腫瘍細胞の表面抗原やシグナル伝達分子，あるいは転移や血管新生などに関連する分子を特異的に抑制することで，抗腫瘍効果を発揮する．そのため骨髄抑制や消化器毒性，脱毛など従来の殺細胞性抗がん剤で生じる有害事象の頻度は少ないが，標的となる分子が正常組織にも発現している場合は，特有の有害事象が発生することがある．上皮成長因子受容体 epidermal growth factor receptor（EGFR）遺伝子変異を有する非小細胞肺癌などに使用される EGFR チロシンキナーゼ阻害薬 EGFR tyrosine kinase inhibitor（EGFR-TKI）や，EGFR 陽性大腸癌などに使用される抗 EGFR 抗体では，正常皮膚および皮膚付属器が発現している EGFR も阻害するため，痤瘡様皮疹，皮膚の乾燥に引き続き，爪囲炎を高率に生じる.

EGFR

　EGFR は 1 回膜貫通型のチロシンキナーゼ型受容体で，HER2/neu，HER3，HER4 とともに HER ファミリーの一員である．EGFR は EGF，TGF-α，アンフィレグリンなどの特異的リガンドと結合すると，ホモダイマーあるいは他の HER ファミリー分子とヘテロダイマーを形成し，細胞内領域のチロシン残基がリン酸化され，下流のシグナル分子が活性化される [1]．EGFR のシグナル伝達経路として，Ras/Raf/MAPK 経路は主に細胞増殖に，PI3K/Akt/mTOR 経路は主に細胞生存に働いている [2]．EGFR は正常表皮の基底層に強く発現するほか，外毛根鞘，脂腺，汗腺，爪床，爪母にも発現が認められる [3,4]．EGFR のノックアウトマウスでは表皮の菲薄化，乾燥，角化障害，髭や毛の異常を発現する [5,6]．またケラチノサイト特異的に EGFR を欠損したマウスでは，インボルクリン，トランスグルタミナーゼの減少に伴い，表皮のバリア機能が著明に低下している [7].

　以上のように EGFR は表皮，皮膚付属器の分化や機能の維持に決定的な役割を果たしていることが明らかにされている．一方，胃癌，大腸癌，乳癌，非小細胞肺癌，腎癌などさまざまな癌種で EGFR の過剰発現が認められ，腫瘍細胞の増殖，浸潤，転移に関与している [8]．EGFR を標的とした薬剤として抗 EGFR 抗体が大腸癌，頭頸部癌に，EGFR-TKI が肺癌，膵癌に使用されている.

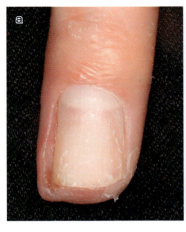 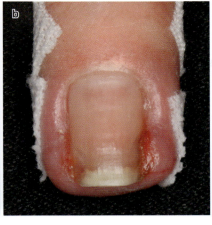

図1 ■ 抗EGFR抗体による爪囲炎
a. 症例1：セツキシマブによる爪周囲炎．
b. 症例2：パニツムマブによる爪周囲炎．両側爪郭の肉芽に対してテーピングを実施している．

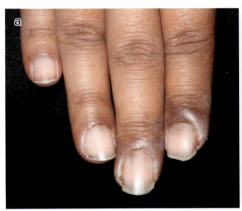 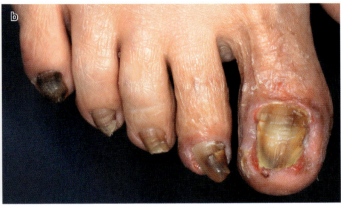

図2 ■ 抗EGFR抗体と5-FUの併用による爪囲炎
a. 症例1：セツキシマブ＋CPT11＋5-FUによる治療中に生じた．後爪郭，DIP，PIPに色素沈着を伴う．
b. 症例2：パニツムマブ＋5-FUによる治療中に生じた．爪甲の色素沈着，変形を伴う．

またEGFRの下流の分子であるBRAF，MEKやmTORを標的とした薬剤も，種々の癌種の治療に用いられている．

抗EGFR抗体

セツキシマブはIgG1型のキメラ化モノクローナル抗体，パニツムマブはIgG2型の完全ヒト型モノクローナル抗体である．いずれもEGFより高い親和性を持ち，EGFRに競合的に結合し活性化を阻害する．本邦の大腸癌では30〜40％にKRASやNRAS遺伝子の変異があり，抗EGFR抗体を投与しても下流へのシグナル伝達がブロックされないため，KRAS/NRAS野生型への投与が推奨されている[9]．化学療法抵抗性の大腸癌において両者を比較した第Ⅲ相試験（ASPECCT試験）では，セツキシマブとパニツムマブは効果・副作用ともに同等で，爪囲炎の頻度はセツキシマブで11％，パニツムマブで15％であった[10]．また市販後の国内使用成績調査でも，爪囲炎の頻度はセツキシマブで16.9％，パニツムマブで24％と報告されており，いずれの抗EGFR抗体でも爪囲炎の頻度は概ね同等と考えられる（図1）．しばしば5-FU（フルオロウラシル）を含むレジメン（FP，FOLFOXなど）と併用することがあり，複雑な臨床を呈することがある（図2）．

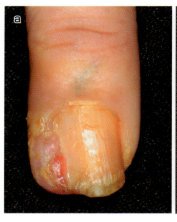
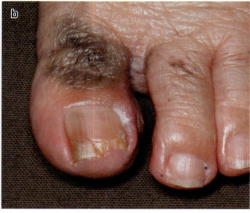

図3 ■ EGFR-TKI による爪囲炎
a. 症例1：ゲフィチニブによる爪周囲炎．深爪をした後から増悪した．
b. 症例2：エルロチニブによる爪周囲炎．母趾の色素沈着はミノマイシンによる．

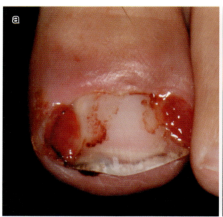
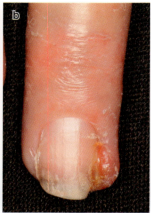
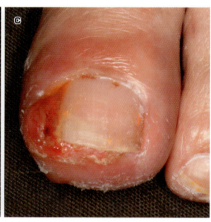

図4 ■ アファチニブによる爪囲炎
a. 症例1，b, c. 症例2 第2世代 EGFR-TKI であるアファチニブは非可逆的に EGFR に結合するため，爪周囲炎が重症化しやすい．

EGFR-TKI

ゲフィチニブ使用例の解析から，EGFR遺伝子に変異のある非小細胞肺癌に EGFR-TKI が有効であることが明らかになった．ゲフィチニブ，エルロチニブは第1世代 EGFR-TKI と呼ばれ，EGFR に可逆的に結合するのに対し，第2世代とされるアファチニブは非可逆的に EGFR（および HER2）に結合する．第1世代 EGFR-TKI での爪周囲炎の頻度が 10〜20％ であるのに対し（図3），アファチニブでは爪囲炎の頻度（30〜60％），重症度ともに高く，また治療開始から爪囲炎発症までの期間も短い[11]（図4）．第3世代であるオシメルチニブは，一次治療での EGFR-TKI 耐性例で高頻度に認められる T790M 変異を標的として開発された．変異 EGFR に非可逆的に結合するが，野生型 EGFR に対する阻害作用が少ないという特徴を持つため，アファチニブに比べて爪周囲炎の頻度は低い（20〜40％）[12]（図5）．ダコミチニブは EGFR 遺伝子変異陽性非小細胞肺癌に対して製造販売承認された新規 EGFR-TKI で，非可逆的に EGFR，HER2，HER4 を阻害する．初回治療としてゲフィチニブと比較した第Ⅲ相試験での爪囲炎の発症頻度は，ゲフィチニブの 20％ に対してダコミチニブでは 61％ であった[13]．

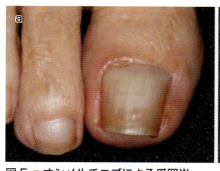 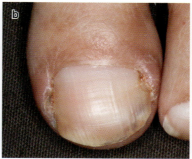 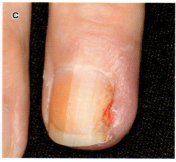

図5 ■ オシメルチニブによる爪囲炎
a. 症例1, b. 症例2, c. 症例3：第3世代EGFR-TKIであるオシメルチニブは野生型EGFRに対する作用が少ないため，爪囲炎は軽症のことが多い．

爪囲炎の発症機序

EGFR阻害薬により，EGFRを発現する皮膚・皮膚付属器の正常な分化や増殖は阻害され，皮膚の菲薄化，乾燥，指趾の亀裂，爪甲の菲薄化・脆弱化をきたす．痤瘡様皮疹，皮膚の乾燥に引き続き，治療開始から数ヵ月して後爪郭や側爪郭の発赤，腫脹が出現し，爪甲の陥入や脆弱化した爪甲の欠損による周囲皮膚の障害，亀裂などにより増悪し，易出血性の肉芽を生じ，強い疼痛のため歩行や手仕事が困難になるなどQOLが強く障害される．in vitro での検討では，EGFR-TKIによりケラチノサイトからのCCL2，CCL5，CCL27，CXCL14などのケモカイン産生が増強することが示されており[14]，爪囲炎における炎症細胞浸潤の引き金となっている可能性がある．さらに，EGFR-TKIによりケラチノサイトからの抗菌ペプチドの産生が阻害されるため，局所での自然免疫能が低下し，二次感染が起きやすい原因となっていると考えられる[15]．

EGFR阻害薬の投与により，皮膚の活性型ERKの発現が低下する[14,16]．EGFRの下流のシグナル分子を標的とした薬剤では，Ras/Raf/MAPK経路ではBRAF阻害薬（ベムラフェニブ），MEK阻害薬（トラメチニブ），PI3K/Akt/mTOR経路ではmTOR阻害薬（エベロリムス，テムシロリムス）（図6）で爪囲炎の症例報告はあるものの[17-19]，発

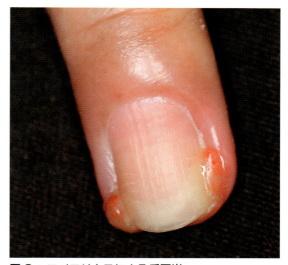

図6 ■ エベロリムスによる爪囲炎
頻度は低いが，mTOR阻害薬でも爪周囲炎を起こすことがある．

症率は低いことから，爪囲炎の発症には単独のシグナル分子の阻害ではなく，EGFR経路全体の阻害が必要だと考えられる．一方，EGFRと共通のシグナル経路を活性化するHER2に関しては，正常皮膚には発現しないため抗HER2抗体では爪囲炎がほとんど発症しないのに対し，TKIであるラパチニブではHER2以外にEGFRも可逆的に阻害するため，10〜20%の頻度で爪囲炎が発症する[20]．

爪囲炎の治療

EGFR阻害薬による治療開始時から，手足の清潔，保湿に努め，深爪をせずスクエアカットに爪切りを行うようにする．また締めつけのない靴を使用する，必要に応じて手袋を着用するなど，極力，指趾の外傷や刺激を避けるべきである．

治療の第一選択はベリーストロングクラス以上のステロイド外用薬で，経験的に一定の効果は認められるが，これまでに前向きの臨床試験による検討は行われていない[21]．アダパレンゲルの併用も有効なことがある[22]．二次感染を伴わない場合でも，抗炎症作用が期待できるためテトラサイクリン系抗菌薬の内服は考慮してよい[23]が，予防投与に関してのコンセンサスはない．肉芽組織を伴う場合は，液体窒素による凍結療法や電気焼灼を行うことがある．陥入爪を伴う場合は保存的にテーピング，人工爪法を行うが，疼痛が強くQOLが著しく障害されている場合は，フェノール法による部分抜爪や陥入爪根治術の適応となることもある．しばしば難治であり，休薬や減量を検討せざるをえないこともある．

文　献

1) Lemmon MA, Schlessinger J：Cell signaling by receptor tyrosine kinases. Cell 141：1117-1134, 2010
2) Wee P, Wang Z：Epidermal Growth Factor Receptor Cell Proliferation Signaling Pathways. Cancers（Basel）9：2017. pii: E52. doi: 10.3390/cancers9050052
3) Nanney LB, et al：Comparison of epidermal growth factor binding and receptor distribution in normal human epidermis and epidermal appendages. J Invest Dermatol 83：385-393, 1984
4) Nanney LB, et al：Visualization of epidermal growth factor receptors in human epidermis. J Invest Dermatol 82：165-169, 1984
5) Miettinen PJ, et al：Epithelial immaturity and multiorgan failure in mice lacking epidermal growth factor receptor. Nature 376：337-341, 1995
6) Sibilia M, Wagner EF：Strain-dependent epithelial defects in mice lacking the EGF receptor. Science 269：234-238, 1995
7) Franzke CW, et al：Epidermal ADAM17 maintains the skin barrier by regulating EGFR ligand-dependent terminal keratinocyte differentiation. J Exp Med 209：1105-1119, 2012
8) Normanno N, et al：Epidermal growth factor receptor tyrosine kinase inhibitors（EGFR-TKIs）：simple drugs with a complex mechanism of action? J Cell Physiol 194：13-19, 2003
9) Capdevila J, et al：Anti-epidermal growth factor receptor monoclonal antibodies in cancer treatment. Cancer Treat Rev 35：354-363, 2009
10) Price TJ, et al：Panitumumab versus cetuximab in patients with chemotherapy-refractory wild-type KRAS exon 2 metastatic colorectal cancer（ASPECCT）：a randomised, multicentre, open-label, non-inferiority phase 3 study. Lancet Oncol 15：569-579, 2014
11) Chen KL, et al：Comparison of Skin Toxic Effects Associated With Gefitinib, Erlotinib, or Afatinib Treatment for Non-Small Cell Lung Cancer. JAMA Dermatol 152：340-342, 2016
12) Chu CY, et al：Osimertinib: A Novel Dermatologic Adverse Event Profile in Patients with Lung Cancer. Oncologist 23：891-899, 2018

13) Wu YL, et al：Dacomitinib versus gefitinib as first-line treatment for patients with EGFR-mutation-positive non-small-cell lung cancer（ARCHER 1050）：a randomised, open-label, phase 3 trial. Lancet Oncol 18：1454-1466, 2017
14) Lichtenberger BM, et al：Epidermal EGFR controls cutaneous host defense and prevents inflammation. Sci Transl Med 5：199ra111, 2013
15) Park K, et al：Epidermal growth factor receptor inhibitors selectively inhibit the expressions of human β-defensins induced by Staphylococcus epidermidis. J Dermatol Sci 75：94-99, 2014
16) Albanell J, et al：Pharmacodynamic studies of the epidermal growth factor receptor inhibitor ZD1839 in skin from cancer patients: histopathologic and molecular consequences of receptor inhibition. J Clin Oncol 20：110-124, 2002
17) Dika E, et al：Hair and nail adverse events during treatment with targeted therapies for metastatic melanoma. Eur J Dermatol 26：232-239, 2016
18) Boull C, et al：Cutaneous Reactions in Children Treated with the Mitogen-Activated Protein Kinase Extracellular Signal-Regulated Kinase Inhibitor Trametinib for Neural Tumors. Pediatr Dermatol 34：90-94, 2017
19) Sibaud V, et al：Paronychia and pyogenic granuloma induced by new anticancer mTOR inhibitors. Acta Derm Venereol 91：584-585, 2011
20) Johnston SRD, et al：Phase III, Randomized Study of Dual Human Epidermal Growth Factor Receptor 2（HER2）Blockade With Lapatinib Plus Trastuzumab in Combination With an Aromatase Inhibitor in Postmenopausal Women With HER2-Positive, Hormone Receptor-Positive Metastatic Breast Cancer: ALTERNATIVE. J Clin Oncol 36：741-748, 2018
21) Kozuki T：Skin problems and EGFR-tyrosine kinase inhibitor. Jpn J Clin Oncol 46：291-298, 2016
22) Hachisuka J, et al：Effect of adapalene on cetuximab-induced painful periungual inflammation. J Am Acad Dermatol 64：e20-e21, 2011
23) Shu KY, et al：Doxycycline for the treatment of paronychia induced by the epidermal growth factor receptor inhibitor cetuximab. Br J Dermatol 154：191-192, 2006

I．薬剤による皮膚有害事象／A．分子標的薬による皮膚有害事象

4 タキサン系薬剤による皮膚障害

門野岳史

Essence

- タキサン系薬剤は微小管阻害薬であり，種々の悪性腫瘍に用いられ使用頻度が高い．
- 手足症候群が特徴的であり，暗赤色紅斑が手足を中心にみられ，組織では表皮細胞の変性がみられる．
- 長期の投与により，時に強皮症様皮膚症状が生じるが，浮腫が先行する場合が多い．
- アナフィラキシーを，特にパクリタキセルで生じることがあるため，初回投与時は要注意であり，前投薬の必要がある．
- 脱毛や爪の変化が高頻度でみられる．脱毛は多くは可逆性であるが，患者のQOLを著しく損ねる．

KEYWORD パクリタキセル，ドセタキセル，手足症候群，アナフィラキシー，強皮症

はじめに

タキサン系薬剤はさまざまな悪性腫瘍に対して幅広く用いられる抗がん剤であり，皮膚科では血管肉腫などに用いられる．タキサン系薬剤にはパクリタキセル（タキソール®など）とドセタキセル（タキソテール®など）があり，また過敏症を起こしにくいアルブミン懸濁型パクリタキセル（アブラキサン®）もある．タキサンは植物性アルカロイドに属し，微小管を障害することによって抗腫瘍効果を発揮すると考えられている．タキサンの副作用は抗がん剤の中では，比較的軽い方ではあるものの，実に多岐にわたる．代表的なのが白血球減少などの骨髄抑制であり，また初回投与時には特にパクリタキセルの場合はアナフィラキシーに注意する必要がある．また，間質性肺炎やうっ血性心不全などは重篤な副作用であり，蓄積性の副作用として末梢神経障害や浮腫などが知られている．パクリタキセルによる副作用は，投与間隔を開けた場合よりも毎週投与にしたほうが，全般的には急性の副作用が軽くなると考えられている[1]．タキサン系薬剤による皮膚障害や薬疹には，さまざまなものがある．脱毛や爪の変化といった皮膚障害は高頻度にみられ，89％にもおよぶと報告されている[2]．また，薬疹も時に出現し，他の薬剤でもよくみられるような紅斑丘疹型などの発疹に加えて，中毒性表皮壊死症，固定薬疹，急性汎発性発疹性膿疱症，radiation recall dermatitisなどが報告されている．タキサン系薬剤による発疹にはいくつか独特な症状を呈するものがあり，手足症候群，LE様皮膚症状，強皮症様皮膚症状などが挙げられる．本稿では，それらを中心に記す．

手足症候群

タキサン系薬剤の副作用としては手足症候群が特徴的であり，頻度が高い．手足などの末梢や間擦部にみられることが多く，暗赤色の紅斑が出現し，次第に色素沈着をきたす．時に水疱を伴うこともある（図1）．手足症候群はタキサン系薬剤以外にも5-FUやキナーゼ阻害薬，ドキソルビシンやシダラビンなどでもみられる．ドセタキセルによる手足症候群は投与量の蓄積に伴って症状が発現しやすくなり，また3週ごとの投与に比べて，毎週投与するスケジュールのほうがより発症しやすいとする報告がある[3]．

タキサン系薬剤による手足症候群には，通常の

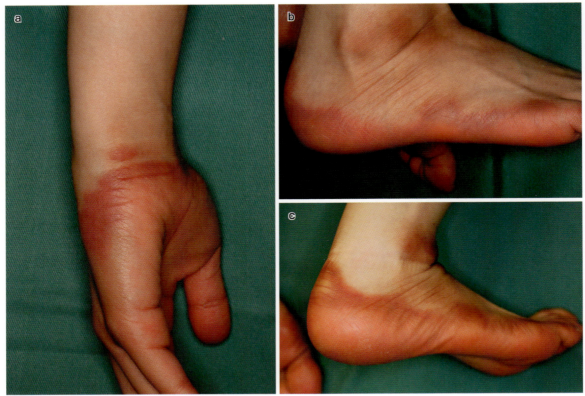

図1 ■ タキサンの副作用として特徴的な手足症候群
a. 左手首に暗赤色の紅斑がみられる．
b. 右踵から側縁にかけて同様の暗赤色紅斑がみられる．
c. 1週間後の像．ステロイド外用，および自然の経過により，発疹はかなり退色している．

タイプに加えて，タキサン特有で，典型的な手足症候群とはやや異なるタイプが存在する（図2）．このタイプはドセタキセルに特徴的とされ，手掌の皮疹は弱い一方で，手関節や肘，膝関節などにやや発赤の強い紫紅色斑を示す[3]．こうした紅斑は投与後1～2日のうちに出現し，2週以内に消退することが多いが，また次の投与で再燃するといったサイクルをとる．また，ドセタキセル静脈投与刺入部の近位側に，固定薬疹に類似した，暗紫紅色斑を示す病型も報告され，fixed erythrodysaesthesia plaque と称されている[4]．

タキサン系薬剤による手足症候群の発症機序として，タキサンの表皮細胞に対する細胞障害が考えられている．実際組織学的には表皮細胞に空胞変性を伴い，個細胞壊死がみられる．また，表皮内に異型細胞や核分裂像がみられることもある．表皮はしばしば海綿状態を示し，苔癬型反応を伴う．また，手掌や足底に症状が出現しやすい要因として，エクリン汗腺でタキサンが濃縮分泌されるため，最も汗腺の多い部位に皮疹が出やすいことが挙げられている[5]．この結果，エクリン真皮内の導管に異型を伴う過形成がみられる eccrine squamous syringometaplasia が出現し，これが有棘細胞癌と紛らわしくみえる場合がある[6,7]．

こうした手足症候群にはさまざまな名称があり，acral erythema や灼熱感など痛みを伴う場合は acral erythrodysaesthesia とも呼ばれる[8]．また，palmar-plantar etythrodysaesthesia，toxic

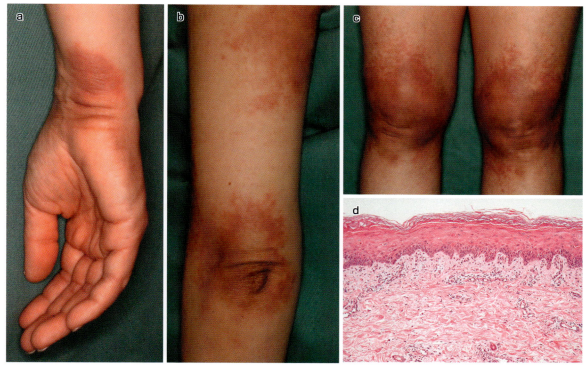

図2 ■ ドセタキセルに特徴的な fixed erythrodysaesthesia plaque
a. 右手首に浮腫状でわずかに隆起した暗赤色の紅斑がみられる．
b. 左肘と左上腕にも同様の暗赤色紅斑がみられる．
c. 両膝部にも同様の暗赤色紅斑がみられる．皮疹は四肢に限局し，関節部に強くみられる．
d. 表皮上半分の角化細胞がやや変性し，個細胞壊死を伴っている．皮膚生検時ドセタキセル投与から2週間近くが経過していたためか，基底層周囲の角化細胞は正常で，上皮再生の過程を反映していると考えられる．また，真皮上層の細胞浸潤も軽度である．

erythema of the palms and soles などといった呼称を用いた報告もある．こうした多様な名称を包括するものとして，toxic erythema of chemotherapy という名称も提唱されている[9]．手足症候群に対する治療は未だ確立していないが，冷却がある程度有効であり，またピリドキシン内服なども試みられる[10,11]．

LE様皮膚症状

抗SS-A抗体陽性患者に対して，パクリタキセルやドセタキセルを投与した場合に，露光部に subacute cutaneous lupus erythematosus に似た皮疹が出現したとの報告がいくつかある．病理組織学的には基底層の変性と真皮上層の帯状の細胞浸潤を伴う interface dermatitis である．この組織像は皮膚エリテマトーデスに合致する所見である一方，手足症候群でみられる組織にも所見が類似している点が興味深い[12]．

浮腫と強皮症様皮膚症状

末梢の浮腫は，タキサン系薬剤，特にドセタキセルによってしばしばみられる副作用である．投与初期ではあまりみられないが，投与コース数が増えるに従って，頻度が増加する．特に，ドセタ

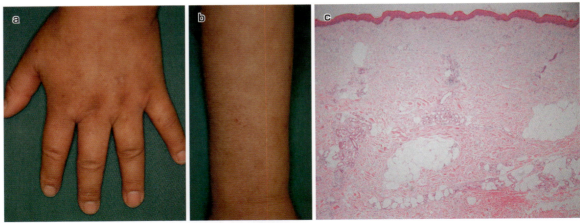

図3 ■ タキサンによって生じた強皮症に類似した皮膚の硬化
a. 左手背に浮腫がみられる．タキサン投与開始してから約1年後より浮腫および皮膚硬化が徐々に出現した．
b. 左前腕に皮膚硬化がみられる．皮膚硬化は両前腕から遠位と足部に見られた．
c. 付属器周囲に炎症細胞浸潤がみられる．膠原線維の膨化増生がみられ，真皮が肥厚し，脂肪組織や汗腺を取り囲んでいる．

キセルの総投与量が400 mg/m²を超えると生じやすくなる．発現機序としては，血管透過性が高まることにより，毛細血管外に体液が移行し，細胞外浮腫を引き起こすことが考えられている[13]．浮腫を予防するためには，ステロイドの予防投与が有効と報告されている．

また，浮腫に加え，タキサンによって強皮症に類似した皮膚の硬化が生じる．これは用量依存性に生じ，末梢に留まることが多く，全身性におよぶことは少ない．この病態は緩徐に生じ，時には投与終了後に発症することがある[14]．皮膚の硬化が生じた例では浮腫が先行する場合が多く，特にドセタキセルの場合は，ほぼ全例で浮腫が先行している．また，浮腫が消退した後に硬化が出現することが多い[15]．皮膚の硬化部では病理組織学的には真皮の線維化と皮下脂肪組織の隔壁肥厚がみられる．何が沈着して硬化が生じるのかについてはあまりはっきりしたことはわかっていないが，グリコサミノグリカンが増加していることが報告されている．近年，グリコサミノグリカンであるコンドロイチン硫酸を側鎖に持つプロテオグリカンのバーシカンが沈着していることが報告された[16,17]．このバーシカンの沈着は浮腫もしくは浮腫から硬化に移行する時期に多くみられ，硬化が進むと逆にバーシカンの沈着は減少する一方で，コラーゲンの沈着が目立ってくるようになる（図3）．

アナフィラキシー

タキサン系薬剤は，時にアナフィラキシーを生じることで有名である．初回投与時には，特にパクリタキセルの場合はアナフィラキシーに注意する必要がある．アナフィラキシーは，投与して10分以内に生じることが多い．このため，H_1ブロッカー，H_2ブロッカー，ステロイドといった前投薬が用いられる．こうした前投薬を用いない場合は，アナフィラキシーの発現率が30%にまでおよぶとされる[2]．また，このアナフィラキシーは，IgEが関与しない場合が多いのが特色である[18]．アナフィラキシーの原因となる成分として，パクリタキセルの溶解補助剤であるリシノール酸マクロゴルグリセロールが挙げられ，これが補体を活性化し，肥満細胞や好塩基球からのケミ

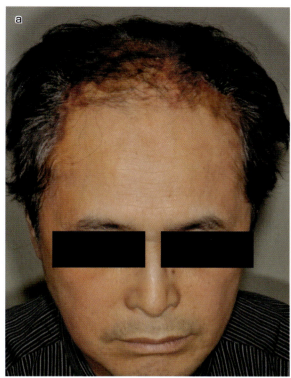 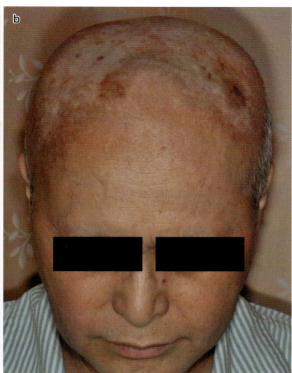

図4 ■ タキサン系薬剤＋放射線照射による脱毛
a. 頭部血管肉腫に対して，放射線照射とドセタキセルの投与を行った．
b. 広範に脱毛がみられる．

カルメディエーターの放出を促すことが考えられている[19]．パクリタキセルと異なり，ドセタキセルは溶解補助剤としてtween80を使用しているため，アナフィラキシーの頻度は少ないとされるが[20]，両者の間にあまり頻度の差はないとする報告もある[21]．また，パクリタキセルにはアルブミン懸濁型にすることで，リシノール酸マクロゴルグリセロールを使用せず，アナフィラキシーのリスクを軽減させた製品（アブラキサン®）があり，日常診療に用いられている．

脱毛と爪の変化

タキサン系薬剤では，脱毛が極めて生じやすい．タキサンは増殖能の高い成長期毛包に取り込まれることで，脱毛を引き起こす．皮膚科でタキサン系薬剤を使う可能性のある疾患は頭部血管肉腫であろうが，放射線照射を併用することがほとんどであるため，脱毛はほぼ必発と考えられる（図4）．タキサンによる脱毛は通常は可逆性であるが，薬剤投与を中止してから半年以上持続する場合もある[22]．タキサンなど抗がん剤による脱毛は患者のQOLを著しく阻害する．婦人科系の悪性腫瘍の患者にとって，何が最も深刻な抗がん剤の副作用かと尋ねたところ，約半数が脱毛を挙げたとする報告もある[23]．脱毛を予防する試みとしては，冷却帽子などを用いて頭部を冷やすことが挙げられ，有効性を示すエビデンスが蓄積されつつある[10]．

タキサンは爪母にも細胞障害をきたすことより，さまざまな爪の変化を起こす．色素沈着や色素脱失，爪下出血，爪下血腫，爪甲横溝，爪甲剥

離，爪囲紅斑，爪囲炎，指先の浮腫などが挙げられ，おおよそ 3 〜 4 割の患者に出現する[24]．こうした爪の変化に対する治療は確立していないが，ステロイドや抗菌薬の外用が行われる．また，ポビドンヨードが有効であるとする報告もみられる[25]．

おわりに

タキサン系薬剤は幅広く用いられる薬剤である

がゆえに，その皮膚障害について理解することは重要である．タキサン系薬剤による皮膚障害は通常の薬疹というよりは，薬剤自体の表皮細胞や血管などに対する細胞障害が関与しているものと思われ，そのため種々の特徴的な臨床像を示す．こうした皮膚障害に対する治療は未だ確立していないが，早期発見により，できるだけ軽症に留めることが大切である．

文 献

1) Baselga J, Tabernero JM：Weekly docetaxel in breast cancer: applying clinical data to patient therapy. Oncologist 6 (Suppl 3)：26-29, 2001
2) Sibaud V, et al：Dermatological adverse events with taxane chemotherapy．Eur J Dermatol 26：427-443, 2016
3) Childress J, Lokich L：Cutaneous hand and foot toxicity associated with cancer chemotherapy．Am J Clin Oncol 26：435-436, 2003
4) Chu CY, et al：Fixed erythrodysaesthesia plaque due to intravenous injection of docetaxel．Br J Dermatol 142：808-811, 2000
5) Karam A, et al：Squamous syringometaplasia associated with docetaxel．Br J Dermatol 146：524-525, 2002
6) Plummer RS, Shea CR：Dermatopathologic effects of taxane therapy．J Am Acad Dermatol 65：592-596, 2011
7) Fujii M, et al：Toxic erythema with eccrine squamous syringometaplasia induced by nanoparticle albumin-bound paclitaxel．J Dermatol 42：1134-1135, 2015
8) Remlinger KA：Cutaneous reactions to chemotherapy drugs: the art of consultation．Arch Dermatol 139：77-81, 2003
9) Bolognia JL, et al：Toxic erythema of chemotherapy: a useful clinical term．J Am Acad Dermatol 59：524-529, 2008
10) Marks DH, et al：Evaluation of Prevention Interventions for Taxane-Induced Dermatologic Adverse Events: A Systematic Review．JAMA Dermatol 154：1465-1472, 2018
11) Akoglu G：Docetaxel-induced palmoplantar erythrodysesthesia syndrome and long-lasting multiple nail changes．Indian J Pharmacol 46：225-227, 2014
12) Adachi A, Horikawa T：Paclitaxel-induced cutaneous lupus erythematosus in patients with serum anti-SSA/Ro antibody. J Dermatol 34：473-476, 2007
13) Semb KA, et al：Capillary protein leak syndrome appears to explain fluid retention in cancer patients who receive docetaxel treatment．J Clin Oncol 16：3426–3432, 1998
14) Farrant PB, et al：Scleroderma and the taxanes. Is there really a link? Clin Exp Dermatol 29：360-362, 2004
15) 久保正英：タキサンと強皮症様変化．皮膚臨床 54 (臨増)：1571-1574, 2012
16) Okada K, et al：Glycosaminoglycan and versican deposits in taxane-induced sclerosis．Br J Dermatol 173：1054-1058, 2015
17) 岡田佳与，ほか：タキサン系抗がん剤による皮膚硬化早期病変におけるバーシカン沈着増加．臨皮 71 (Suppl)：153-155, 2017
18) Lee C, et al：Diagnosis and management of hypersensitivity reactions related to common cancer chemotherapy agents. Ann Allergy Asthma Immunol 102：179-187, 2009
19) Prieto García A, Pineda de la Losa F：Immunoglobulin E-mediated severe anaphylaxis to paclitaxel．J Investig Allergol Clin Immunol 20：170-171, 2010
20) 相原道子：乳癌治療薬による皮膚障害．皮病診療 31：664-670, 2009
21) 木村盛彦，ほか：進行・再発乳癌に対する Paclitaxel Weekly 投与の臨床経験．癌と化療 27：1703-1708, 2000
22) Prevezas C, et al：Irreversible and severe alopecia following docetaxel or paclitaxel cytotoxic therapy for breast cancer. Br J Dermatol 160：883-885, 2009
23) Münstedt K, et al：Changes in self-concept and body image during alopecia induced cancer chemotherapy．Support Care Cancer 5：139-143, 1997
24) Capriotti K, et al：The risk of nail changes with taxane chemotherapy: a systematic review of the literature and meta-analysis．Br J Dermatol 173：842-845, 2015
25) Capriotti K, et al：Chemotherapy-associated paronychia treated with 2% povidone-iodine: a series of cases．Cancer Manag Res 9：225-228, 2017

I．薬剤による皮膚有害事象／A．分子標的薬による皮膚有害事象

COLUMN

抗がん剤漏出の対処法

宮澤英彦

炎症性や起壊死性点滴抗悪性腫瘍剤の血管外漏出 extravasation（EV）は，皮膚移植が必要な重篤な組織障害におよぶこともあり，日常生活の制限をもたらす重大な有害事象である[1]．EVの発生頻度は0.1〜6.5%であり，CVポートからのEVは0.24%程度との報告もある．アントラサイクリン系抗悪性腫瘍剤のEV患者の約35〜50%で，外科的処置が必要と考えられている[2]．

2014年，本邦においてデクスラゾキサン（DXZ）は，起壊死性であるアントラサイクリン系抗がん剤のEVに対する唯一の治療薬として承認を得た．EVを確実に予防することは困難であり，特にCVポートからのEVは縦郭や胸郭などに入り込み末梢ルートと比較し重篤な副作用を引き起こすため，DXZを投与することが推奨される．

DXZの作用機序は，主に二通りあるといわれている．一つ目は，トポイソメラーゼⅡと結合することにより，ATP結合部位の立体構造の変化を介してDNA-トポイソメラーゼ複合体の形成を阻害するというものである．二つ目は，形成されたDNA-トポイソメラーゼ複合体に結合し，DNA切断前の状態で安定化させるというものである．投与方法は，EV発症6時間以内に可能な限り速やかに投与を行い，1日目および2日目は1,000 mg/m^{2}を1日1回投与し，3日目は500 mg/m^{2}を1〜2時間かけて点滴静注する．2日目，3日目は，投与1日目と同時刻に投与を開始する．

筆者らの施設での使用経験を紹介する．症例は84歳男性であり，胃原発性悪性リンパ腫に対しR-miniCHOP療法2コース目施行中，ドキソルビシン投与後に右鎖骨下CVポート部周囲に発赤，疼痛を認め，当科コンサルトとなった（図1）．EVが疑われたため，DXZ投与開始となった．DXZ投与後は，局所にびらんは認めたが4週間程度で上皮化した（図2）．その後瘢痕は残るも，明らかな潰瘍化や壊死を起こすことなく，また外科的な処置も必要とすることなく経過した（図3）．そのため，原疾患に対する治療もスケジュールをずらすことなく予定通り行うことができた．DXZ投与後に認められた副作用として，Grade2の好中球減少と血小板減少，Grade3のヘモグロビン減少を認めたが，1コース目のR-miniCHOP療法時と同等の副作用であったため，DXZとのnadirが重複している印象はなかった．

このように，DXZの使用は局所の重症化を防ぐだけでなく，スケジュールを遅らせることなく加療できる利点がある[3]．またDXZはDNAをインターカレーションすると考えられており，アントラサイクリン系抗がん剤の抗腫瘍効果に対する影響は少ないと考察されている[4]．EV発見時からDXZ開始までの時間が限られているため，EV発生時にどのように対応すべきか，体制を整えることが必要である．アントラサイクリン系抗がん剤投与前に，事前に漏出時の対応をインフォームド・コンセントしておくことも重要である．

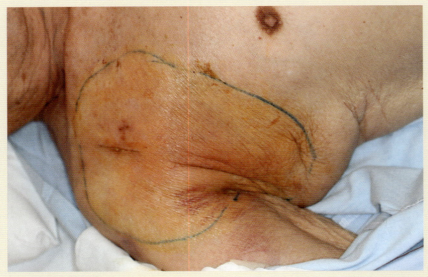

図1 ■ EV発見時

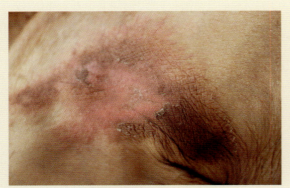

図2 ■ DXZ投与4週間後

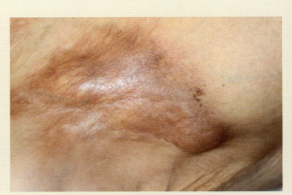

図3 ■ DXZ投与20週間後

文 献

1) Vasconcelos I, Schoenegg W: Massive breast necrosis after extravasation of a full anthracycline cycle. BMJ Case Rep: pii: bcr2013201179, doi: 10.1136/bcr-2013-201179, 2013
2) Narducci F, et al: Totally implantable venous access port systems and risk factors for complications: a one-year prospective study in a cancer centre. Eur J Surg Oncol 37: 913-918, 2011
3) Mouridsen HT, et al: Treatment of anthracycline extravasation with Savene (dexrazoxane): results from two prospective clinical multicentre studies. Ann Oncol 18: 546-550, 2007
4) Lipshultz SE, et al: The effect of dexrazoxane on myocardial injury in doxorubicin-treated children with acute lymphoblastic leukemia. N Engl J Med 351: 145-153, 2004

Ⅰ．薬剤による皮膚有害事象／B．メラノーマ・リンフォーマ治療薬による皮膚有害事象

1 抗 PD-1 抗体，抗 CTLA-4 抗体による皮膚障害

野々村優美・大塚篤司

Essence

▶免疫チェックポイント阻害薬による皮膚障害の発生率は高く，抗 PD-1 抗体で 20 ～ 40%，抗 CTLA-4 抗体で 40 ～ 60%，併用療法では約 60 ～ 70% である．
▶皮膚障害の多くは Grade 2 以下で，瘙痒症，紅斑丘疹型，白斑が多い．
▶ Grade 3 以上は 3% 以下であり頻度は低いが，SJS/TEN など致死的な皮膚障害の報告もあるため注意を要する．
▶類天疱瘡，乾癬，サルコイドーシス，その他自己免疫疾患の発症や増悪など，多彩な皮膚症状を呈しうる．

KEYWORD 免疫チェックポイント阻害薬，抗 PD-1 抗体，抗 CTLA-4 抗体，免疫関連有害事象 immune related adverce event（irAE）

はじめに

抗 PD-1 抗体（ニボルマブ，ペムブロリズマブ），抗 CTLA-4 抗体（イピリムマブ）は免疫チェックポイント阻害薬 immune checkpoint inhibitor（ICI）である．2019 年 1 月現在，悪性黒色腫には各々の単剤投与，およびニボルマブ・イピリムマブの併用療法が保険承認されている（表 1）．抑制された細胞傷害性 T 細胞を活性化することにより，抗腫瘍効果を発揮する．過剰な免疫反応によると考えられる免疫関連有害事象 immune related adverce event（irAE）が報告されており，皮膚障害も少なからず認められる．重度の皮膚障害として，中毒性表皮壊死融解症 toxic epidermal necrolysis（TEN），Stevens-Johnson 症候群 Stevens-Johnson syndrome（SJS），多形紅斑，類天疱瘡等が現れることがあるため注意が必要である．これらの有害事象に加え，自己免疫亢進によると思われる皮膚症状として白斑は比較的頻度の高い副作用だと報告されている．苔癬型組織反応を伴う皮疹，乾癬，その他，散発的ではあるが，強皮症に類似の皮膚症状や，サルコイドーシス様の皮疹などの報告もあり，ICI によって多彩な皮膚症状を呈する可能性があることは，皮膚科医として念頭に置くべきであろう．

皮膚障害の種類と頻度

抗 PD-1 抗体あるいは抗 CTLA-4 抗体単剤投与に伴う何らかの皮膚障害の発現率は，前者で 20 ～ 40% 程度，後者で 40 ～ 60% であると考えられる[1, 2]．抗 PD-1 抗体と抗 CTLA-4 抗体を併用した場合，100% に近い患者に何らかの有害事象が現れ，皮膚障害は約 60 ～ 70% の患者に出現する．悪性黒色腫に対する ICI の臨床試験でみられた皮膚症状として頻度の高いものを表 2 に示す[3-9]．ほとんどが Grade 2 以下であるが，国内第Ⅱ相試験では，38 症例中 SJS の報告が 1 例認められたと報告されている．

表1 ■ 本邦で承認されている抗 PD-1 抗体，抗 CTLA-4 抗体と適応疾患

一般名	ニボルマブ	ペムブロリズマブ	イピリムマブ	ニボルマブ・イピリムマブ併用
分類	抗 PD-1 抗体	抗 PD-1 抗体	抗 CTLA-4 抗体	—
適応疾患	悪性黒色腫 非小細胞肺癌 腎細胞癌 ホジキンリンパ腫 頭頸部癌 胃癌 悪性胸膜中皮腫	悪性黒色腫 非小細胞肺癌 ホジキンリンパ腫 高頻度マイクロサテライト不安定性 microsatellite Instability（MSI）を有する固形癌	悪性黒色腫	悪性黒色腫 腎細胞癌

表2 ■ ICI による皮膚症状（% ≧ Grade3）

	ペムブロリズマブ	ニボルマブ	イピリムマブ	ニボルマブ・イピリムマブ併用
全ての皮膚症状	（データなし）	34 ～ 42%（≦ 2%）	43.5 ～ 58.5%（≦ 3%）	58.5 ～ 71.5%（4 ～ 9.5%）
発疹	13 ～ 21%（≦ 2%）	13 ～ 21.5%（≦ 1%）	14.5 ～ 26%（≦ 2%）	28.5 ～ 55%（3 ～ 5%）
瘙痒症	14 ～ 21%（≦ 1%）	17 ～ 19%（≦ 1%）	24.5 ～ 35.5%（≦ 1%）	33 ～ 47%（≦ 2%）
白斑	9 ～ 11%	7.5 ～ 10.5%	1.5 ～ 8.5%	6.5 ～ 11%

（文献 3）～ 9）より作成）

紅斑，発疹（いわゆる skin rash）

1. 紅斑丘疹型
nonspecific maculopapular rash

　紅斑丘疹型薬疹（図1）は ICI でもっとも多くみられる薬疹の病型で，Minkis らのメタ解析によれば，全発生率はイピリムマブ 24.3%（95% CI 21.4-27.6），ペムブロリズマブ 16.7%（95% CI 11.9-23），ニボルマブ 14.3%（95% CI 8.7–22.7）と報告されている[10]．Grade 3（体表面積 30% 以上の皮疹）以上の頻度は単剤療法では 3% 未満であり，頻度は高くはないが注意すべきである．多くは 2 ～ 3 回投与後より出現するが，初回投与後に出現する症例も報告されている．出現時期は抗 PD-1 抗体では投与開始より平均で 5 週間，抗 CTLA-4 抗体では 3 ～ 4 週間，抗 CTLA-4 抗体・抗 PD-1 抗体の併用療法では 2 週間で，多くの場合，投与回数を重ねるごとに症状は重症化する傾向にある．典型的には皮疹は主に体幹に分布し，四肢の皮疹は軽度で，顔面に皮疹がみられる

ことは稀である．病変はやや隆起する色調の淡い紅斑で，頂部は平坦で癒合傾向を有し，鱗屑はわずかであり，瘙痒を伴うことが多い．ほとんどの場合，皮疹は重症化せず時間経過とともに軽快する．しかしながら，他のより重篤な皮膚症状〔苔癬型反応，乾癬，transient acantholytic dermatosis（Grover 病），類天疱瘡，重症薬疹など〕の先駆症状である場合があるため，症状が遷延し治療抵抗性の場合や，経過中に非典型的な皮疹がみられる場合には，皮膚生検を含めた精査が必要である．

2. 苔癬型組織反応を伴う発疹

　紅斑を呈する皮疹のうち，時に病理組織学的に苔癬型組織反応を伴う症例がみられる．これは特に抗 PD-1 抗体で多いと考えられているが，診断には皮膚生検が必須であるため，実際の発生率は報告数よりも多いと考えられる．臨床的には，治療開始後，数週間または数ヵ月で発症し，一般的な紅斑丘疹型薬疹と比較するとやや遅い．臨床症状は多彩であり，平坦に隆起した局面にウィッカ

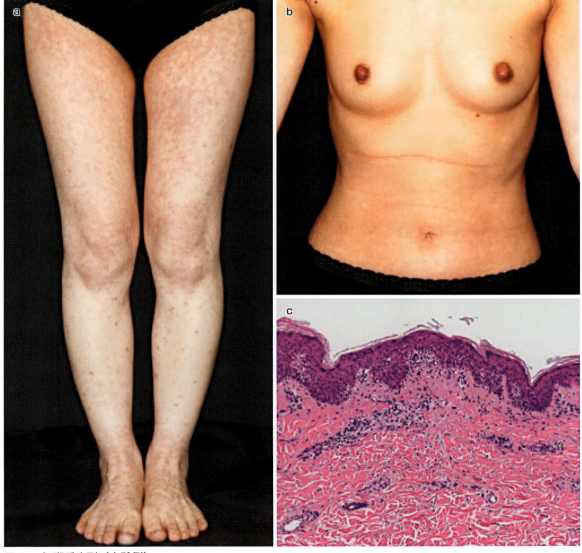

図 1 ■ 紅斑丘疹型（自験例）
a. 下肢には径数 cm までの類円形の紅斑が散在．
b. 体幹では皮疹はより密に分布し，腹部の紅斑は癒合し局面を形成した．
c. 病理組織学的には真皮浅層血管周囲のリンパ球浸潤，表皮真皮接合部の液状変性を認めた．

ム線条を伴う典型的な扁平苔癬を呈することもあれば，鱗屑を伴う肥厚性の丘疹・局面のこともあり，また種々の皮疹が混在することもある．瘙痒が強い場合は，患者の QOL を阻害する．病変は紅斑丘疹型と同様，主に体幹と四肢に発生することが多いが，病変がより広範囲に分布することも

あり，手掌足底にも皮疹が認められることもある．lichen planus pemphigoides，硬化性萎縮性苔癬の報告もあり，陰部，口腔粘膜，爪などに病変が認められることもあるため，全身を観察する必要がある．治療はほとんどの症例がステロイド外用で治療可能で，経口ステロイド，光線療法を

要する症例は稀であり，ICI は継続可能なことが多い．免疫療法の中止後数ヵ月続くこともある点や，心理社会的負担が顕著である点に留意すべきである[3]．

3. 乾癬

厳密な発症率は不明ながら，ICI で乾癬を発症するリスクは広く認知されている[11]．治療開始後数ヵ月で発症することが多い．多くの場合，患者は乾癬の既往歴を有するが，新規発症例も散見される．典型的には体幹四肢の皮膚病変が主体の尋常性乾癬で，時に頭皮や手掌足底に病変がおよぶこともあり，膿疱性乾癬や乾癬性関節炎を呈することもある．機序は未だ明らかではないが，PD-1 が Th1/Th17 経路を抑制することが示唆されており，PD-1 阻害によって Th17 が介在する炎症性サイトカインの産生が亢進している可能性が推測されている．主に活性型ビタミン D_3 製剤とステロイド外用で管理可能なことが多く，UVB 療法の報告もあるが，ほとんどの場合で ICI は継続可能である．重症の乾癬患者において有意な改善はなかったとする報告や，ICI による乾癬の病態は TNF-α に直接は依存しないメカニズムが示唆されるなど，抗 TNF-α 製剤の有効性および安全性に関して積極的に投与の根拠となるデータはない．ICI による乾癬性関節炎の患者について，ICI を継続しながら，メトトレキサートと低用量のコルチコステロイドで管理可能であったとの報告がある[12]．

4. 重篤な皮膚障害（TEN, SJS, 多形紅斑など）

極めて稀であるが，ICI によって TEN，SJS 等が現れる可能性がある．多形紅斑，急性全身性発疹性膿疱症 acute generalized exanthematous pustulosis（AGEP）または好酸球増加症および全身症状を伴う薬物反応 drug reaction with eosinophilia and systemic symptoms（DRESS）の発生も，抗 CTLA-4 または抗 PD-1 療法で報告されている[12]．前述の紅斑丘疹型の皮疹が，よ

り重度の皮膚障害の初期症状である場合があるため，注意が必要である．これらの重度の皮膚障害は数回の治療後に発症することが多く，ニボルマブで報告のある TEN の3例の発症時期は，投与開始よりそれぞれ 12，32 および 56 日目であり，いずれの症例も死亡の転帰であった[1]．治療は ICI の中止，および各々の皮膚障害の程度に応じて適切な全身療法を選択する．

瘙痒症

瘙痒症は，免疫チェックポイント阻害薬によって誘発される最も一般的な irAE の一つである．メタアナリシスによると，その全発生率は，ニボルマブとペンブロリズマブでそれぞれ 13 〜 20% の範囲である（Grade 3 以上の発生率は 3%）[13]．これは，イピリムマブ単独療法または併用療法で，より頻繁にみられる（表 1）．典型的には紅斑丘疹型と同時に発症するが，皮疹に瘙痒症が先行する場合，皮疹を伴わず瘙痒症のみを呈する場合もある．頭皮の瘙痒症は頻繁にみられるが顔面は稀であり，頭皮の瘙痒症がみられた場合には乾癬の可能性も検討しつつ経過をみるべきである．

白 斑

白斑は，抗 PD-1 抗体で治療された悪性黒色腫患者で頻繁に発生する irAE である[11]．一方で，他の種類の癌の治療を受けている患者では例外的である．メタ解析により，その全発生率はペンブロリズマブとニボルマブでそれぞれ 8.3% と 7.5% であると報告されている（約 25% とする研究報告もある）．これとは対照的に，イピリムマブではそれほど一般的ではない．ICI による白斑は，メラノーマ細胞と正常なメラノサイトに共有される抗原（MART-1，GP100，TRP1-2，チロシナーゼなど）に対する交差反応によると考えられている．ICI による治療開始から数ヵ月後に発症し，両側性および対称的な分布を呈することが

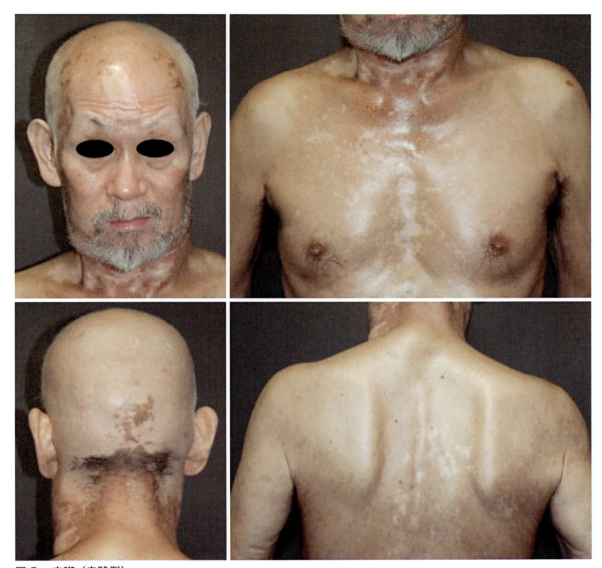

図2 ■ 白斑（自験例）
抗PD-1抗体投与後．頭頸部および上半身に広範な白斑を呈した症例．

多い．継時的に病変が広がることもある．炎症期が先行しその後同部位の脱色素を呈する症例や，皮膚転移周囲の白斑，リンパ節郭清瘢痕部位に限局性した白斑なども報告されている．色素性母斑の退色，睫毛，眉毛，頭皮の脱色素が随伴することもある．いわゆる尋常性白斑と比較すると，ICIに伴う白斑（図2）はより局所的で左右非対称であり，慢性的な紫外線曝露部位が優位で，ケブネル現象がみられないなど，臨床的な相違点も多い．また，組織学的にはCD8陽性Tリンパ球浸潤によるCXCR3の過剰発現が見られると報告されており，尋常性白斑とは病態が異なると考えられる．このようなICIによる白斑はほとんどの場合，治療中止後も持続するため，患者には予め説明しておく必要がある．ニボルマブによる進行性悪性黒色腫の治療を受けた患者における白斑の

発症は，治療反応性と長期全生存期間との関連がみられるとの報告があり[14]，白斑の発生は予後良好因子である可能性がある．

自己免疫反応による皮膚症状

PD-1／PD-L1 シグナル伝達経路がいくつかの自己免疫疾患の病因に関与していることは広く認知された事実であり，ICI の臨床試験においては，既存の自己免疫疾患を有する患者は除外された．しかしながら，その後の臨床データの集積によって，ICI は潜在的な自己免疫疾患（クローン病，慢性関節リウマチ，Sjögren 症候群，皮膚筋炎，自己免疫性甲状腺炎，自己免疫性血小板減少性紫斑病など）を再燃させることが明らかになった[15]．さらに，ICI は新たな自己免疫性皮膚疾患（水疱性類天疱瘡，乾癬，血管炎，Sjögren 症候群，皮膚筋炎）の発症も誘発する可能性が示唆されている．

1．水疱性類天疱瘡

抗 PD-1/PD-L1 抗体によって，免疫関連の水疱性類天疱瘡を発症するリスクが高まることが示されている[16]．既存の水疱性類天疱瘡の悪化は，抗CTLA-4 抗体による治療後にも起こりうる．発症時期はさまざまで，急速に出現することもあれば，数ヵ月の治療後に現れる場合もある．ほとんどの場合，瘙痒症および非特異的な紅斑丘疹性の発疹が先行し，粘膜病変は稀である．診断には，特徴的な臨床像に加え，血液中の自己抗体の検出，および皮膚生検と蛍光抗体法が有用である．直接免疫蛍光法では，基底膜領域における IgG および C3 の線状沈着を確認できる．多くの場合血中の抗 BP180 抗体が検出されるが，抗 BP230抗体が検出されることもある．治療はステロイドの全身投与が必要となることが多く，ICI の投与はしばしば中断が必要となる．再開は水疱性類天疱瘡の病勢と悪性腫瘍の治療の必要性を鑑み，慎重に考慮する．ICI の中止から数ヵ月後も類天疱瘡の病勢が持続した報告もあり，長期にわたる管

理が必要となる可能性があることを念頭に置くべきである．なお，ICI による水疱性類天疱瘡の発症は，原疾患に対する治療の効果と関連している可能性が示唆されている[16]．

なお，尋常性天疱瘡の症例の報告はないが，ニボルマブ投与中の患者で，少数ながら，抗デスモグレイン抗体または抗プラキン抗体が検出されたとする報告がある．さらに，1 例報告ではあるが，イピリムマブ投与後の線状 IgA 水疱症が報告されている．

2．皮膚筋炎

抗 CTLA-4 抗体の投与後の皮膚筋炎の報告は複数ある．典型的な皮膚症状を呈し，抗 Jo1 抗体は陰性で，免疫学的プロファイルは未だ明らかでない[17]．抗 PD-1 抗体でも同様の報告があるが，抗 CTLA-4 抗体に比較すると稀であると考えられる．初回の投与後に急激に発症する可能性があり，皮膚症状を伴わない多発性筋炎の発症例も報告されている．

3．血管炎

抗 PD-1 抗体投与後に重症血管炎を発症した症例は，複数報告されている．リベドと手指の壊死を伴い抗核抗体が高力価を示した症例や，抗SS-A 抗体およびクリオグロブリンが検出された症例，検出可能な免疫学的知見が特になかったものなど，病態は均一ではなく，免疫学的プロファイルはさまざまであると考えられる．

4．Sjögren 症候群

抗 PD-1 抗体投与後に Sjögren 症候群を発症（または悪化）した症例報告は複数あり，抗核および抗 SS-A 抗体が陽性を示し，随伴症状としては関節炎，乾燥症候群などが認められた．Sjögren症候群患者において，腺周囲の PD-1／PD-L1 の発現の変化とリンパ球浸潤はすでに報告されており，PD-1 抗体が Sjögren 症候群を誘発（悪化）する機序と関連している可能性がある．一方，関節炎を伴わず，関連する免疫学的所見のない，唾液機能低下を伴う孤立性の乾燥症候群の発生は，臨床診療ではより一般的に経験される．重症で突

然に起こる可能性もあり，種々の程度の唾液腺炎を伴い，眼科的初見は稀である．

その他の皮膚障害

1. サルコイドーシス

ICI によるサルコイドーシスの発生，また既存のサルコイドーシスの悪化は時折みられる．最も一般的な部位は肺（肺小結節およびすりガラス状の浸潤影，縦隔および肺門リンパ節腫脹）であり，癌の進行と鑑別を要することがある．眼，骨，腎臓，脾臓，神経系，Löfgren 症候群に伴う関節炎，皮膚など，種々の臓器に症状を呈しうる．

ICI に関連した皮膚サルコイドーシスは主に皮下型の皮膚サルコイドで[18]，非潰瘍性類上皮肉芽腫を伴う．他の種々の皮膚サルコイドも発生しうるが，ほとんどの場合肺病変も認められる．治療はステロイドの全身投与であり，一般に治療反応性は良好で，ICI の中断が必要な症例もあるが，ほとんどの場合再開することができる．詳細な機序は不明であるが，ICI によるサルコイドーシス患者のリンパ球では CD4$^+$T 細胞の PD-1 発現が亢進しているとの報告があり，一種の paradoxical reaction であるとする説もある．

2. Sweet 病

ICI に伴う好中球性皮膚症の報告は複数あり，抗CTLA-4 抗体によるものが多いが，抗 PD-1 抗体でも生じうる．壊疽性膿皮症も 2 例，イピリムマブで報告されている．ステロイド全身投与への反応性は良好である．

3. 痤瘡様発疹，膿疱性酒皶

ICI による痤瘡様発疹は主に体幹に発生し，抗CTLA-4 抗体，抗 PD-1 抗体，抗 PD-L1 抗体いずれによっても生じうる．ICI は，既存の酒皶を悪化させることがある．

毛髪，爪甲の障害

1. 脱毛

抗 PD-1 抗体または抗 PD-L1 抗体で治療された患者の 1 ～ 2% に，脱毛症が認められる[19]．円形脱毛症のように部分的な脱毛を呈する場合もあれば，びまん性に全頭型の脱毛を呈する場合もある．抗 CTLA-4 抗体治療のほうがより頻繁で，重症化する傾向にあるとの報告もある．組織学的には，毛包周囲の T 細胞浸潤を伴う非瘢痕性脱毛症である．多くの場合，薬剤中止後に軽快する．脱毛後に発毛した領域は，しばしば白毛症を呈する．髪の質感の変化も散発的に報告されており，実地臨床でこれに遭遇することは珍しくないと考えられる．ICI 治療を受けている悪性黒色腫患者では，毛髪（頭皮，睫毛，眉毛）の白色変化は白斑病変と関連してしばしば観察される．一方で，肺がんに対する抗 PD-1 / PD-L1 抗体療法で治療された 14 人の患者において，頭髪がびまん性に白色から黒色に変化したとの報告もある．

2. 爪甲の障害

爪の変化は稀であるが，Sibaud らは ICI に伴う爪甲の萎縮を複数例報告している．爪甲の脱落や近位の爪甲層状分裂，全ての手足の爪甲剝離症，爪囲炎を発症することがある．組織学的に検討はなされていないが，これらの爪病変は本質的に乾癬または扁平苔癬と類似する病態であることが推測されている．

口腔粘膜の障害

抗 PD-1 / PD-L1 治療を受けている患者は，口腔症状を示すこともある．口腔乾燥症，口腔内扁平苔癬様反応，頻度は低いが味覚異常が主な症状である．口腔粘膜障害は，抗 CTLA-4 抗体では明らかに頻度が低い．

1. 口腔乾燥症

口腔乾燥症は，抗 PD-1 および抗 PD-L1 薬で，それぞれ 4 ～ 7% および 3% に起こると報告され

ている．ほとんどの症例は Grade 2 以下で，組織学的には，主に CD4$^+$/CD8$^+$ T 細胞の副唾液腺の周囲への浸潤が認められる．血清抗 SS-A/SS-B 抗体の検出は一般的に陰性であり，一般的には他の症状は伴わない．稀に，Sjögren 症候群の一症状である場合がある．

2. 口腔粘膜の苔癬様反応

臨床診療では珍しい症状ではなく，おそらく診断未確定のまま経過をみられていることが多い[12]．他の症状を伴わないことが多いが，皮膚，爪，または陰部の関連病変がみられる可能性を念頭に置くべきである[20]．一般的には，ウィッカム線条がみられ，時に斑状，潰瘍性または萎縮性/紅斑性の病変も生じうる．病理学的には，帯状の T 細胞浸潤がみられる．症状は局所的であり，治療は局所ステロイド外用である．ICI の中止が必要なことは，ほとんどない．

おわりに

ICI の皮膚科領域における使用は急速に増加しており，今後も新たな治療薬や併用療法が承認される可能性は高い．皮膚毒性は最も頻繁にみられる irAE の一つである．非特異的な紅斑丘疹型の発疹および瘙痒症が最も一般的であるが，前述の通りさまざまな皮膚症状が現れうるため注意が必要である．また，粘膜，毛髪，爪の変化などは見逃されやすく，注意を要する．皮膚の irAE の多くは軽症であるが，時に Grade 3 以上の重症の皮膚障害も認められ，TEN など致死的なものもあり，皮膚障害のコントロールは原疾患の治療の継続の可否を左右する可能性がある．また不可逆的な有害事象も稀に認められるため，有害事象の早期発見と適切な管理が極めて重要である．

文 献

1) 小野薬品工業オプジーボ®適性使用ガイド
2) 小野薬品工業株式会社／ブリストル・マイヤーズスクイブ株式会社　ヤーボイ®点滴静注液 50mg　添付文書
3) Sibaud V：Dermatologic Reactions to Immune Checkpoint Inhibitors：Skin Toxicities and Immunotherapy．Am J Clin Dermatol 19：345-361，2018
4) Belum VR, et al：Characterisation and management of dermatologic adverse events to agents targeting the PD-1 receptor．Eur J Cancer 60：12-25，2016
5) Robert C, et al：Nivolumab in previously untreated melanoma without BRAF mutation．N Engl J Med 372：320-330，2015
6) Larkin J, et al：Combined Nivolumab and Ipilimumab or Monotherapy in Untreated Melanoma．N Engl J Med 373：23-34，2015
7) Robert C, et al：Pembrolizumab versus Ipilimumab in Advanced Melanoma．N Engl J Med 372：2521-2532，2015
8) Hamid O, et al：Safety and tumor responses with lambrolizumab（anti-PD-1）in melanoma．N Engl J Med 369：134-144，2013
9) Wolchok JD, et al：Nivolumab plus ipilimumab in advanced melanoma．N Engl J Med 369：122-133，2013
10) Minkis K, et al：The risk of rash associated with ipilimumab in patients with cancer: a systematic review of the literature and meta-analysis．J Am Acad Dermatol 69：e121-128，2013
11) Sibaud V, et al：Dermatologic complications of anti-PD-1/PD-L1 immune checkpoint antibodies．Curr Opin Oncol 28：254-263，2016
12) Hwang SJ, et al：Cutaneous adverse events（AEs）of anti-programmed cell death（PD）-1 therapy in patients with metastatic melanoma: a single-institution cohort．J Am Acad Dermatol 74：455-461，2016
13) Belum VR, et al：Characterisation and management of dermatologic adverse events to agents targeting the PD-1 receptor．Eur J Cancer 60：12-25，2016
14) Nakamura Y, et al：Correlation between vitiligo occurrence and clinical benefit in advanced melanoma patients treated with nivolumab: a multi-institutional retrospective study．J Dermatol 44：117-122，2017
15) Gutzmer R, et al：Programmed cell death protein-1（PD-1）inhibitor therapy in patients with advanced melanoma and preexisting autoimmunity or ipilimumab-triggered autoimmunity．Eur J Cancer 75：24-32，2017
16) Naidoo J, et al：Autoimmune Bullous Skin Disorders With Immune Checkpoint Inhibitors Targeting PD-1 and PD-L1．Cancer Immunol Res 4：383-389，2016
17) Sheik Ali S, et al：Drug-induced dermatomyositis following ipilimumab therapy: anovel immune-mediated adverse event associated with cytotoxic T-lymphocyte antigen 4 blockade．JAMA Dermatol 151：195-199，2015
18) Cotliar J, et al：Pembrolizumab-associated sarcoidosis．JAAD Case Rep 2：290-293，2016
19) Weber JS, et al：Safety Profile of Nivolumab Monotherapy：A Pooled Analysis of Patients With Advanced Melanoma．J Clin Oncol 35：785-792，2017
20) Sibaud V, et al：Oral lichenoid reactions associated with anti-PD-1/PD-L1 therapies: clinicopathological findings．J Eur Acad Dermatol Venereol 31：e464-469，2017

I．薬剤による皮膚有害事象／ B．メラノーマ・リンフォーマ治療薬による皮膚有害事象

2 BRAF 阻害薬，MEK 阻害薬による皮膚障害

藤山俊晴

Essence

▶ BRAF/MEK 阻害薬では高頻度に皮膚障害がみられる．
▶ 皮膚の有害事象は腫瘍性と非腫瘍性に大別される．
▶ 腫瘍性では有棘細胞癌と新規の悪性黒色腫の発生が重要である．
▶ BRAF 阻害薬単独療法は BRAF/MEK 阻害併用療法に比べて皮膚障害の発生頻度が高い．

KEYWORD BRAF，MEK，悪性黒色腫

はじめに

　近年の悪性黒色腫治療の進歩のスピードはめざましく，個々の治療の副作用や特徴などを踏まえた上で，最善の治療を選択することが求められている．その上で，有害事象のマネジメントは，治療を安全に継続し，最大限の治療効果を得る上で非常に重要である．

　BRAF/MEK 阻害薬では，比較的高頻度に皮膚障害がみられる．ほとんどの場合，悪性黒色腫の薬物治療を行う皮膚科医は，その薬剤性皮膚障害の治療も担うことになるため，十分な理解の上でフォローアップし，皮膚の有害事象がみられた場合は迅速かつ的確に対処することが望まれる．

　本稿を執筆中の 2019 年 8 月現在，本邦で使用可能な BRAF 阻害薬は 2015 年に国内で販売が開始されたベムラフェニブ（ゼルボラフ®），BRAF/MEK 阻害薬は 2016 年に販売開始したダブラフェニブ / トラメチニブ（タフィンラー® / メキニスト®）と，2019 年に発売開始したエンコラフェニブ / ビニメチニブ（ビラフトビ® / メクトビ®）である．現実的には，ダブラフェニブ / トラメチニブが発売されて以降，ベムラフェニブが使用される機会は極端に少なくなっている．しかし，副作用を考える上ではベムラフェニブの

データも貴重であると考えるため，本稿ではベムラフェニブについても述べる．

BRAF/MEK 阻害薬の作用機序

　BRAF/MEK 阻害薬の皮膚における有害事象を理解する上では，BRAF V600E/K 変異 / 陽性の悪性黒色腫の病態と，BRAF/MEK 阻害薬の大まかな作用機序を把握しておく必要がある．図 1 に示すように，BRAF は RAS からの刺激を下流に伝え，細胞の増殖や生存に関わっている．BRAF 遺伝子変異陽性の悪性黒色腫では，BRAF が RAS に非依存性に活性化し，下流の MEK，ERK（MAP キナーゼ）が活性化され，細胞増殖に働いている．各 BRAF/MEK 阻害薬は図 2 に示すように，それぞれ BRAF，MEK を阻害し，異常活性化した BRAF による細胞増殖を抑えている．

BRAF/MEK 阻害薬による皮膚障害

　BRAF 阻害薬の副作用として，皮膚障害は最も一般的なものである．大部分の BRAF 阻害薬治療による皮膚障害の発生時期は，投与開始後 8 〜 36 週の間に起こるとされている．添付文書や市販後調査の報告による各皮膚障害の頻度を表 1

2　BRAF 阻害薬，MEK 阻害薬による皮膚障害　　35

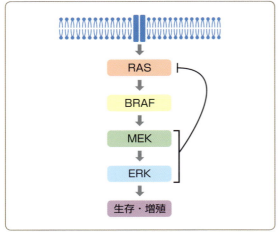

図1 ■ BRAFを含むシグナル伝達経路
成長因子受容体からの刺激を受けたRASはGDPと結合した不活性型からGTPと結合した活性型となり，さまざまな経路を活性化するが，その一つがBRAFを含む経路である．RASによって活性化されたBRAFにより，MEK，ERK（MAPK）へとシグナルが伝達される．なお，正常ではMEK/ERKはRASに対してネガティブフィードバックをかけている．

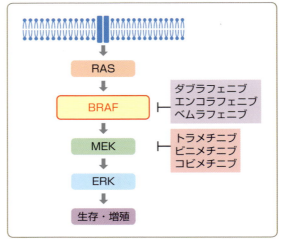

図2 ■ BRAF阻害薬 MEK阻害薬の作用機序
BRAF遺伝子変異により，BRAFがRASに非依存性に活性化し，下流のMEK，ERKが活性化され，細胞増殖に働いている．なおコビメチニブ cobimetinibは本邦未承認．

に示す．表からもみてとれるように，一般的にBRAF阻害薬単独（ベムラフェニブ）治療に比べて，BRAF/MEK阻害薬の併用では皮膚障害の発生頻度は少なくなっている．併用により，特に腫瘍の発生が減少するメカニズムとして，BRAF阻害薬は逆説的にMAPキナーゼ系を活性化し，これが腫瘍の抵抗性や新たな腫瘍の発生に関連しているが，下流のMEKを同時に抑制することで，この機序が抑制できるからであると考えられている．皮膚に関連する副作用は，非腫瘍性のものと，腫瘍性のものとに大別される．

非腫瘍性皮膚障害

1. 紅斑・丘疹など

出現率は3～68％と報告によってかなりの幅があり[1,2]，細分化すると主に表1，2に示すような皮膚症状が出現する可能性がある．

最も頻度の高い副作用として挙げられており，いわゆる薬疹に相当するものが多く含まれていると考えられる．しかし，薬疹として発疹型の分類データは乏しく，詳細は現時点では不明である．重症薬疹としては中毒性表皮壊死症 toxic epidermal necrolysis（TEN），DRESS（drug reaction with eosinophilia and systemic symptoms）の報告がある．ベムラフェニブではStevens-Johnson症候群の発症頻度は0.3％，多形紅斑0.3％，紅皮症0.9％となっている．このほか，蕁麻疹や播種状紅斑丘疹型に近い皮疹がみられる．

2. 光線過敏症

ベムラフェニブの副作用として高頻度で報告され，第Ⅱ相の臨床試験では52％で認められている[1]．作用波長はUVAであり，ベムラフェニブの化学構造に由来すると考えられている．ただし，表1に示すようにダブラフェニブ/トラメチニブやエンコラフェニブ/ビニメチニブでも頻度は低いが光線過敏の報告がみられており，注意が必要である．別の報告でもベムラフェニブを使用した患者の約30％は重度の光線過敏をきたすとの報告もあり，治療開始時に十分な遮光の説

表 1 ■ BRAF/MEK 阻害薬の皮膚に対する主な副作用

	ベムラフェニブ	ダブラフェニブ / トラメチニブ	エンコラフェニブ / ビニメチニブ
1. 非腫瘍性皮膚障害			
光線過敏	46%	1 〜 10% 未満	3.6%
紅斑・湿疹・丘疹など	54%	10% 以上	12.0%
過角化	25.90%	1 〜 10% 未満	10.4%
膿疱性皮疹		1 〜 10% 未満	
脱毛	46%	1 〜 10% 未満	13.0%
毛包炎 / 痤瘡様皮膚炎	1 〜 5% 未満	1 〜 10% 未満	両薬剤とも 5% 未満
脂肪織炎	1% 未満	1 〜 10% 未満	エンコラフェニブで 5% 未満
瘙痒症	21.80%	1 〜 10% 未満	両薬剤とも 5% 以上
手掌・足底発赤知覚不全症候群		1 〜 10% 未満	6.8%
皮膚乾燥			9.4%
Stevens-Johnson 症候群	0.30%		
多形紅斑	0.30%		
紅皮症	0.90%		
2. 腫瘍性皮膚障害			
皮膚有棘細胞癌	18.70%	0.50%	
ケラトアカントーマ	10.60%	0.30%	1%
日光角化症		1 〜 10% 未満	
Bowen 病	0.60%	0.50%	
基底細胞癌			0.5%
疣贅状角化症，脂漏性角化症		1 〜 10% 未満	5% 未満
悪性黒色腫の発生	1.10%	0.10%	

頻度は 2019 年 2 月現在の添付文書または適正使用ガイドより抜粋（空欄は不明または記載なし）

明が必要である．UVA 遮断効果の高いサンスクリーンやリップクリームの外用，衣類の着用が有効である．なお，この光線過敏は休薬によって速やかに改善することも知られている．

3. 放射線感受性の増加

BRAF 阻害薬使用中に放射線療法を行うと，放射線皮膚炎をきたしやすいと考えられており，その頻度はダブラフェニブ（26%）に比してベムラフェニブ（40%）で高いとの報告がある．これは *ex vivo* の実験でも示されている．ただし，この放射線感受性の増加は，通常は許容範囲内である[1]．

4. 手掌・足底発赤知覚不全症候群

ベムラフェニブの添付文書では，手足症候群として記載されている．特に，足底の角化として記載されている文献が目立つ．踵や足底の物理的な刺激を受けやすい部位に一致して角化亢進がみら

れ，疼痛を伴い，時に水疱化することもある．頻度は少ないが，手にもみられる．疼痛は通常 4 〜 6 週ほどで改善する．足底の角化亢進はベムラフェニブで治療を受けた患者の 60%，ダブラフェニブで治療を受けた患者の 22% でみられると報告されている[1]．別の報告では，ダブラフェニブ / トラメチニブの併用療法で認められたのは 14.29% であり，BRAF/MEK 阻害薬の併用で有意に軽減されることが示されている[3]．増悪により，QOL を害したり治療の継続に影響する可能性もあるので，これら薬剤の使用にあたっては，保護効果のある靴下を着用したり，足に合った靴を選ぶなどの生活指導も重要である．発症した場合には，角層を溶かす作用のある尿素軟骨やサリチル酸ワセリンなどや，保湿・保護作用のある外用剤，ステロイド外用剤などで対症的に加療する．

表2 ■ その他頻度不明で報告のある副作用

- Grover 病
- 肉芽腫性紅斑
- Sweet 症候群
- 結節性紅斑
- 皮膚サルコイドーシス
- 化膿性汗腺炎
- 中毒性表皮壊死症
- DRESS
- 毛孔角化症
- 白斑
- 稗粒腫
- 皮膚囊腫
- 蕁麻疹
- 皮膚変色
- 寝汗，多汗
- 毛質変化
- 皮膚肥厚
- 母斑の変化
- 皮膚腫瘤
- 放射線皮膚障害の増強
- 皮膚T細胞リンパ腫

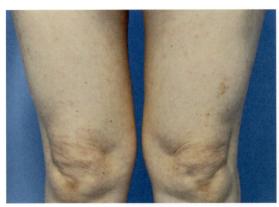

図3 ■ BRAF/MEK 阻害薬使用中に出現した脂肪織炎の臨床像

四肢に，びまん性の淡い浮腫性紅斑を認める．

5. 脱毛

表1に示す通り，BRAF阻害薬およびBRAF/MEK阻害薬の使用者では，比較的高頻度に脱毛がみられる．ただし，通常は全頭型の脱毛にまで至ることはない．脱毛以外にも毛髪がカールする，色調が変化するなどの髪質の変化が報告されている．ベムラフェニブによる脱毛の検討によると，5例中4例で休止期脱毛を呈しており，その機序は不明だがステロイド外用に反応している[4]．

6. 脂肪織炎

添付文書や適正使用ガイドに記載されている頻度は低いが，ベムラフェニブ使用者の13%，ダブラフェニブ使用者の3%，ダブラフェニブ/トラメチニブ使用者の10%でみられるとされている[1]．両下肢に好発するが，上肢や体幹部，臀部などにも発生し，関節痛を伴うこともある（図3）．組織学的には好中球浸潤を伴った lobular panniculitis を呈することが多いが，septal panniculitis を呈する場合や，両者が混在している場合もある（図4）．

7. 毛孔角化症

上肢や大腿，臀部などにびまん性に毛孔一致性の角化性丘疹としてみられる．皮疹に対しては，尿素軟膏やサリチル酸ワセリンなどの外用で加療する．瘙痒がある場合は，ステロイド外用薬も使用する．保険適応外だが，アダパレンが有効とする報告もある．

8. 乾皮症

通常瘙痒感はないかあっても軽度で，皮膚の乾燥のみがみられる．保湿剤などで加療する．

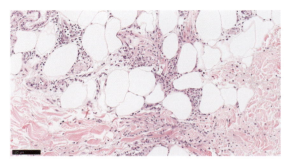

図4 ■ 脂肪織炎の病理組織像

皮下脂肪織の小葉および隔壁に，好中球，リンパ球を中心とした炎症細胞浸潤がみられる．

9. 膿疱性皮疹

皮疹は痤瘡に類似しており，炎症性丘疹，膿疱，結節として認められる（図5，6）．EGFR阻害薬使用中に認められる皮疹と類似した性格のものである．主にMEK阻害薬による副作用であり，MEK阻害薬単独使用では57～93%と高率に認められる副作用である[5]．ただし，BRAF阻害薬単独でも3～8%に認められ，BRAF/MEK阻害薬併用では17～40%と高率になっている[1]．MEK阻害単独使用の場合よりも，BRAF阻害薬を併用したほうがリスクが低下するとされている．発症は男性に多く，治療が長期化すると発症しやすい．治療はスキンケアに加えて通常の痤瘡に準じて行われ，瘙痒感がある時は，ステロイド

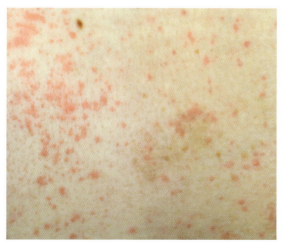

図5 ■ 痤瘡様皮疹の臨床像
ベムラフェニブ投与中約1週間後に出現した毛孔一致性紅色丘疹.

を併用することもある.

10. Grover 病

transient acantholytic dermatoses としても知られており，臨床的には，躯幹や上腕に好発する 2〜3mm ほどの角化性の紅色丘疹としてみられ，瘙痒を伴う[5]．BRAF 阻害薬使用患者の4割近くにみられると報告されている[1]．軽症の場合は休薬までは要さず，スキンケアとステロイド外用などで対処可能である.

11. その他の皮膚症状

Sweet 症候群，化膿性汗腺炎，結節性紅斑，多汗症などが BRAF 阻害薬使用者で出現したとの報告がある.

腫瘍性皮膚障害

1. 皮膚有棘細胞癌

BRAF 阻害薬使用中に高分化型有棘細胞癌や日光角化症，ケラトアカントーマが出現することがある．海外の報告では，BRAF 阻害薬単独治療の場合ベムラフェニブの臨床試験では 21〜31%と高率に出現したとされており，その後の安全性の試験ではおそらくその前駆病変の日光角化症などへの対処が改善したことで 14%まで低下しているが[5]，頻度の高い副作用として認識すべきである．一方，ダブラフェニブ単剤使用の場合は，発生率は 6〜11% とやや低くなっている．表1に示す通り，ダブラフェニブ/トラメチニブ併用療法の場合，その発生頻度は 0.5% とかなり抑えられている．BRAF 阻害薬の副作用としての有棘細胞癌は非露光部にも出現しうるが，高齢者の露光部に多いとする報告もある．平均的な投薬開始から有棘細胞癌出現までの期間はベムラフェニブでは 8 週間，ダブラフェニブではやや遅れて 16 週間程度とされているが，遅発性に出現することもあり，注意深く経過観察する必要がある．診断はダーモスコピーや皮膚生検によって早期に確定し，切除が望まれる．凍結療法やイミキモドクリーム外用なども治療の選択肢となりうる.

有棘細胞癌は比較的高頻度で出現するとされる重篤な皮膚の有害事象であるが，2019年2月現在，本邦での報告は意外と少なく，BRAF 阻害薬を使用して皮膚に悪性腫瘍を生じた報告は医学中央雑誌や市販後調査でも散見される程度であり，本邦での二次発癌の実態調査が望まれる.

BRAF 阻害薬の使用で発癌するメカニズムは逆説的な MAP キナーゼ経路の活性化によると考えられている．BRAF 阻害薬使用中に出現した癌腫の 60% では，RAS の遺伝子変異がみつかっている．RAS 遺伝子に変異を持ち，野生型の BRAF 遺伝子を持つ表皮のケラチノサイトに BRAF 阻害薬を使用すると，RAF の isomer がダイマー（BRAF-CRAF，BRAF-ARAF，CRAF-CRAF）を形成することで，MAP キナーゼ経路が活性化する[2]．したがって，RAS に変異のある異常なケラチノサイトがある状態で BRAF 阻害薬を使用すると，それが顕在化してくる．BRAF 阻害薬単剤に比べて，BRAF/MEK 阻害薬を併用することで，有棘細胞癌の発生頻度は低下する.

2. 疣状皮疹

有棘細胞癌の発症よりも高頻度にみられる．脂漏性角化症や verrucal keratosis, acantopapilloma

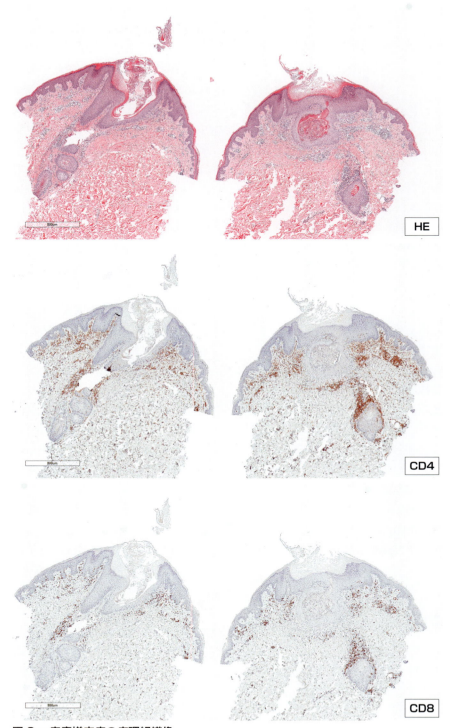

図6 ■ 痤瘡様皮疹の病理組織像
毛孔の角栓と毛包周囲のCD4陽性T細胞の浸潤を認める.

やverrucal papillomaなどと報告されているものもあり，それぞれの正確な異同は評価困難である．組織学的には，表皮肥厚と乳頭腫症，角化亢進がみられ，顆粒層は保たれコイロサイトーシスや粗大なケラトヒアリン顆粒などは認めない．露光部にみられる場合も，非露光部にみられる場合もある．発生には，MAPキナーゼの活性化が関与していると考えられている．verrucal keratosisでは，遺伝子変異のプロファイルが有棘細胞癌に類似しているとの報告もあり，皮膚の有棘細胞癌の前段階とする説もある．verrucal keratosisも，BRAF/MEK阻害薬の併用によって，その出現頻度が減少すると報告されている．治療としては，凍結療法などがなされる．

3. 悪性黒色腫の発生と母斑の変化

BRAF阻害薬の約10％で，母斑の出現や変化が報告されている．投与開始から出現までの平均期間は，52～130日程度と報告されている．BRAF阻害薬単独での使用の場合，15～20％で異型メラノサイト病変が出現したとの報告もある．野生型のBRAF遺伝子を持つメラノサイトのBRAFを阻害することで，MAPキナーゼが活性化することによって生じると考えられている．

4. 新規の悪性黒色腫の発生

ベムラフェニブまたはダブラフェニブの約1

～2％でみられ，投与開始から出現までの期間は4～42週間との報告がある．BRAF/MEK阻害薬の併用の場合，その発生頻度はBRAF阻害薬単独に比べて低下すると考えられている．BRAF阻害薬による悪性黒色腫の発生機序は不明であるが，発生する悪性黒色腫の多くはその前から存在する母斑から発生しており，そのBRAF遺伝子は野生型である．一部にNRAS（Q61R）の変異が報告されている[6]．BRAF阻害薬使用中は悪性を疑わせるような色素斑が出現しないか注意深くフォローアップし，疑わしい病変を認めたときは，外科的に切除することが望ましい．

まとめ

BRAF/MEK阻害薬を使用する場合は，治療前および治療開始後は2ヵ月ごとに，さらに終了後は6ヵ月間は皮膚科学的評価をすることを推奨している文献もある一方，投与開始初期に皮膚に有害事象がみられないケースでは，評価の間隔をもう少し伸ばしてもよいとする意見もある[7]．皮膚科医にとって，BRAF/MEK阻害薬による多くの皮膚障害は対処可能なものであるが，重篤な皮膚障害を発症した場合には，直ちに投薬を中止する必要がある．

文 献

1) Boada A, et al：Cutaneous toxicities of new treatments for melanoma．Clin Transl Oncol **20**：1373-1384，2018
2) Macdonald JB, et al：Cutaneous adverse effects of targeted therapies: Part II: Inhibitors of intracellular molecular signaling pathways．J Am Acad Dermatol **72**：221-236，2015
3) Russo I, et al：A comparative study of the cutaneous side effects between BRAF monotherapy and BRAF/MEK inhibitor combination therapy in patients with advanced melanoma: a single-centre experience．Eur J Dermatol **27**：482-486，2017
4) Piraccini BM, et al：RASopathic alopecia: hair changes

associated with vemurafenib therapy．J Am Acad Dermatol **72**：738-741，2015
5) de Golian E, et al：Cutaneous Complications of Targeted Melanoma Therapy．Curr Treat Options Oncol **17**：57，2016
6) Parekh V, et al：NRAS Q61R and BRAF G466A mutations in atypical melanocytic lesions newly arising in advanced melanoma patients treated with vemurafenib．J Cutan Pathol **46**：190-194，2019
7) Daud A, Tsai K：Management of Treatment-Related Adverse Events with Agents Targeting the MAPK Pathway in Patients with Metastatic Melanoma．Oncologist **22**：823-833，2017

I. 薬剤による皮膚有害事象／B. メラノーマ・リンフォーマ治療薬による皮膚有害事象

3 抗CCR4抗体による皮膚障害

米倉健太郎

Essence

▶抗CCR4抗体製剤のモガムリズマブは，抗体依存性細胞障害（ADCC）により抗腫瘍効果を発揮する薬剤である．

▶モガムリズマブはCCR4陽性の腫瘍細胞のほか，同様にCCR4を発現している制御性T細胞も減少させる．

▶皮膚障害は制御性T細胞の減少に伴う，細胞傷害性T細胞による表皮への免疫反応と考えられている．

▶皮膚障害は重症化することがあり，注意が必要であるが，細胞傷害性T細胞による追加の抗腫瘍効果の表れでもある．

KEYWORD

CCR4，制御性T細胞，細胞傷害性T細胞，成人T細胞白血病リンパ腫，皮膚T細胞リンパ腫

はじめに

モガムリズマブ（ポテリジオ®）は，2012年に成人T細胞白血病リンパ腫 adult T-cell leukemia-lymphoma（ATL）の治療薬として発売された，抗CC-ケモカインレセプター4（CCR4）モノクローナル抗体製剤である．本剤は，その優れた臨床効果に加えて，その投与後の皮膚障害が重要である．皮膚障害の発症頻度が高いこと，重症化する場合があることに注意が必要である一方で，皮膚障害が発症した症例では予後が良好であることが明らかになっている．本稿では，モガムリズマブの作用機序，皮膚障害の想定されるメカニズム等を解説し，実際の臨床例を提示する．

モガムリズマブ

モガムリズマブは，本邦で開発されたCCR4に対するヒト化モノクローナル抗体製剤である．CCR4は主にT細胞リンパ腫の腫瘍細胞に発現しており，ATL患者の約90%，皮膚T細胞リンパ腫（CTCL）の一つである菌状息肉症（MF）患者

の約40%で，腫瘍細胞に発現がみられる[1]．モガムリズマブは抗体の糖鎖中のフコースを除去すること（低フコース化）により抗体依存性細胞障害 antibody-dependent cellular cytotoxicity（ADCC）活性を飛躍的に高めており，このADCC活性により腫瘍細胞に対して強い抗腫瘍効果を発揮する[2]（図1）．1レジメン以上の化学療法を受け，直近の化学療法により奏効〔完全寛解（CR）または部分寛解（PR）〕が得られた後の，CCR4陽性の再発・再燃ATL患者を対象とした国内臨床第II相試験においては，総合効果50%と再発・難治性のATLに対して，これまでの治療法と比較して非常に高い効果が得られ，特に末梢血病変（100%），皮膚病変（8例中5例）と高い奏効率が報告された[3]．この結果をもとに，再発または難治性のATLの治療薬として，2012年5月に世界に先駆けて本邦で承認された．その後，2014年12月から初発未治療のCCR4陽性のATLにも保険適用が拡大され，他の抗がん剤との併用で使用可能になった．

また，本邦におけるCCR4陽性の再発の末梢性T細胞リンパ腫（PTCL），CTCLを対象とした国

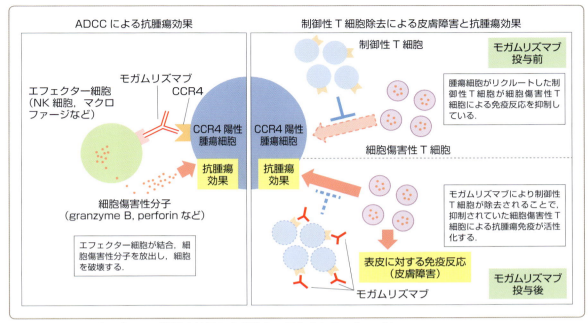

図1 ■ モガムリズマブによる抗腫瘍効果と皮膚障害の想定されるメカニズム
　モガムリズマブはCCR4陽性腫瘍細胞に対して，抗体依存性細胞障害 antibody-dependent cellular cytotoxicity（ADCC）により抗腫瘍効果を発揮する薬剤として開発された．一方で，その投与により同様にCCR4を発現している制御性T細胞も除去される．このため，腫瘍細胞によりリクルートされ，細胞傷害性T細胞による腫瘍免疫を抑制していた制御性T細胞が機能しなくなり，抗腫瘍効果を発揮すると同時に，表皮に対する免疫反応を惹起するため皮膚障害が発生すると考えられる．

内臨床第Ⅱ相試験においては，37例（PTCL 29例，CTCL 8例）に対してモガムリズマブが投与され，総合最良効果での奏効率は35%（CR 5例，PR 8例）であった．CTCLの8例に対する臨床効果はPR 3例，不変（SD）4例，増悪（PD）1例であった[4]．この結果をもとに，2014年3月に再発および難治性のCCR4陽性のPTCL，CTCLに対して保険適用となった．CTCLに対しては，本邦を含めた国際共同第Ⅲ相試験の結果から，2018年8月にその保険適用が「再発および難治性のCTCL」に拡大された．

　本薬剤は，再発および難治性のATL，PTCLにおいては単剤では1 mg/kgを1週間間隔で合計8回，点滴静注により投与する．初発未治療のATLに対しては，他の抗がん剤と併用して2週間間隔で8回投与する．再発および難治性のCTCLにおいては，1 mg/kgを1週間間隔で5回点滴静注し，その後は2週間間隔で投与する．

　有効例では末梢血病変は早期に効果が現れることが多く，初回投与で末梢血中の異常リンパ球が消失することもある．皮膚病変は徐々に改善する例のほか，いったん臨床的には増悪したようにみえても，投与継続により奏効する例もある．リンパ節病変は，末梢血や皮膚病変に比較すると効果が得られにくい可能性がある[5]．

モガムリズマブによる皮膚障害

　モガムリズマブ投与に伴う皮膚障害は，ATLに対する国内臨床第Ⅱ相試験では27例中17例（63%）に観察された．このうちGrade 2以下が12例，Grade 3が5例であった．

筆者らもモガムリズマブ投与を受けた34例について、特に皮膚障害に着目して解析を行った結果を報告している。34例のうち同種造血幹細胞移植を施行した8例を除いた26例を解析対象とし、検討を行った。患者の年齢は55～83歳（中央値66.5歳）。モガムリズマブの投与回数は4回以上が18名、3回以下が8名であった。7例（27%）で皮膚障害がみられ、皮膚障害発症例は全て4回以上（中央値7回）のモガムリズマブの投与を受けていた。皮膚障害の症状は紅皮症が3例、多形紅斑3例、結節性紅斑1例であった。多形紅斑のうち1例は経過中に中毒性表皮壊死症（TEN）を発症した。皮膚障害の重症度は、Grade 1が1例、Grade 2～4がそれぞれ2例ずつであった。Grade 2以上と診断された症例は、ステロイドの外用あるいは内服で治療された。TENを発症した症例では、メチルプレドニゾロンパルスが行われた。これらすべての皮膚障害は、モガムリズマブ投与の4コース目以降に発症した。1例では、モガムリズマブの最終投与から2ヵ月後に皮膚障害を発症した[6]。

皮膚障害の発症時期

これまでに報告されているデータの多くはモガムリズマブの当初の保険適用に従って使用されたものであり、1週間間隔で8回投与する方法がとられている。これらの症例では皮膚障害はモガムリズマブの投与回数が多い症例、特に4コース以上で皮膚障害を発症しやすいことが報告されている。近年、ATLにおいては、初発未治療例に他の化学療法と併用で投与されることが増えてきており、例えばCHOP療法と併用する場合はモガムリズマブもおおむね3週間ごとに投与されることが多い。このような症例では、1～2回の投与でも皮膚障害の発症が経験される。すなわち、初回のモガムリズマブの投与から1ヵ月程度の時期に皮膚障害を発症することが多い。いずれの投与間隔で治療した場合でも、モガムリズマブの投与開始から約1ヵ月前後の時期に皮膚障害が発症しやすいので、注意して経過をみる必要がある。

また通常の薬疹とは異なり、投与中止あるいは終了後に発症することもあるという特徴がある。また、投与中止後にも皮膚障害が長期にわたり遷延したり、進行したりする場合がある。

皮膚障害への対処

皮膚障害の発症を早期に発見して対応することが最も重要であり、このためモガムリズマブによる治療を行うにあたっては、患者、家族にもその重要性を認識できるような十分な説明を行う必要がある。具体的には、①本剤の投与により、臨床試験段階で約6割、市販後でも3割程度は何らかの皮膚障害が現れていること、②臨床試験および市販後の皮膚障害例の中にはStevens-Johnson症候群（SJS）やTENなどの重症例も含まれていること、③数日間のうちに症状が急速に進行する場合があること、④本剤の投与が終了した後にも皮膚病変が発症する場合があることを説明し、皮膚に何らかの症状があるのに気づいたらすぐに申し出てもらうようにする。本剤は外来で投与することも可能であるが、そのような場合は特に注意が必要であり、皮膚に症状がある場合には、次の外来日まで待たずにすぐに連絡するように説明する。また、症状が出ていても患者自身では気づいていないこともあるので、診察時には必ず服を脱いで全身を診察する必要がある。SJSやTENのような重症薬疹で、皮疹に先行して粘膜疹が現れることもあるので、粘膜症状についての診察や問診も重要である。さらに、CTCLについてはいうまでもないが、ATLでも皮膚病変を伴う例が多いため、もともとの皮膚のリンパ腫病変との鑑別や、投与開始時に皮膚病変がない症例でもリンパ腫の皮膚再発との鑑別が必要になってくる場合もあり、皮膚生検による病理組織の確認は重要である（図2～5）[7]。

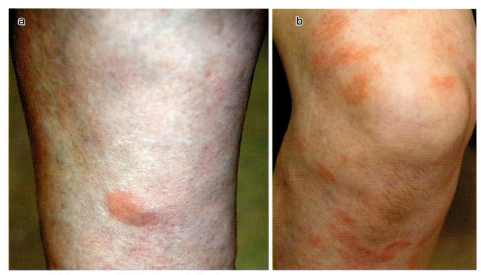

図2 ■ 症例1：68歳女性（ATL急性型）
a. 化学療法前には浸潤を触れる紅色局面が少数みられていた．THP-COP療法を開始し，2コース目からモガムリズマブを併用．
b. 2回目のモガムリズマブ投与15日目（初回投与から約1ヵ月後）に下肢を中心に軽度浸潤を触れる不整形の紅斑が出現した．初診時の皮膚病変と類似しており，ATL再発との鑑別が必要な所見であった．

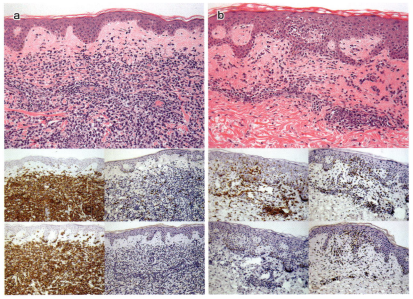

a. 初診時		b. 皮膚障害	
HE		HE	
CD4	CD8	CD4	CD8
CCR4	TIA-1	CCR4	TIA-1

図3 ■ 症例1（図2）の病理組織像
a. 図2aの皮膚生検の病理組織像．大型の異型リンパ球が真皮浅層から深層にかけて密に浸潤しており，そのほとんどがCD4，CCR4陽性であり，ATLの皮膚病変と診断した．
b. 図2bの皮膚生検の病理組織像．真皮浅層の血管周囲や表皮内に一部大型で異型を伴うリンパ球の浸潤を認めた．これらのリンパ球は一部にCD4陽性のものも認めるが，CD8陽性細胞が優位で，これらの細胞は細胞傷害性分子であるTIA-1を発現していた．CCR4陽性細胞は認められなかった．モガムリズマブによる皮膚障害と診断した．

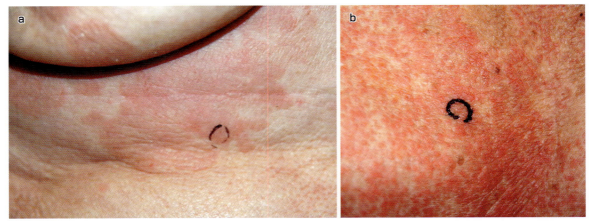

図4 ■ 症例2：83歳女性（ATL急性型）

a. 初診時には，淡紅色の浸潤性局面を認めていた．THP-COP療法を開始し，2コース目にモガムリズマブを併用．その後は無治療で経過観察していた．
b. モガムリズマブ投与後40日目に皮疹が出現．全身にびまん性に，融合傾向のある紅色丘疹を認めた．初診時とは皮疹の形態が異なるが，ATLの皮膚病変も鑑別する必要がある所見であった．

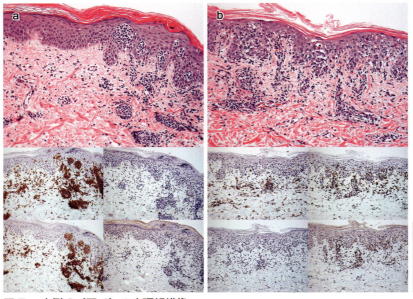

a. 初診時		b. 皮膚障害	
HE		HE	
CD4	CD8	CD4	CD8
CCR4	TIA-1	CCR4	TIA-1

図5 ■ 症例2（図4）の病理組織像

a. 図4aの皮膚生検の病理組織像．真皮浅層血管周囲を中心に，中型～大型の異型リンパ球の浸潤を認め，表皮内にはPautrierの微小膿瘍を認めた．これらの細胞はCD4，CCR4陽性のリンパ球で，ATLの皮膚病変と診断した．
b. 図4bの皮膚生検の病理組織像．表皮真皮境界部の海綿状変化と真皮浅層にかけてのリンパ球浸潤を認め，個細胞壊死もみられた．これらのリンパ球は多くがCD8陽性で，細胞傷害性分子であるTIA-1を発現していた．CCR4陽性細胞は認められなかった．モガムリズマブによる皮膚障害と診断した．

皮膚障害を発症した場合，その重症度や進行の度合いに応じて，軽症例では抗ヒスタミン薬の内服とステロイドの外用を行う．中等症以上ではステロイドの内服，重症例ではステロイドパルス療法などを検討する．また，モガムリズマブの投与の中止を検討する．製造販売元から適正使用ガイドなどの資材で対処の参考とするための情報が提供されているが，これらの判断は，個々の症例における皮膚障害の程度や，原疾患の病勢，その他の合併症を総合的に考慮した上で行う必要がある．このため，薬疹の診断，治療に精通している皮膚科専門医と原疾患の治療医が連携して対処する．

皮膚障害と抗腫瘍効果

筆者らは，前述のモガムリズマブを投与されたATL 34 例の解析で，皮膚障害を発症した群のほうが，発症しなかった群と比較して有意に予後が良好であったことを報告した[6]．本解析においては，同種造血幹細胞移植を施行した 8 例を除いた26 例中，皮膚障害がみられた 7 例とみられなかった 19 例を比較したところ，皮膚障害がみられた群のほうが，無増悪生存率，全生存率ともに有意に優れていた．また，モガムリズマブの投与回数による予後への影響を排除するために，モガムリズマブを 4 回以上投与された 18 例に限った解析でも，同様に皮膚障害がみられた群のほうが予後良好であった．すなわち，ATL においてはモガムリズマブ投与後の皮膚障害は予後良好因子であると考えられる．これについては，その後の大規模な多施設共同研究でも同様の結果であった[8]．PTCL や CTCL においては，同じような解析の報告はなされていない．

皮膚障害のメカニズム

皮膚障害の発症機序としては，本剤の投与によって，腫瘍細胞と同様に CCR4 を発現しているCD4$^+$25^{high} の制御性 T 細胞（Treg）が著減するため，細胞傷害性 T 細胞（CTL）が活性化され，表皮に対する CTL よる免疫反応が起こることが想定されている（図 1）．実際，自験例においても皮膚障害部位の皮膚生検組織で，HE 染色では表皮の海綿状態と基底層の液状変性，および真皮浅層の密な小円形細胞浸潤を認め，いわゆるinterface dermatitis の像を示し，またこれらの浸潤細胞は CD3$^+$/4$^-$/8$^+$の T 細胞で，細胞傷害性分子（granzyme B，perforin，TIA-1）を発現していた（図 3，5，7〜9）[5]．皮膚障害の重症化に伴い，皮膚生検組織での FoxP3 陽性細胞の減少が観察されたとの報告もある[9]．

すなわち，モガムリズマブの主作用は ADCCによる抗腫瘍効果とされているが，皮膚障害という副作用を発症した例で予後がよいことを考慮すると，Treg 除去による CTL の活性化が，副作用としてのみではなく，主作用としても抗腫瘍効果を発揮していることが考えられる．

おわりに

モガムリズマブは本邦で開発された薬剤であり，特に海外での使用経験は未だ多くない．本邦では皮膚障害のデータは蓄積されてきており，注意しながら使用することが必要であるが，原疾患の予後の改善にもつながる．原疾患の治療医と皮膚科専門医の連携により，安全に使用することが重要である．

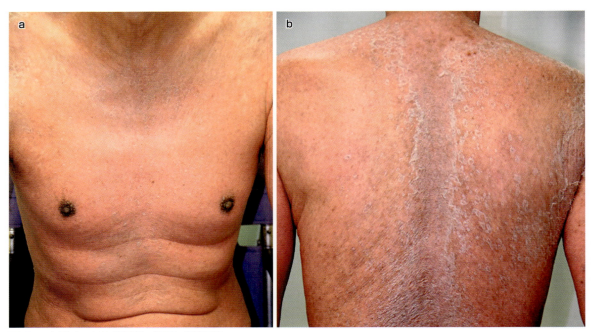

図6 ■ 症例3：52歳男性（ATL急性型）
CHOP療法2コース後，3コース目にモガムリズマブを併用．モガムリズマブ投与後28日目に皮疹が出現した．落屑を伴う全身のびまん性の紅斑を認めた（a，b）．1週間後にはStevens-Johnson症候群に進展し，メチルプレドニゾロン1gパルス療法の後，4ヵ月かけてステロイドを漸減した．

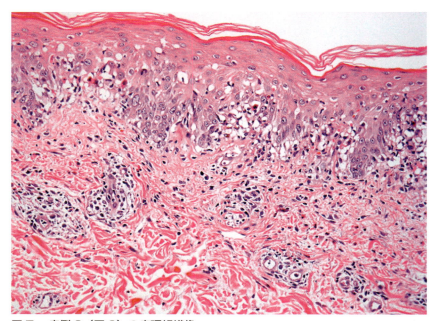

図7 ■ 症例3（図6）の病理組織像
表皮真皮境界部の海綿状変化およびリンパ球浸潤を認めた．個細胞壊死もみられ，表皮の染色性が低下していた．真皮浅層の血管周囲を中心に，浮腫とリンパ球浸潤．少数の好酸球も認められた．

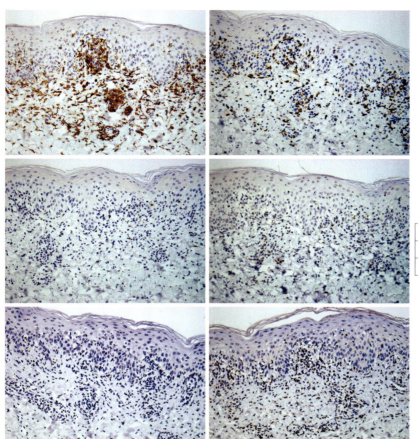

CD4	CD8
CD25	CCR4
Granzyme B	TIA-1

図8 ■ 症例3（図6）の皮膚生検組織の免疫組織化学染色

浸潤細胞は CD8 の方がやや優位であるものの，CD4 陽性細胞も認める．しかし，CD25，CCR4 は陰性であった．細胞傷害性分子である Granzyme B, TIA-1 を発現している細胞が多くみられた．モガムリズマブによる皮膚障害と診断した．

文 献

1) Ishida T, et al：CXC chemokine receptor 3 and CC chemokine receptor 4 expression in T-cell and NK-cell lymphomas with special reference to clinicopathological significance for peripheral T-cell lymphoma, unspecified. Clin Cancer Res 10：5494-5500, 2004
2) Ishii T, et al：Defucosylated humanized anti-CCR4 monoclonal antibody KW-0761 as a novel immunotherapeutic agent for adult T-cell leukemia/lymphoma. Clin Cancer Res 16：1520-1531, 2010
3) Ishida T, et al：Defucosylated anti-CCR4 monoclonal antibody (KW-0761) for relapsed adult T-cell leukemia-lymphoma: A multicenter phase II study. J Clin Oncol 30：837-842, 2012
4) Ogura M, et al：Multicenter phase II study of mogamulizumab KW-0761, a defucosylated anti-cc chemokine receptor 4 antibody, in patients with relapsed peripheral T-cell lymphoma and cutaneous T-cell lymphoma. J Clin Oncol 32：1157-1163, 2014
5) Yonekura K, et al：Effect of anti-CCR4 monoclonal antibody (mogamulizumab) on adult T-cell leukemia-lymphoma: cutaneous adverse reactions may predict the prognosis. J Dermatol 41：239-244, 2014
6) Yonekura K, et al：Cutaneous Adverse Reaction to Mogamulizumab May Indicate Favourable Prognosis in Adult T-cell Leukaemia-lymphoma. Acta Derm Venereol 96：1000-1002, 2016
7) 米倉健太郎：抗CCR4抗体 mogamulizumab 治療における皮膚障害とその対策．血液内科 68：481-486, 2014
8) Tokunaga M, et al：Clinical significance of cutaneous adverse reaction to mogamulizumab in relapsed or refractory adult T-cell leukaemia-lymphoma. Br J Haematol 181：539-542, 2018
9) Honda T, et al：Stevens-Johnson Syndrome Associated with Mogamulizumab-induced Deficiency of Regulatory T cells in an Adult T-cell Leukaemia Patient. Acta Derm Venereol 95：606-607, 2015

COLUMN

抗 CCR4 抗体による光線過敏症

島内隆寿

皮膚 T 細胞リンパ腫は菌状息肉症，Sézary 症候群に代表される CD4 陽性 T 細胞リンパ腫であり，その他にも成人 T 細胞白血病 / リンパ腫，EB ウイルス関連リンパ腫等，その疾患は多岐にわたる．菌状息肉症，Sézary 症候群，成人 T 細胞白血病 / リンパ腫の腫瘍 CD4 陽性 T 細胞は高率に CC ケモカインレセプター 4（CCR4）を発現しており，またリガンドである CCL17/TARC との相互作用が腫瘍細胞の皮膚親和性に重要な役割を果たしている．

モガムリズマブはこの CCR4 を標的とするモノクローナル抗体であり，成人 T 細胞白血病 / リンパ腫，再発または難治性の末梢性 T 細胞リンパ腫，皮膚 T 細胞リンパ腫に対して承認された新規抗がん剤である．その作用機序は，CCR4 発現腫瘍細胞に対する ADCC 活性による抗腫瘍効果とされる．一方，モガムリズマブは軽度から重篤なものまで，比較的高頻度に皮膚障害を引き起こし，その皮膚障害部位には CD8 陽性 T 細胞の浸潤が認められると報告されている[1-3]．興味深いことに，皮疹が出現した症例ほど治療効果も高いとされ，抗腫瘍効果を発揮する CD8 陽性細胞傷害性 T 細胞が，腫瘍のみならず表皮への自己免疫応答も惹起していると推測されている[1]．

Tatsuno らは，モガムリズマブによる治療過程で光線過敏反応を認めた菌状息肉症患者を経験し，末梢血ならびに皮膚に浸潤する制御性 T 細胞の減少を報告している[4]．さらに Masuda らの，モガムリズマブが投与された皮膚 T 細胞リンパ腫の検討によると，7 例中 4 例において光線過敏症が生じている[5]．その詳細な解析によれ

ば，光線過敏症の発症時期はモガムリズマブ開始から 3 〜 14 ヵ月と幅広く，MED は 20 〜 30 mJ/cm^2 と低下していた[5]．報告された 7 例中 6 例で光線療法を併用されているが，光線過敏性皮膚炎はまだら状に出現し，原疾患であるリンパ腫の皮疹が残存する部位を回避して出現するという特徴を認めている[5]．さらに，光線過敏反応を示した皮膚の病理組織学的検討では，CD8 陽性 T 細胞による真皮表皮接合部皮膚炎 interface dermatitis が認められ，慢性光線性皮膚炎に類似する状態であった[5]．重要なことは，同一症例内のリンパ腫病変部皮膚と比較して，光線過敏反応を示した病変部皮膚では Foxp3 陽性制御制 T 細胞の減少を認めたという点であった[5]．つまり，モガムリズマブによる光線過敏症発症の機序もまた，CCR4 陽性制御制 T 細胞の減少と，それに伴う CD8 陽性細胞傷害性 T 細胞の誘導の可能性が推測される（図 1）[4,5]．

通常，皮膚 T 細胞リンパ腫にはナローバンド UVB や PUVA 療法等の光線治療を併用することが一般的である．したがって，皮膚科医にとってモガムリズマブ投与下の皮膚 T 細胞リンパ腫や成人 T 細胞白血病 / リンパ腫患者における光線過敏症発症は，注意すべき皮膚障害といえる．特に Sézary 症候群における紅皮症状態での光線過敏症の発症は見落としやすく，注意深い観察，問診が必要とされる．光線過敏症が出現した場合は，ステロイド外用やプレドニゾロン内服などを開始し，併用している光線療法を一時休止する措置が必要となる．

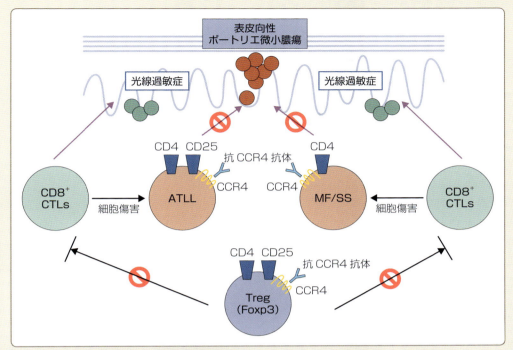

図1 ■ 抗CCR4抗体による光線過敏発症メカニズム

モガムリズマブはCCR4を発現する成人T細胞白血病/リンパ腫 adult T-cell leukemia/lymphoma（ATLL），菌状息肉症 mycosis fungoides（MF）/Sézary症候群 Sézary syndrome（SS）に対するADCC活性により抗腫瘍効果を発揮する．同時にCCR4陽性制御性T細胞 regulatory T-cells（Treg）の減少とそれに伴うCD8陽性細胞傷害性T細胞 CD8$^+$ cytotoxic T-cells（CTLs）の誘導を惹起し，光線過敏が発症されると推測される．

文献

1) Yonekura K, et al：Effect of anti-CCR4 monoclonal antibody (mogamulizumab) on adult T-cell leukemia-lymphoma: cutaneous adverse reactions may predict the prognosis. J Dermatol 41：239-244，2014
2) Honda T, et al：Stevens-Johnson Syndrome Associated with Mogamulizumab-induced Deficiency of Regulatory T cells in an Adult T-cell Leukaemia Patient. Acta Derm Venereol 95：606-607，2015
3) Ishida T, et al：Stevens-Johnson Syndrome associated with mogamulizumab treatment of adult T-cell leukemia / lymphoma. Cancer Sci 104：647-650，2013
4) Tatsuno K, et al：Emergence of Photosensitivity with Decreased Treg Cells in a Patient with Mycosis Fungoides Treated with Anti-CC Chemokine Receptor 4 Antibody Mogamulizumab. Acta Derm Venereol 96：420-421，2016
5) Masuda Y, et al：Mogamulizumab-induced photosensitivity in patients with mycosis fungoides and other T-cell neoplasms. J Eur Acad Dermatol Venereol 32：1456-1460，2018

I．薬剤による皮膚有害事象／C．乾癬治療薬による皮膚有害事象

1 生物学的製剤による投与時反応

八木宏明

Essence

▶生物学的製剤による投与時反応は，主にキメラ抗体であるインフリキシマブとそのバイオシミラーにより発生する．
▶薬剤投与から症状発現までの時間により，即時型反応と遅発型反応に分類される．
▶どちらの反応も，発疹や瘙痒感などの皮膚症状の発現頻度が高い．
▶患者血清中での製剤に対する抗体（抗薬物抗体）の出現と相関がある．
▶薬剤投与中断から期間があいた患者での治療再開では，出現頻度が高い．

KEYWORD 🔑 投与時反応，インフリキシマブ，キメラ抗体，アナフィラキシー，抗薬物抗体

はじめに

　乾癬における生物学的製剤治療薬（抗体製剤）は2019年5月現在で，8つのオリジナル製剤と1つのバイオシミラー製剤が，わが国で承認されている．いずれも乾癬に対して高い有効性を持ち，重症例では欠くことのできない治療法となっている．9剤の中で，インフリキシマブとそのバイオシミラーはTNF-αを標的とする点滴静注製剤であり，抗原結合領域にマウス由来の蛋白を約25％含むキメラ抗体である．その他の製剤はすべて皮下投与製剤であり，イキセキズマブとリサンキズマブは相補性決定領域のみにマウス由来蛋白を含むヒト化抗体であり，その他はヒト蛋白で合成され異種蛋白を含まないヒト型抗体である．

　生物学的製剤は蛋白製剤であるため，患者血清中での抗薬物抗体の出現は，ヒト型抗体を含めて全ての製剤において確認されている．これら薬剤は副反応として純粋なアレルギー反応を生じ得るが，抗体の持つ標的分子結合という生物学的作用が，必然的に本来の目的，あるいは本来の目的外の免疫系の異常を引き起こすことにより，アレルギーのような臨床像を呈する反応もみられることが特徴である．抗体の標的分子に対する選択性・

特異性が高いために，他の薬剤で問題となる遅延型過敏反応による薬疹や，肝機能や腎機能などの臓器障害を引き起こす副作用の頻度が低いことも特徴である．

　薬剤投与により出現する副作用であるアレルギー（様）反応は投与時反応 infusion reaction といわれ，薬剤投与からその症状の出現までの時間により，即時型反応と遅発性反応に分類される．即時型反応では主にアナフィラキシー（様）症状を呈し，多くは軽症〜中等症に留まるが，対応が遅れると重篤な状態に陥る危険性がある．乾癬治療では，そのほとんどが点滴静注製剤であるインフリキシマブとそのバイオシミラーにより引き起こされる．これら2剤以外の皮下注射製剤では投与部位の発赤や腫脹，熱感などの局所症状が主体であり，投与部位反応と呼ばれる．投与部位反応はプラセボでも生じることがあり，抗薬物抗体を介した免疫学的反応以外に，穿刺の刺激や製剤添加物に対する反応も含まれる．

　投与時反応は必ずしも薬疹（発疹）などの皮膚症状を呈するわけではないが，皮膚科診療上重要である．

52　I．薬剤による皮膚有害事象／C．乾癬治療薬による皮膚有害事象

表1 ■ 投与時反応の症状（3%以上の出現頻度のものを提示）

症　状	出現頻度（%）
瘙痒感	19.9
顔面紅潮・ほてり	9.9
呼吸苦	6.2
嘔気	4.7
蕁麻疹	4.7
頭痛	4.0
高血圧	3.7
発疹	3.4
胸部不快感	3.1
2〜3%に，胸痛，めまい，筋痙攣など	

（文献4）より引用改変）

投与時反応の種類と症状

1. 即時型反応

　薬剤投与から24時間以内に発生する副反応であり，ほとんどは投与から1〜2時間以内に生じる．疾患定義が統一されていないため発生頻度には報告ごとに差があるが，インフリキシマブ治療全体の10〜25%程度に生じると考えられる．しかし，ほとんどは軽症〜中等症であり，重症例は1%程度とされる[1,2]．乾癬治療単独での調査は少ないが，メタ解析では約10%の患者に生じ，他疾患の治療よりやや低い傾向にある[3]．

　症状としては，必ずしも発疹が出現するわけではないが，皮膚瘙痒感や蕁麻疹などの皮膚症状の発現頻度は高い[4]（表1）．症状により軽症，中等症，重症の3段階に分けられる[1,2,5]（図1）．

2. 遅発型反応

　薬剤投与後24時間を超えてから初めて出現する反応である．主な症状としては，瘙痒を伴う紅斑，発熱，不快感，多発関節痛などである[5]．

　乾癬治療での発生頻度は不明であるが，炎症性腸疾患では1〜3%に発現すると考えられている．多くの場合，血清病型の反応（免疫複合体による Cooms-Gell III 型反応）による発症であり，一般的な薬疹でみられる遅延型過敏反応（Cooms-Gell IV 型反応）とは区別される．患者血清中に生じた抗薬物抗体と抗体製剤との免疫複合体が皮膚，血管，関節などの炎症性障害を引き起こしている可能性が考えられ，後述する抗薬物抗体の出現と関連する．抗体製剤治療歴のない患者では初回投与から1〜3週間，治療歴のある患者では24〜36時間で免疫複合体反応が発生しうる[5]．遅発型反応の存在を知っていれば，診断は比較的容易である．症状が重症化することは稀であり，治療は対症療法で十分である．数日〜数週で自然寛解するため，インフリキシマブ治療の継続は可能である．

投与時反応の発症機序

　インフリキシマブ初回投与時にも投与時反応が発症することは前感作の必要がないことを示すが，一方で抗薬物抗体保有個体において発症リスクが高くなることなど相反する条件があり，発症機序は単一ではなく複合的なものと考えられる．可能性のある発症機序としては，① IgE を介した即時型反応，② cytokine-release syndrome の側面，③抗薬物抗体保有個体に投与した場合にはインフリキシマブ−抗インフリキシマブ抗体（免疫複合体）による補体系の活性化による反応，④インフリキシマブは遊離型 TNF-α 以外に，マスト細胞や好塩基球の細胞膜表面に存在する膜型 TNF-α にも結合することが知られており，この結合により補体依存性細胞傷害活性を発動する結果，これらの細胞の壊死や脱顆粒を促す，など多くの機序の関与が考えられている．

投与時反応発症リスクと発症予防

　投与時反応発症リスクとして，①治療開始初期，②抗薬物抗体の出現，③治療中断後の再治療，④副腎皮質ステロイドの前投薬の欠如，⑤特

1　生物学的製剤による投与時反応　　53

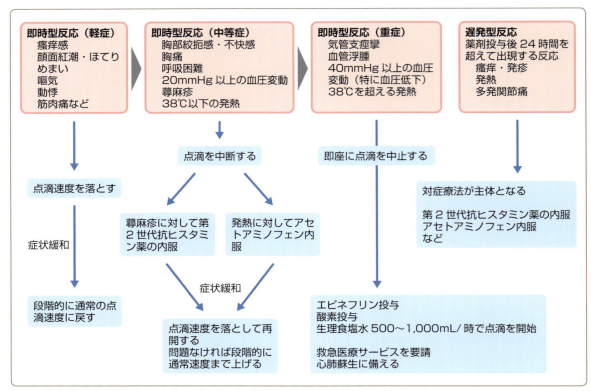

図1 ■ 投与時反応の種類・重症度と発生時の対応　　　　　　　　　　　　　　　（文献1, 2, 5）より引用改変）

定の遺伝子多型，の5項目が挙げられる．

1．治療開始初期

即時型反応の発現頻度は初回～7回目程度までの投与時で最も高く，以後漸減する[2,4]．そのため，短期の臨床試験では発生率が高めに報告される傾向にある．何回目の投与以降は安全というエビデンスはなく，実際にはどの投与タイミングでも発生の可能性はあり，投与時には常に注意深い観察が必要である．

2．抗薬物抗体の出現

インフリキシマブ治療では7～61%程度の患者に抗薬物抗体の出現がみられ，抗薬物抗体の出現は投与時反応の発現頻度と相関する[1]．炎症性腸疾患では，抗薬物抗体の出現した患者では即時型反応のリスクが2倍となり，特に重症即時型反応は6倍のリスクがあると報告されている[5]．

抗体療法においては，投与された薬物に対して患者の防御反応としての抗体の出現が常に問題となる．抗薬物抗体には，結合部位の違いにより，中和抗体と非中和抗体が存在し，単純に抗薬物抗体を測定しても，その意味合いは大きく異なる．中和抗体は，可変領域の抗原特異性を付与する部分に対する抗体であり，抗体医薬品に結合して標的抗原への結合を妨げることにより治療効果を低下させる可能性がある．これとは対照的に非中和抗体は，非抗原結合領域に対する抗体であり，抗体医薬品と標的抗原との結合に影響をおよぼさず，治療への悪影響は少ないものと考えられる．ただし，どちらの抗体も抗体医薬品と免疫複合体を形成するため投与時反応の発症に関与し，また医薬品のクリアランスを増加させ，有効な薬物濃度が保てなくなる可能性がある．

治療開始当初からのメトトレキサート（MTX）の併用は中和抗体出現を抑制するといわれてい

る．関節リウマチでは以前から併用が推奨されているが，乾癬への保険適応による使用が可能になったのは2018年であり，2011年に乾癬に対するインフリキシマブの適応が認可されてから長らく使用の制限があった．MTX以外に抗薬物抗体の出現を抑制する手段としては，治療開始初期から十分量の血中薬物濃度を維持することが重要である．on-offを繰り返すよりも，常に体内に一定量が維持されたほうが，免疫機構により非自己とみなされて抗体産生に動く可能性を低くできるからである．

3. 治療中断後の再治療

国内における関節リウマチに対するインフリキシマブ市販後調査において，治験時に投与されてから市販後投与再開までの期間として2年以上の中断の後に再治療を行った症例では，重篤な即時型反応を起こす頻度が有意に高かった[6]．また重症例の発生は再開の初回投与時に限らず発生しており，長期間の中断や休薬の後に再治療を開始する場合には，厳重な準備を整えてから行うべきである．

4. 副腎皮質ステロイドの前投薬の欠如

乾癬においては，副腎皮質ステロイドの投与は膿疱化の誘引となるリスクがあり，一般的には副腎皮質ステロイドの前投薬は行われていないことが多い．乾癬を含むインフリキシマブ対象疾患治療における最近のメタ解析では，投与時反応の発生歴のない患者では副腎皮質ステロイドと抗ヒスタミン薬の前投薬は投与時反応の予防として有効ではないという報告がある[7]．ルーチンでの前投薬は見直す必要があり，より精度の高い臨床試験での検証が待たれる．

5. 特定の遺伝子多型

関節リウマチ患者において，投与時反応発症のリスクとして，FcγRの遺伝子型の違いが報告されている[8]．FcγRは3つの主要なファミリー，すなわちFcγRI（CD64），FcγRII（CD32），FcγRIII（CD16）からなる．インフリキシマブはIgG1サブクラスの抗体であるが，FcγRI，II，IIIのいずれにも結合性を有し，膜上にTNF-αを発現する単球やマクロファージに結合し補体を介して傷害する．マクロファージ，NK細胞，T細胞の一部に発現しているFcγRIIIAと，好中球に発現しているFcγIIIBでは，遺伝子多型の存在が知られている．これらの遺伝子多型の中で，IgG1に高親和性であるFcγIIIBをコードする*FCGR3B*における遺伝子多型*FCGR3B* NA1/NA1は，投与時反応がみられた患者で最も高頻度であったとされる．今後，事前のリスク回避や予防的処置の要否を検討するために有用な指標となる可能性がある．

即時型反応への対応

インフリキシマブの投与に際しては，アナフィラキシー様症状などを含む重篤な投与時反応が起こる可能性があることを十分に考慮し，緊急処置を直ちに実施できる環境，すなわち点滴施行中のベッドサイドでの気道確保，酸素投与，エピネフリン，副腎皮質ステロイドによる治療が可能な環境を整備しておく必要がある．即時型反応発症時の重症別治療プロトコール[1, 2, 5]を，**図1**に示した．

投与時反応の予防

投与時反応の発生リスクの回避として，抗薬物抗体の出現の抑制が有用である．そのためには，十分な薬剤投与量での治療の継続，MTXの併用などが有効である．投与前の前処置としては，前述のように投与時反応の発生のない患者では，副腎皮質ステロイドと抗ヒスタミン薬の前投薬は投与時反応の予防として有効ではないとする報告もある．投与時反応の予防としてエビデンスのある方法はないが，日本皮膚科学会作成の「乾癬における生物学的製剤の使用ガイダンス（2018年版）」[6]では，過去に注射時反応が発現した患者や治療間隔が開いた後の再治療が必要な患者では前

表 2 ■ インフリキシマブ投与時反応予防目的での前処置プロトコール

投与時反応リスクの高い患者*では以下の薬剤の使用を検討
【点滴静注 1 週間前～点滴当日まで】
・ヒスタミン H_1 受容体拮抗薬内服
　（ヒスタミン H_2 受容体拮抗薬を併用してもよい）
【点滴静注開始 1.5 時間前】
・ジフェンヒドラミン 25 ～ 50 mg 内服　（他の抗ヒスタミン薬でもよい）
・アセトアミノフェン 650 mg 内服
【過去に重度の投与時反応を経験した患者の場合**】
　上記に加えて以下の前処置を検討
・経口ステロイド薬（プレドニゾロン 約 20 mg/ 日）を点滴の前日・当日・翌日の 3 日間内服
　または，インフリキシマブ点滴 20 分前に以下の薬剤の点滴静注を行う
・ヒドロコルチゾン（100 mg）　または，メチルプレドニゾロン（20 ～ 40 mg）

* 過去にインフリキシマブにより投与時反応が発現した患者や，長期間のインフリキシマブ
　治療の中断や休薬後の再治療となった患者などが該当する．
** 重度の投与時反応を経験した患者では，インフリキシマブの投与中止および治療法の変更
　が優先される．

（文献 1）より引用改変）

処置として，抗ヒスタミン薬，アセトアミノフェン，副腎皮質ステロイドなどの前投薬が勧められている．前処置に関するプロトコールを**表 2** に示すが，実際には患者ごとに前投薬メニューを慎重に検討すべきである．いったん投与時反応が起こっても軽度であれば，**表 2** のような前投与の後に点滴速度を落として慎重に投与することにより，インフリキシマブを継続できる場合も多い[5]．ただし現在の乾癬治療では，他の生物学的製剤への変更が容易であり，重症化リスクのある患者では必ずしもインフリキシマブの継続にこだわる必要はないのが実情である．

おわりに

　乾癬の生物学的製剤治療における投与時反応のほとんどはインフリキシマブとそのバイオシミラーにより発生する．即時型であってもほとんどは軽症～中等症であり，重症例は稀である．また遅発型反応は患者自身も医療者側も副作用を疑わない時期に発生するが，適切に診断すれば患者に過剰な不安を与えることを回避できる．投与時反応を熟知して治療開始後の患者状態の注意深い観察と，症状出現時の適切な対応により乾癬に対する有効な治療が継続できれば，患者・医療者双方が得られるメリットは大きい．

文　献

1）大槻マミ太郎：生物学的製剤の使い方．皮病診療 33（増）：144-149，2011

2）Checkley LA, et al：Incidence and Management of Infusion Reactions to Infliximab in an Alternate Care Setting．Dig Dis Sci 64：855-862，2019

3）Wang J, et al：A systematic review on the efficacy and safety of Infliximab in patients with psoriasis．Hum Vaccin Immunother 12：431-7，2016

4）Choquette D, et al：Incidence and Management of Infusion Reactions to Infliximab in a Prospective Real-world Community Registry．J Rheumatol 42：1105-1111，2015

5）Lichtenstein L, et al：Infliximab-Related Infusion Reactions：Systematic Review．J Crohns Colitis 9：806-815，2015

6）日本皮膚科学会乾癬生物学的製剤検討委員会（委員長：大槻マミ太郎）：乾癬における生物学的製剤の使用ガイダンス（2018 版）．日本皮膚科学会ホームページ

7）Fumery M, et al：Premedication as primary prophylaxis does not influence the risk of acute infliximab infusion reactions in immune-mediated inflammatory diseases: A systematic review and meta-analysis．Dig Liver Dis 51：484-488，2019

8）Okuyama A, et al：Fc γ receptor IIIb polymorphism and use of glucocorticoids at baseline are associated with infusion reactions to infliximab in patients with rheumatoid arthritis．Ann Rheum Dis 70：299–304，2011

I．薬剤による皮膚有害事象／C．乾癬治療薬による皮膚有害事象

2 TNF-α阻害薬による逆説的反応

藤田英樹

Essence

▶ TNF-α阻害薬による逆説的反応として生じる皮疹は，乾癬様あるいは掌蹠膿疱症様を呈することが多い．
▶ 逆説的反応は抗原特異的アレルギー反応ではなく，薬剤によってもたらされた免疫学的変調による．
▶ TNF-α阻害により，形質細胞様樹状細胞からのⅠ型インターフェロンの産生が遷延するメカニズムが考えられている．
▶ TNF-α阻害薬の投与中止により軽快するが，投与を継続しても軽快することもあり，投与を中止すべきかは症例ごとに判断を要する．

KEYWORD 🔑 TNF-α阻害薬，逆説的反応，乾癬様皮疹，Ⅰ型インターフェロン，形質細胞様樹状細胞

はじめに

抗体製剤を中心とする生物学的製剤を用い，さまざまな疾患の治療が行われる時代になって久しい．特にTNF-α阻害薬は，多岐にわたる疾患の治療に使用されており，現在国内に5種類の製剤が存在する．製剤によって保険適用を有する疾患の種類は異なるものの，関節リウマチ，Crohn病，潰瘍性大腸炎，乾癬，Behçet病，強直性脊椎炎，ぶどう膜炎，化膿性汗腺炎等がTNF-α阻害薬での治療の対象となり，多くの患者がその優れた効果の恩恵を受けている．

その一方で，本来は乾癬に非常に高い効果を有するTNF-α阻害薬の投与により乾癬様の皮疹を新たに生じたり，既存の乾癬が悪化したりする現象が知られるようになり，逆説的反応paradoxical reactionと呼ばれている．これは，薬剤に感作された結果のアレルギー反応として起こるものではなく，後述のようにTNF-αというサイトカインを特異的に阻害することで起こる免疫学的な変調に起因すると考えられており，新たなタイプの薬疹といえる．本稿では，TNF-α阻害薬によって生じる逆説的反応に関して，乾癬様皮疹を中心に症例提示を交えて解説する．

臨床的特徴

TNF-α阻害薬使用に伴い乾癬様皮疹が発生した患者の基礎疾患は，関節リウマチと炎症性腸疾患が多い[1,2]．これは患者数や，TNF-α阻害薬が使用される頻度に関連していると考えられる．最近われわれが行った国内報告例の集計においても，関節リウマチが半数を占めていた[3]．TNF-α阻害薬使用に伴う乾癬様皮疹の発症率は，2〜5%といわれている[4]．投与開始から乾癬様皮疹が出現するまでの期間は数週間から数年とかなり幅があるが，製剤による大きな違いはないようである[2,5]．生じた乾癬様皮疹は局面型や滴状型，あるいは掌蹠膿疱症様を呈するものが多く[1,2]，中には汎発性膿疱性乾癬を生じた例もある[3]．局面型であった乾癬患者の場合は，滴状型の皮疹が生じやすいとの報告もある[6]．また，頭皮に皮疹を生じた場合，しばしば非瘢痕性脱毛を伴うことが知られている[1,7]．病理組織学的には典型的な尋常性乾癬の病理組織像のほか，苔癬型組織反応，海綿状態，著明な好酸球浸潤など，乾癬とし

2 TNF-α阻害薬による逆説的反応　57

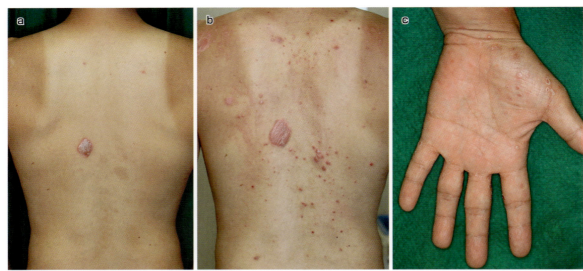

図1 ■アダリムマブによる逆説的反応（症例1）
a．アダリムマブ開始時．b, c．アダリムマブ開始6週間後．

ては非典型的所見を伴うものも少なくない[1,2,5,8]．TNF-α阻害薬の投与中止により，皮疹が消失あるいは改善することがほとんどである[2,8]．

症例提示

【症例1】
患者：40代男性．
既往歴・家族歴：特記事項なし．
現病歴：外用治療では難治な尋常性乾癬に対してアダリムマブを開始したが，開始後から徐々に皮疹が悪化してきた．
アダリムマブ開始6週後現症：体幹・四肢に大豆大までの角化性紅斑が多数みられた（図1）．
治療と経過：アダリムマブによる逆説的反応と考え，アダリムマブを導入6週間後に中止し，シクロスポリンの内服に切り替えたところ，皮疹は軽快した．

【症例2】
患者：70代女性．
既往歴・家族歴：特記事項なし．
現病歴：関節リウマチに対して4ヵ月前にエタネルセプトを開始したが，開始後から徐々に下腿に自覚症状に乏しい皮疹が出現してきたため，当科を受診した．
現症：両側膝蓋部から下腿前面にかけて爪甲大の角化性紅斑が多発していた（図2a）．
病理組織学的所見：角層には錯角化を伴う過角化があり，表皮には顆粒層の消失，表皮突起の比較的規則的な延長がみられた．真皮浅層には，拡張した血管周囲に単核球浸潤と，軽度の赤血球の血管外漏出がみられた（図2b）．
治療と経過：エタネルセプトによる逆説的反応としての乾癬様皮疹と考え，エタネルセプトを中止し，ステロイドおよび活性型ビタミンD_3の外用を行ったところ，皮疹は消失した．

【症例3】
患者：60代女性．
既往歴・家族歴：特記事項なし．
現病歴：難治性の潰瘍性大腸炎に対して，6ヵ月前にゴリムマブを開始した．約2週間前より，特に誘因なく両側足関節から足背に自覚症状に乏しい皮疹が出現してきたため当科を受診した．
現症：両側足関節から足背にかけて比較的境界明

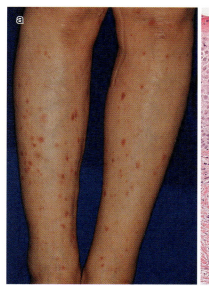
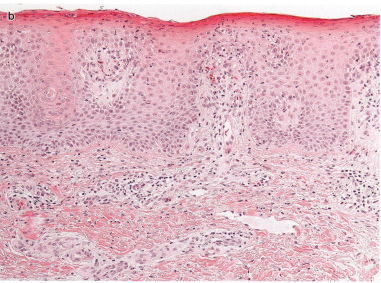

図2 ■ エタネルセプトによる逆説的反応（症例2）
a. 初診時臨床像. b. 病理組織学的所見（HE染色, ×100）.

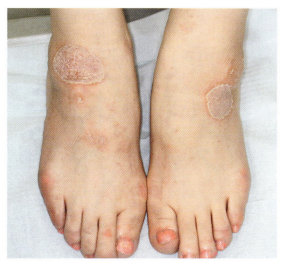

図3 ■ ゴリムマブによる逆説的反応（症例3）
初診時臨床像.

瞭な鶏卵大までの角化性紅斑が散在していた（図3）.
治療と経過：ゴリムマブによる逆説的反応としての乾癬様皮疹と考えたが，ゴリムマブの投与は継続したままステロイドおよび活性型ビタミンD_3の外用を行ったところ，皮疹は消失した.

病態

TNF-α阻害薬による逆説的反応としての乾癬様皮疹の形成には，以前からTNF-αとⅠ型インターフェロンのバランス不均衡が関与すると考えられてきた[1,2]．Ⅰ型インターフェロンは形質細胞様樹状細胞から大量に産生されることが知られているが，通常の乾癬と比べると，逆説的反応で生じた乾癬様皮疹では浸潤する形質細胞様樹状細胞の数が有意に多く，さらに非常に高いⅠ型インターフェロンの発現がみられる[7,9]．また，通常の乾癬と比べると乾癬の病態におけるキーサイトカインであるIL-23やIL-17の発現には差がないが，IL-22が非常に高く発現している[7]．形質細胞様樹状細胞は，刺激を受けると初期に大量のⅠ型インターフェロンを産生するが，その後TNF-αの産生が始まるとともに成熟し，Ⅰ型インターフェロン産生が顕著に減少する[7]．しかし，この過程に抗TNF-α抗体を作用させると，Ⅰ型インターフェロンの高発現が遷延し，細胞の成熟やTNF-α産生自体が阻害される[7]．ところで，通常の乾癬と異なり，逆説的反応による乾癬様皮疹

では，浸潤するＴ細胞やＴ細胞を活性化させる成熟通常型樹状細胞が有意に少ない[7]．また，マウスモデルにおいても，Ｉ型インターフェロンによって誘導される乾癬様反応がＴ細胞非依存性であることが示されている[7]．このため，通常の乾癬がＴ細胞依存性の獲得免疫疾患であるのに対して，逆説的反応による乾癬様皮疹は，Ｔ細胞非依存性の自然免疫系の炎症反応であるとの説が提唱されている[7]．乾癬の病変形成初期には，形質細胞様樹状細胞がＩ型インターフェロンを産生することが重要とされ[10]，このＩ型インターフェロンにより通常型樹状細胞が刺激され成熟して，最終的に獲得免疫としてのTh17反応が誘導されると考えられているが，両者の違いが何に起因するのかは今のところ不明である．

対処法

逆説的反応による乾癬様皮疹の治療は通常の乾癬の治療に準じるが，TNF-α阻害薬を中止するかどうかは患者ごとの判断を要する．前述の通り，TNF-α阻害薬の投与中止によって皮疹が消失あるいは改善することがほとんどであるが[2,8]，治療を継続しながら外用治療を行うことで症状が完全に消失する例もあり，必ずしもTNF-α阻害薬を中止する必要はないと報告されている[11]．

実際，自験例の症例3ではTNF-α阻害薬を継続したまま，外用治療で皮疹は消失した．Collamerらは，対処法をアルゴリズムの形でまとめている[6]．また，本邦では朝比奈の総説で対処法が詳しく述べられている[2]．皮疹の面積が体表面積の5％未満であれば，必ずしもTNF-α阻害薬の投与を中止する必要はなく，ステロイドや活性型ビタミンD$_3$外用薬で治療を行う．皮疹の面積が5％以上で，患者が苦痛を感じる場合は，投与中止を積極的に考える．その場合もステロイドや活性型ビタミンD$_3$による外用治療を行い，必要に応じて全身治療（光線療法，メトトレキサート，エトレチナート，シクロスポリン）を加える．

おわりに

アレルギー反応に基づく通常の薬疹は被疑薬を中止することが原則であるが，TNF-α阻害薬による逆説的反応として生じる乾癬様・掌蹠膿疱症様皮疹に関しては，必ずしもその考え方はあてはまらない．TNF-α阻害薬は多岐にわたる疾患の治療に使われているため，今後も逆説的反応としての乾癬様・掌蹠膿疱症様皮疹に遭遇する機会は多いと考えられる．患者ごとに，TNF-α阻害薬の投与継続の可否を含めて対応を考える必要がある．

文 献

1) 山口由衣：TNF-α阻害薬による逆説的反応―乾癬様・掌蹠膿疱症様皮疹―．アレルギーの臨床 37：445-449, 2017
2) 朝比奈昭彦：Biologics による薬疹．臨皮 63：9-13, 2009
3) 尾本百香，ほか：アダリムマブによる治療中に乾癬性関節炎から汎発性膿疱性乾癬へ移行した1例．皮膚臨床 61：597-601, 2019
4) Mylonas A, Conrad C：Psoriasis: Classical vs. Paradoxical. The Yin-Yang of TNF and Type I Interferon. Front Immunol 9：2746, 2018
5) 唐川 大，ほか：生物学的製剤による皮膚障害‐乾癬様皮疹を含めて．臨皮 65：10-14, 2011
6) Collamer AN, et al：Psoriatic skin lesions induced by tumor necrosis factor antagonist therapy: a literature review and potential mechanisms of action. Arthritis Rheum 59：996-1001, 2008
7) Conrad C, et al：TNF blockade induces a dysregulated type

I interferon response without autoimmunity in paradoxical psoriasis. Nat Commun 9：25, 2018
8) Garcovich S, et al：Paradoxical Skin Reactions to Biologics in Patients With Rheumatologic Disorders. Front Pharmacol 10：282, 2019
9) Seneschal J, et al：Cytokine imbalance with increased production of interferon-alpha in psoriasiform eruptions associated with antitumour necrosis factor-alpha treatments. Br J Dermatol 161：1081-1088, 2009
10) Nestle FO, et al：Plasmacytoid predendritic cells initiate psoriasis through interferon-alpha production. J Exp Med 202：135-143, 2005
11) de Gannes GC, et al：Psoriasis and pustular dermatitis triggered by TNF-{alpha} inhibitors in patients with rheumatologic conditions. Arch Dermatol 143：223-231, 2007

Ⅰ．薬剤による皮膚有害事象／C．乾癬治療薬による皮膚有害事象

3 生物学的製剤による皮膚感染症

西田絵美

Essence

▶ 乾癬における生物学的製剤のうち IL-17 阻害薬については，真菌感染症のリスクがあり，日常臨床においても口腔内，陰部を含む診察しにくい部位にも留意が必要である．
▶ IL-17 は乾癬の病態にも関わるが，感染防御にも関わるサイトカインである．
▶ 長期的な使用による感染症の割合については現在のところデータはなく，今後の蓄積が必要である．

KEYWORD IL-17，皮膚感染症，真菌感染

はじめに

　乾癬に対する生物学的製剤治療は，2010 年に本邦で TNF-α 製剤が承認となって以来，治療効果の高さや安全性も認められてきたことから，現在幅広く使用されている．乾癬のターゲットとなるサイトカインは，TNF-α，IL-17，IL-12/23p40，IL-23p19 に大きく分けることができる．各製剤それぞれに効果発現の違いがあり，対象となる病型も異なっている．しかしその中でも，今回本稿で取り扱う皮膚有害事象としての皮膚感染症については，IL-17 阻害薬による真菌感染が最も知られている[1]．

　そもそも乾癬患者の一般的な皮膚感染症の発生率は明らかにされていないが，アトピー性皮膚炎患者と比較して，乾癬患者では表在性の細菌感染症，特に黄色ブドウ球菌感染症のリスクが低いと考えられている．これは，おそらく乾癬の病変部のみでなく非病変部の表皮細胞でも抗微生物ペプチド遺伝子（自然免疫宿主防御）の発現が亢進しているためとされている[2,3]．また最近の乾癬患者の皮膚生検におけるマイクロバイオーム解析では，コントロール群と比較して，病変皮膚の微生物多様性の減少と黄色ブドウ球菌の減少も示されている[4]．

　このような乾癬の病態がある中で，生物学的製剤の皮膚感染症に与える影響について考える．

IL-17 と感染

　IL-17 は，IL-17A から IL-17F までの 6 つの相同性を持つファミリー分子が存在している．その中でも IL-17A は最もよく知られており，線維芽細胞や上皮細胞，血管内皮細胞，マクロファージなど広範囲にわたる細胞に作用して，IL-6 や TNF-α といった炎症性サイトカインやケモカインの誘導，好中球の遊走を強力に行うことによって炎症を誘導するとされている．IL-17 ファミリーの中では IL-17A とレセプターを共有する IL-17F が最も相同性が高いとされ，作用はほぼ同じとされるが，健常皮膚や乾癬無疹部と比較して，乾癬皮疹部で発現が亢進しているのは IL-17A であり IL-17F ではないことなどから，乾癬の病態には IL-17A のほうが重要と考えられている[5]．

　IL-17 は，細胞外寄生性細菌や真菌を中心として種々の病原微生物の感染防御に関わっている．その作用機序としては，従来は好中球の活性化，遊走および抗菌ペプチドの産生などが知られていたが，B 細胞やマクロファージ，さらに Th1 の活性化への影響など新たなメカニズムも明らかになりつつある．一方で，感染防御のために誘導さ

3　生物学的製剤による皮膚感染症　**61**

れた炎症反応が宿主の組織破壊や腫瘍形成を促進する場合もあり，IL-17阻害薬を治療として使用する場合には注意が必要である．また，腸内細菌と病原性細菌に対する応答制御機構との関わりや，他のIL-17ファミリー分子の関与についても多く報告されている．

IL-17と細菌感染

Th17型免疫は，主に細胞外寄生性細菌感染防御に働くことが，マウスモデルを用いた解析から明らかとなっている[6]．

IL-17による感染防御応答の中心は，①DefensinやS100ファミリー抗菌ペプチドの産生誘導による直接的な菌体排除，②G-CSFやCXCL1の誘導を介した好中球の活性化・遊走による間接的な菌体排除である．

またKlebsiella pneumoniaeは，免疫抑制状態にある患者の細菌性肺炎の原因菌であるが，IL-17RA欠損マウスでは野生型マウスと比較して好中球の浸潤が遅れたことで，致死率の上昇がみられている[7]．IL-17によるTh1応答への影響について，Linらは，細胞内寄生性細菌であるFrancisella tularensis感染において，IL-17が樹状細胞からのIL-12産生を誘導することにより，Th1応答を促進することを示した[8]．同時に，IL-17はマクロファージからのIL-12およびIFN-γ産生を誘導し，殺菌作用を増強させることを明らかにした．

Citrobacter rodentiumによるマウス病原性大腸菌感染モデルでは，IL-17AとともにIL-17Fも重要な役割を果たし，IL-17A欠損マウス，IL-17F欠損マウスおよびIL-17A/IL-17F二重欠損マウスのいずれにおいても菌数の上昇が認められた[9]．この時，大腸におけるβ-defensin1，3，4の発現が各遺伝子欠損マウスで低下していた．一方でIL-6や，CXCL1，CXCL2などの好中球の活性化・遊走に関わる遺伝子群の発現は上昇していた．IL-17AおよびIL-17FによるC. rodentium感染防

御機構の中心は，抗菌ペプチド誘導によるものであると考えられた．IL-17A/IL-17F二重欠損マウスは，Staphylococcus aureusに対する感受性も亢進していたが，IL-17AおよびIL-17F単独欠損マウスでは観察されなかったことから，S. aureusの感染防御にはIL-17AとIL-17Fが相補的に働いていると考えられている[9]．

IL-17と真菌感染

IL-17は粘膜免疫に関与するサイトカインで，真菌感染防御への関与はCandida albicansについて最もよく研究されている．IL-17A欠損マウスおよびIL-17A/IL-17F二重欠損マウスでは，C. albicans全身感染時の感受性が明らかに亢進したが，IL-17F欠損マウスでは，感受性の違いはなかった[10]．また初期の感染防御には，γδT細胞から産生されるIL-17が重要で，IL-17A欠損マウスでは，特に肺における感染防御能が低下していた[11]．口腔カンジダ症モデルでは，IL-17RA欠損マウスにおいてβ-defensin発現低下の結果，菌数の増加がみられた[12]．IL-17はC. albicans口腔感染後の全身への伝播には関与せず，Th1型サイトカインであるIL-12が重要であることが示されている[12]．

また真菌感染によるTh17誘導の分子機構についても，多くの知見が明らかとなっている．宿主の抗原提示細胞上に発現するC型レクチン受容体であるDectin-1およびDectin-2は，真菌細胞壁成分であるβ-グルカンやα-マンナンを認識することにより，Syk，CARD9などのシグナル伝達分子を介して，IL-23やIL-6，IL-1などのTh17分化に重要なサイトカインを強く誘導する（図1）．その結果，Th17型免疫応答が積極的に誘導され，真菌感染防御に寄与していると考えられる[10]．また，ヒトにおける慢性皮膚粘膜カンジダ症などの易感染症を主徴とする遺伝性疾患である高IgE症候群（HIES）の原因遺伝子として，STAT3の変異が同定された[13]．STAT3は，Th17

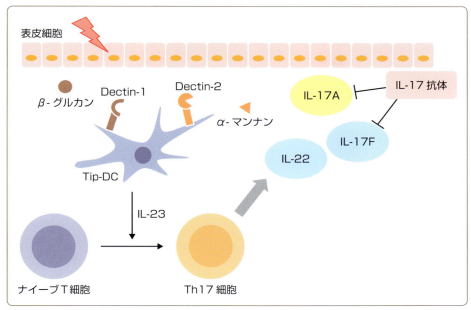

図1 ■ 真菌感染と乾癬の病態

分化に重要な IL-6 および IL-23 シグナルの下流因子であり, HIES 患者では Th17 分化の異常が認められた. このことより, ヒトにおいても真菌感染防御に Th17/IL-17 が重要であることが明らかとなった. *Aspergillus fumigatus* の気道感染時には, IL-17 抗体投与による菌数の減少が報告されているが, これは IL-17 欠損による Th1 応答の亢進によるものと考えられている[14].

IL-17 とヘルペス感染

乾癬は, 帯状疱疹の有意に高いリスクと関連する皮膚疾患とされている. しかし, 生物学的製剤の免疫抑制特性に関連した有害事象が観察されていることから, IL-17 阻害薬で治療された乾癬患者のうち, 帯状疱疹のリスクを調査する文献を検索しまとめた報告がある[15]. IL-17 阻害薬で治療された乾癬患者では, プラセボまたは他の治療を受けた患者と比較して, 帯状疱疹の感染のリスクが高いとはいえないという結果であった. 乾癬性関節炎, 関節リウマチ, 強直性脊椎炎, および喘息を含む他の適応症に対する IL-17 阻害薬の研究でも同様の結果が得られたが, IL-17 阻害薬は比較的新しい治療薬であり, IL-17 阻害薬が帯状疱疹のリスクを増大させるかどうかを確認するには, さらに長期のデータが必要であると結論づけている. また同時に, 帯状疱疹ワクチン接種を IL-17 阻害薬治療の開始前に行うかについては明らかなコンセンサスはなく, 現在のところケースバイケースで考慮されるべきと考える.

IL-17 製剤使用による真菌感染

IL-17 阻害薬であるセクキヌマブの第 II 相および第 III 相試験での安全性解析では, 対照群に比べカンジダ症が多く, カンジダ感染症のすべてが粘膜皮膚感染症であり, 軽度〜中等度で, 従来の治療に対する反応性のよいものであった. カンジダ症は薬物量が多いと増加し, その発生率は, エタネルセプトより高い 3.55/100 患者・年であった[16].

さらに, 乾癬または乾癬性関節炎患者の公表さ

表 1 ■ 乾癬における IL-17 阻害剤治療中のカンジダ感染症の全体的な頻度

治療	全患者数	軽症～中等症のカンジダ感染症の割合 (%)						重症カンジダ感染症 (%)	割合 (%)
		外陰部・膣/会陰部	口腔	皮膚	食道	爪	感染源不明		総数
セクキヌマブ	4,771	7 (0.1%)	15 (0.3%)	2 (0.04%)	2 (0.04%)	0 (0%)	56 (1.2%)	1 (0.02%)	83 (1.7%)
ブロダルマブ	4,431	0 (0%)	7 (0.2%)	0 (0%)	1 (0.02%)	0 (0%)	169 (3.8%)	0 (0%)	177 (4.0%)
イキセキズマブ	4,113	40 (1.0%)	63 (1.5%)	20 (0.5%)	2 (0.05%)	1 (0.025%)	9 (0.2%)	0 (0%)	135 (3.3%)
エタネルセプト	1,065	4 (0.4%)	1 (0.1%)	0 (0%)	0 (0%)	0 (0%)	4 (0.4%)	0 (0%)	9 (0.8%)
ウステキヌマブ	613	0 (0%)	0 (0%)	0 (0%)	0 (0%)	0 (0%)	14 (2.3%)	0 (0%)	14 (2.3%)
プラセボ	2,323	3 (0.1%)	2 (0.09%)	1 (0.04%)	0 (0%)	0 (0%)	1 (0.04%)	0 (0%)	7 (0.3%)

（文献 17）より引用）

れている臨床試験の系統的文献レビューによると[17]，カンジダ感染症発生率は，プラセボ，エタネルセプト，ウステキヌマブにおいて 0.3%，0.8% および 2.3% であったのに対し，セクキヌマブでは 1.7%，ブロダルマブでは 4.0%，イキセキズマブでは 3.3% という結果であった（表 1）.

IL-17 製剤以外と感染症

生物学的製剤と非生物学的製剤治療における乾癬患者の感染リスクについては，コホート研究，レジストリ研究，系統的文献レビューで比較されている[18, 19].

スペインの 2008 ～ 2015 年の BIOBADADERM レジストリの 2,153 人の患者を含むデータ[18] においては，メソトレキセート（MTX）と比較しアシトレチンの使用で感染症のリスクが有意に減少していた（リスク比 [RR] 0.6，95%CI 0.42-0.86）. 一方，シクロスポリンは感染症のリスクが高いことがわかった（調整後 RR 1.58，95%CI 1.17-2.15）. すべての TNF-α 阻害剤で感染率が高く，中でもインフリキシマブが RR1.71（1.10-2.65）と最も高いリスクを示し，ウステキヌマ

ブでは感染リスクが低いことがわかった（RR 0.93，95%CI 0.64-1.36）. さらに PSOLAR[19] においては，2007 ～ 2013 年での 11,466 人の乾癬患者登録があり，非生物学的製剤投与群（シクロスポリン，MTX とアシトレチンを含む治療を伴う）と生物学的製剤投与群を比較しているが，全体に重症感染症のリスクの増加となる証拠はないとしている. しかし肉芽腫性疾患，主に活動性結核については，非生物学的製剤に比べ，TNF 阻害剤では調整 HR 1.23（95%CI 0.82-1.84）とリスクが高く，また MTX と比較して HR 1.34（95%CI 0.59-2.89）であったことから，乾癬における生物学的製剤の感染のリスクは，非生物学的製剤に比較して増加はない，もしくはわずかなリスクの増加があるとしている. 特殊な状況では，皮膚および呼吸器感染症が肉芽腫性感染症に比べて多い. 重症乾癬は，感染のリスクを示すこともわかった.

真菌感染症（カンジダ感染）については，TNF-α 阻害剤は稀とされており，系統的文献レビューにおいて，Tsiodras ら[20] は 281 の報告のうち TNF 阻害薬による真菌感染症の症例中の乾癬患者は 2 人のみであるとし，罹患患者の 98%

がTNF-α阻害剤に1剤以上の免疫抑制薬が投与されていたとしている．Saltら[21]は，行政データを用いたケースコントロール研究において，1,500万人の患者（乾癬患者を含む）のうち，TNF阻害薬投与患者30,772人中0.51%が真菌またはマイコバクテリアの治療を受けたと報告している．

おわりに

乾癬における生物学的製剤治療中の皮膚感染症では，頻度としてはIL-17阻害薬での真菌感染の発生が多いと考えられるが，われわれ皮膚科医は乾癬の病変のみならず，口腔内，陰部を含む全身の皮膚の観察を怠ることなく注意を向けることが重要であり，自己注射など投与間隔があき病態が落ち着いている場合にも漫然と処方することなく，安全性に気を配る必要がある．

文　献

1) Al-Khalili A, Dutz JP：Immunosuppression/Infections across Indications．Curr Probl Dermatol **53**：28-36，2018
2) Pol A, Pfundt R, et al：Transcriptional regulation of the elafin gene in human keratinocytes．J Invest Dermatol **120**：301-307，2003
3) Zeeuwen PL, et al：Genetically programmed differences in epidermal host defense between psoriasis and atopic dermatitis patients．PLoS One **3**：e2301，2008
4) Fahlén A, et al：Comparison of bacterial microbiota in skin biopsies from normal and psoriatic skin．Arch Dermatol Res **304**：15-22，2012
5) Kolbinger F, et al：β-defensin 2 is a responsive biomarker of IL-17A-driven skin pathology in patients with psoriasis．J Allergy Clin Immunol **139**：923-932，2017
6) 角木基彦，岩倉洋一郎：IL-17と感染防御．臨免疫・アレルギー科 **57**：430-436，2012
7) Ye P, et al：Requirement of interleukin 17 receptor signaling for lung CXC chemokine and granulocyte colony-stimulating factor expression, neutrophil recruitment, and host defense．J Exp Med **194**：519-527，2001
8) Lin Y, et al：Interleukin-17 is required for T helper 1 cell immunity and host resistance to the intracellular pathogen Francisella tularensis．Immunity **31**：799-810，2009
9) Ishigame H, et al：Differential roles of interleukin-17A and-17F in host defense against mucoepithelial bacterial infection and allergic responses．Immunity **30**：108-119，2009
10) Saijo S, et al：Dectin-2 recognition of alpha-mannans and induction of Th17 cell differentiation is essential for host defense against Candida albicans．Immunity **32**：681-691，2010
11) Dejima T, et al：Protective role of naturally occurring interleukin-17A-producing $\gamma\delta$ T cells in the lung at the early stage of systemic candidiasis in mice．Infect Immun **79**：4503-4510，2011
12) Conti HR, et al：Th17 cells and IL-17 receptor signaling are essential for mucosal host defense against oral candidiasis．J Exp Med **206**：299-311，2009
13) Minegishi Y, et al：Dominant-negative mutations in the DNA-binding domain of STAT3 cause hyper-IgE syndrome．Nature **448**：1058-1062，2007
14) Zelante T, et al：IL-23 and the Th17 pathway promote inflammation and impair antifungal immune resistance．Eur J Immunol **37**：2695-2706，2007
15) Wu KK, et al：Risk of herpes zoster with IL-17 inhibitor therapy for psoriasis and other inflammatory conditions．J Dermatolog Treat **22**：1-7，2019
16) Blauvelt A：Safety of secukinumab in the treatment of psoriasis．Expert Opin Drug Saf **15**：1413–1420，2016
17) DM Saunte, et al：Candida infections in patients with psoriasis and psoriatic arthritis treated with interleukin-17 inhibitors and their practical management．Br J Dermatol **177**：47-62，2017
18) Davila-Seijo P, et al：Infections in Moderate to Severe Psoriasis Patients Treated with Biological Drugs Compared to Classic Systemic Drugs：Findings from the BIOBADADERM Registry．J Invest Dermatol **137**：313-321，2017
19) Kalb RE, et al：Risk of Serious Infection With Biologic and Systemic Treatment of Psoriasis：Results From the Psoriasis Longitudinal Assessment and Registry（PSOLAR）．JAMA Dermatol **151**：961–969，2015
20) Tsiodras S, et al：Fungal infections complicating tumor necrosis factor alpha blockade therapy．Mayo Clin Proc **83**：181–194，2008
21) Salt E, et al：Risk Factors for Targeted Fungal and Mycobacterial Infections in Patients Taking Tumor Necrosis Factor Inhibitors．Arthritis Rheumatol **68**：597–603，2016

I．薬剤による皮膚有害事象／C．乾癬治療薬による皮膚有害事象

生物学的製剤による脱毛症

伊藤泰介

Essence

▶ 抗TNF-α抗体により円形脱毛症が誘発されうる．
▶ 機序としてTNF-αとIFN-αのバランスの乱れが推定される．
▶ 円形脱毛症の既往がある乾癬患者に対する抗TNF-α抗体の使用に注意を要する．

KEYWORD インフリキシマブ，アダリムマブ，円形脱毛症，TNF-α，IFN-α

はじめに

　TNF-α，IL-17，IL-17R，IL-23をターゲットとした乾癬に適応のある生物学的製剤の中で，脱毛症の報告があるのはインフリキシマブとアダリムマブである．2004年，関節リウマチの治療のためインフリキシマブを投与していた患者が使用11ヵ月目で円形脱毛症を発症した症例が，初めて報告された．その後，2006年，円形脱毛症の既往のある患者の関節リウマチに対して，アダリムマブによる治療開始2ヵ月後に円形脱毛症が再発した例が報告された．一方，IL-17に対する生物学的製剤であるイキセキズマブやセクキヌマブは，円形脱毛症などを誘発した報告はなく，逆に治療薬としての検討が行われている．その他，悪性黒色腫に対する免疫チェックポイント阻害薬による円形脱毛症も少数報告がみられる．今回，特に抗TNF-α抗体による脱毛の誘発についてまとめた．

円形脱毛症の病態

　円形脱毛症は現在，組織特異的な自己免疫疾患と考えられており，チロシナーゼやチロシナーゼ関連蛋白 tyrosinase related protein（TRP），メラニン合成酵素や内毛根鞘に発現するトリコヒアリン等が，毛包自己抗原として推定されている[1]．何らかの誘因によってNKG2D陽性CD8陽性の細胞傷害性T細胞 cytotoxic T lymphocyte（CTL）が活性化し，IFN-γを過剰産生することで，成長期毛包が維持している免疫寛容な環境（免疫特権 immune privilege）が破綻し，毛包自己抗原が認識されやすくなる（図1，2）．同じ患者が繰り返し再発したり，兄弟姉妹，親子で発症したりと，遺伝的な背景を示唆する例も稀ではない．抗原提示細胞のMHC class Ⅰによって提示されるチロシナーゼはHLA-A02拘束性であり，円形脱毛症患者にHLA-A02が多いとの報告もある．

　発症のきっかけはさまざまであるが，代表的な誘引の一つとしてウイルス感染が挙げられる．筆者らは，新型インフルエンザ発症後に円形脱毛症が再発したり発症したりする例を経験している[2]．ウイルス感染によって形質細胞様樹状細胞 plasmacytoid dendritic cell（pDC）からのインターフェロン interferon（IFN）-α産生が亢進し，CTLの活性化，immune privilegeの破綻が生じ，円形脱毛症の発症へつながるものと理解される．円形脱毛症の病変部にpDCが浸潤していることや[3,4]，Ⅰ型IFNの発現を示唆する type 1 IFN-inducible myxovirus protein A（MxA）が陽性であることが報告されている[5]．また，IFN-αをHCV治療として使用した患者に円形脱毛症が発

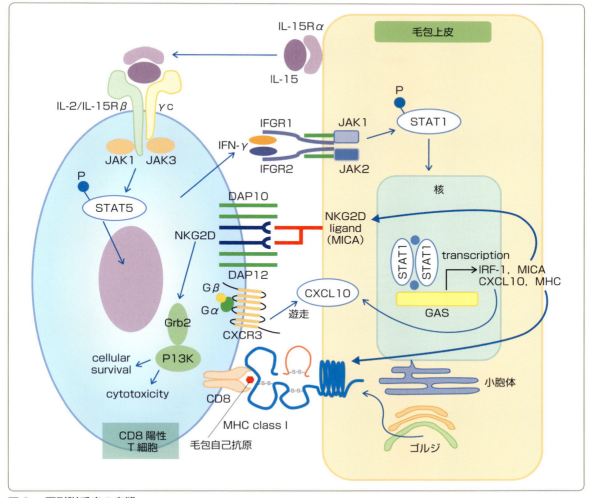

図1 ■ 円形脱毛症の病態
NKG2D陽性CD8陽性T細胞と毛包上皮の間には，さまざまな免疫反応が起きている．その結果，T細胞からのIFN-γ，上皮細胞からのIL-15によるサイトカインループによって病態が形成されていく．

症した症例も，複数報告されている．筆者らは，squaric acid dibutylester（SADBE）による局所免疫療法で円形脱毛症が改善しつつある患者に対して，当患者に合併するHCV感染へのIFN-α治療によって全頭性に円形脱毛症が悪化した患者を報告している[6]．

アダリムマブ，インフリキシマブによる円形脱毛症の発症例

抗TNF-α抗体による治療中に円形脱毛症を発症する例が，多数報告されている．2004年にインフリキシマブ使用中の円形脱毛症の発症例[7]，2005年にエタネルセプトによる円形脱毛症の再発例[8]，2006年にGarcia Bartelsらがアダリムマブによる円形脱毛症の症例[9]が報告された．それ以来報告が相次ぎ，フランスのTauberらが

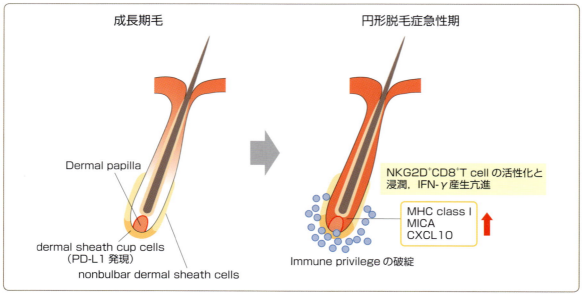

図2 ■ 免疫特権 immune privilege の破綻
成長期毛包は，さまざまな因子によって免疫的に寛容な環境（immune privilege）を維持している．何らかのきっかけによりCTLの活性化，IFN-γ産生が起こることでimmune privilegeは破綻し，円形脱毛症発症が誘導される．

2014年に報告した症例をまとめ，乾癬，Crohn病，関節リウマチ，強直性脊椎炎に対して投与されたアダリムマブ11例，インフリキシマブ10例，エタネルセプト8例の円形脱毛症発症例29例について検討している．興味深いことに，円形脱毛症のみならず，尋常性白斑や尋常性乾癬をともに発症している症例もある[10]．円形脱毛症は23/29例が斑状～多発例であるが，全頭型以上の重症例が6/29例みられている．完全寛解した症例は，抗TNF-α抗体を中断した例で50%，継続した例で47%と，有意な差はみられなかった．自験例では，17歳男性のCrohn病に対してインフリキシマブ投与中に円形脱毛症を発症したためインフリキシマブの使用を中止し（図3a），円形脱毛症に対して局所免疫療法を施行したところ，徐々に脱毛症状は改善した（図3b）．しかし下痢や腹痛が悪化したことからアダリムマブを再開したところ，全頭性に脱毛症状が再発した（図3c）．再びアダリムマブを中止したが脱毛症状は改善しないままとなった．

抗TNF-α抗体による円形脱毛症誘発の機序

アダリムマブやインフリキシマブによる円形脱毛症の誘導について，詳しい機序は不明である．おそらく抗TNF-α抗体によって乾癬が悪化する，paradoxical side effectと同様の機序ではないかと推察される．インフルエンザウイルスと共培養したpDCからのIFN-α産生は，抗TNF-α抗体存在下のほうがより多い[11]．一方，TNF-α存在下では，pDCからのIFN-α産生量は減少する．円形脱毛症を発症しうる遺伝的背景のある患者で，炎症性腸疾患等の他の疾患に対して抗TNF-α抗体が使用された時に，IFN-α産生が亢進することによって，円形脱毛症が誘導される可能性がある．

これは，乾癬がIFN-α産生亢進によってparadoxical side effectとして発症や悪化することと同様である．このTNF-αとIFN-αのバランスについて，いくつかの考え方がある．一つは，

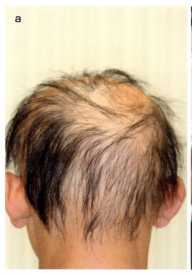 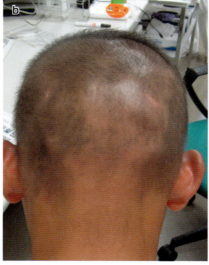 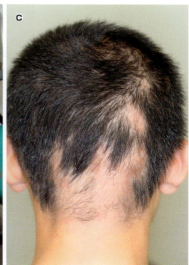

図3 ■ 抗TNF-a抗体による円形脱毛症の発症
抗TNF-a抗体によるCrohn病に対する治療によって誘発された円形脱毛症.
a. インフリキシマブによって円形脱毛症が発症.
b. 局所免疫療法によって改善した.
c. 再びアダリムマブによって再発した.

TNF-αとIFN-αは恒常状態ではバランスを保っているが,何らかのきっかけによってIFN-αが増加するとTNF-αを抑制する状態になり,全身性エリテマトーデスなど自己免疫疾患を起こしやすい状態になる.一方,TNF-αが増加した状態ではIFN-αが抑制され,関節リウマチなどの炎症が持続増強する（図4）.また別の捉え方として,この2者はお互い抑制し合っているが,その抑制関係が破綻することで病的状態になるという考えである.さらにはIFN-αは自己免疫反応の誘導に働き,TNF-αは二次的な炎症維持に働くというものである[12].いずれにせよ抗TNF-α抗体によってTNF-αの作用が減弱することで,IFN-αが前面に出るために,逆説的な症状が発現するものと理解される.

抗IL-17抗体と円形脱毛症

現時点で発表されている論文の中に,抗IL-17抗体や抗IL-17R抗体（ブロダルマブ,セクキヌマブ,イクセキズマブ）による円形脱毛症発症の報告は見当たらない.円形脱毛症病変部の毛包周囲にIL-17陽性細胞が観察され[13],その数は多発性が全頭性や急性（acute diffuse and total alopecia）と比較して有意に多く浸潤している[14].また血清IL-17A濃度は円形脱毛症患者が健常コントロールと比較して有意に高く,それは発症年齢と比較して逆相関を示した[15].病変部IL-17やIL-22のmRNAレベルも,重症度に比例して有意に上昇していた[16].以上より,少数の患者対象ではあるがセクキヌマブによる円形脱毛症治療を試みた研究がある.しかしながら,有効性は確認できていない[17].

免疫チェックポイント阻害薬と円形脱毛症

乾癬治療薬からは外れるが,免疫チェックポイント阻害薬が悪性黒色腫など多くの悪性腫瘍の治療に使用されるようになっている.それに伴い,

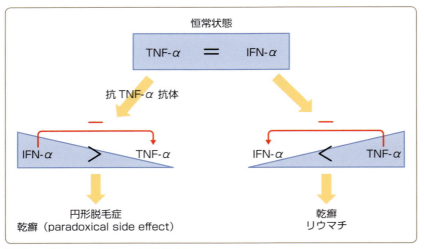

図4 ■ TNF-αとIFN-αのバランス
恒常状態ではTNF-αとIFN-αはバランスを保っているが，抗TNF-α抗体によってTNF-αが減少することでIFN-α量が上昇しTNF-αが抑制され，円形脱毛症など自己免疫反応が誘導される．一方，関節リウマチなどではTNF-αがIFN-αを抑制し炎症が持続する．

免疫チェックポイント阻害薬による円形脱毛症誘導の報告も散見されるようになった．詳細は不明であるが，臨床試験（NCT00730639）において抗PD-1抗体使用患者の約3%の患者に脱毛症状を認めている[18]．また抗PD-1抗体の副作用をレトロスペクティブにまとめた研究では，1.4%に睫毛や体毛，頭部の脱毛症を認めた[19]．さらにZarboらは，悪性黒色腫や腎細胞癌患者対して使用された抗PD-1抗体，抗PD-L1抗体によって誘発された円形脱毛症の4症例をまとめている[20]．PD-L1は成長期毛包のdermal sheath cup cellに発現し，毛包のimmune privilege維持に関与している．胎盤や角膜，精巣にも発現し，immune privilege維持に関係しているとの報告もあることから[21-23]，抗体治療によりPD-L1の免疫調整機能が阻害されることで毛包のimmune privilegeの破綻が起きると推測される．また抗CTLA-4抗体においても円形脱毛症誘導の報告がみられる．Samerらは，抗CTLA-4抗体による治療を受けた63例のstage IVの悪性黒色腫患者のうち9例の患者に起きた皮膚症状をまとめており，うち1例に脱毛症状と病理が汎発型の円形脱毛症に合致していたと報告している[24]．その後，Assiらは頭部の悪性黒色腫患者に対して抗CTLA-4抗体（イピリムマブ）を使用したところ，汎発型の脱毛症をきたした1症例を報告している．まとまった報告はないものの，抗CTLA-4抗体によって自己免疫反応の誘導による円形脱毛症が誘導される可能性は否定できない[25]．

おわりに

皮膚科領域における生物学的製剤の使用は，この5年ほどで急激に拡大している．薬剤費用は高額であるが，多くの患者が，今までに経験したことのないような高い有効性を実感している．一方で，免疫変調による有害事象に注意を払う必要があり，頻度は高くはないものの脱毛症状もその一つである．この有害事象の検討は，疾患としての円形脱毛症を理解する上でも欠かせないことである．

文 献

1) 伊藤泰介：円形脱毛症. 皮膚免疫アレルギーハンドブック，戸倉新樹ほか（編），南江堂，p301-309，2018

2) Ito T, Tokura Y：Alopecia areata triggered or exacerbated by swine flu virus infection. J Dermatol **39**：863-864，2012

3) Abou Rahal J, et al：Plasmacytoid dendritic cells in alopecia areata: missing link? J Eur Acad Dermatol Venereol **30**：119-123，2016

4) Saadeh D, et al：Update on the role of plasmacytoid dendritic cells in inflammatory/autoimmune skin diseases. Exp Dermatol **25**：415-421，2016

5) Ghoreishi M, et al：Type 1 interferon signature in the scalp lesions of alopecia areata. Br J Dermatol **163**：57-62，2010

6) Ito T, et al：Exacerbation of alopecia areata during pegylated interferon alpha-2b and ribavirin therapy, possibly due to the collapse of hair follicle immune privilege. Eur J Dermatol **24**：631-633，2014

7) Ettefagh L, et al：Alopecia areata in a patient using infliximab: new insights into the role of tumor necrosis factor on human hair follicles. Arch Dermatol **140**：1012，2004

8) Posten W, Swan J：Recurrence of alopecia areata in a patient receiving etanercept injections. Arch Dermatol **141**：759-760，2005

9) Garcia Bartels N, et al：Development of alopecia areata universalis in a patient receiving adalimumab. Arch Dermatol **142**：1654-1655，2006

10) Tauber M, et al：Alopecia areata occurring during anti-TNF therapy: a national multicenter prospective study. J Am Acad Dermatol **70**：1146-1149，2014

11) Palucka AK, et al：Cross-regulation of TNF and IFN-alpha in autoimmune diseases. Proc Natl Acad Sci USA **102**：3372-3377，2005

12) Cantaert T, et al：Type I IFN and TNF α cross-regulation in immune-mediated inflammatory disease: basic concepts and clinical relevance. Arthritis Res Ther **12**：219，2010

13) Tojo G, et al：Comparison of interleukin-17- producing cells in different clinical types of alopecia areata. Dermatology **227**：78-82，2013

14) Tanemura A, et al：Alopecia areata: infiltration of Th17 cells in the dermis, particularly around hair follicles. Dermatology **226**：333-336，2013

15) El-Morsy EH, et al：Serum level of interleukin-17A in patients with alopecia areata and its relationship to age. Int J Dermatol **55**：869-874，2016

16) Loh SH, et al：Role of T helper 17 cells and T regulatory cells in alopecia areata: comparison of lesion and serum cytokine between controls and patients. J Eur Acad Dermatol Venereol **32**：1028-1033，2018

17) Guttman-Yassky E, et al：Efficacy and safety of secukinumab treatment in adults with extensive alopecia areata. Arch Dermatol Res **310**：607-614，2018

18) Topalian SL, et al：Safety, activity, and immune correlates of anti-PD-1 antibody in cancer. N Engl J Med **366**：2443-2454，2012

19) Hofmann L, et al：Cutaneous, gastrointestinal, hepatic, endocrine, and renal side-effects of anti-PD-1 therapy. Eur J Cancer **60**：190-209，2016

20) Zarbo A, et al：Immune-related alopecia（areata and universalis）in cancer patients receiving immune checkpoint inhibitors. Br J Dermatol **176**：1649-1652，2017

21) Guleria I, et al：A critical role for the programmed death ligand 1 in fetomaternal tolerance. J Exp Med **202**：231-237，2005

22) Cheng X, et al：Interaction of programmed death-1 and programmed death-1 ligand-1 contributes to testicular immune privilege. Transplantation **87**：1778-1786，2009

23) Hori J, et al：B7-H1-induced apoptosis as a mechanism of immune privilege of corneal allografts. J Immunol **177**：5928-5935，2006

24) Jaber SH, et al：Skin reactions in a subset of patients with stage IV melanoma treated with anti-cytotoxic T-lymphocyte antigen 4 monoclonal antibody as a single agent. Arch Dermatol **142**：166-172，2006

25) Assi H, Wilson KS：Immune toxicities and long remission duration after ipilimumab therapy for metastatic melanoma: two illustrative cases. Curr Oncol **20**：e165-e169，2013

I．薬剤による皮膚有害事象／C．乾癬治療薬による皮膚有害事象

COLUMN

急性汎発性発疹性膿疱症と膿疱性乾癬

杉浦一充

膿疱性乾癬（汎発型）generalized pustular psoriasis（GPP）は，指定難病である．全身に潮紅を背景とした無菌性膿疱が多発し，病理組織学的には Kogoj 海綿状膿疱を特徴とする．発熱などの全身症状を呈し，再発する．1910 年にZumbusch が第一例目を報告した．誘発因子としては，抗菌薬をはじめとした薬剤投与，上気道感染，妊娠，ステロイドの全身投与などがある．

一方，急性汎発性発疹性膿疱症 acute generalized exanthematous pustulosis（AGEP）は重症薬疹の一型である．Baker らが，GPP とされた症例のうちで短期間に軽快した小膿疱症例を抽出したことにはじまる[1]．つまり，歴史的に AGEP は GPP に由来する疾患である．後に Roujeau らは本病態の疾患概念を確立し，AGEP をスコア化して診断することを提唱した[2,3]．しかし，彼らの論文を紐解いていっても，AGEP と GPP の明確な境界は提示されていない．Sidoroff らの提唱でも皮疹，付随所見・経過，病理所見をそれぞれスコア化して，スコア合計に応じて possible AGEP，probable AGEP，definite AGEP と分けるとされるが，AGEP と診断するための必須条件のような項目は存在しない[3]．彼らの論文では，AGEP と GPP の鑑別診断のポイントとして，尋常性乾癬の既往を挙げている[2,3]．ここでは，GPP は尋常性乾癬の既往があることが多いが，AGEP では少ないと記載されている．いい換えると，尋常性乾癬の既往があ

ってもなくても，GPP と AGEP を鑑別する参考にならない．また AGEP は薬剤との関与が疑われるが，GPP では薬剤との関係は稀である，と記載されている．この内容については，AGEP の概念が確立される以前より，薬剤誘発性のGPP は幾度となく論文化されており，GPP の誘発因子として薬剤があるという事実を軽視した記載であるといわざるを得ない[4]．

近年，GPP はその病因から IL-36 受容体拮抗因子欠損症 deficiency of interleukin -36 receptor antagonist（DITRA），CARD14 関連乾癬 CARD14- mediated psoriasis（CAMPS），その他に分類できることが，明らかになってきている[5,6]．

実臨床でも，しばしば GPP と AGEP は鑑別困難である．筆者らは，アモキシシリン誘発性のGPP の双子例において *IL36RN* 遺伝子変異を同定している[7]．この双子例は，始めは AGEP と診断された．また，*IL36RN* 遺伝子変異がありリン酸コデインにより AGEP を発症した日本人症例も経験した[8]．すなわち，GPP と鑑別困難例の AGEP の中に，DITRA の症例が含まれていることがわかった（図1）．同様に，近年 AGEP でも *CARD14* 遺伝子変異のある症例（CAMPS）が報告されている（図2）[9]．

GPP と重症の AGEP には，AGEP が元来GPP から派生した疾患であるという歴史的な観点のみならず，遺伝学的にも接点が存在する．

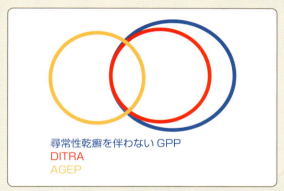
図1 ■ GPPとAGEPとDITRAの関係

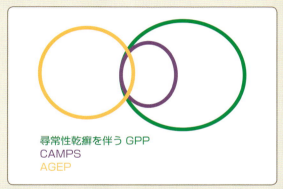
図2 ■ GPPとAGEPとCAMPSの関係

文 献

1) Baker H, Ryan TJ：Generalized pustular psoriasis. A clinical and epidemiological study of 104 cases. Br J Dermatol **80**：771-793, 1968
2) Roujeau JC, et al：Acute generalized exanthematous pustulosis. Analysis of 63 cases. Arch Dermatol **127**：1333-1338, 1991
3) Sidoroff A, et al：Acute generalized exanthematous pustulosis (AGEP) --a clinical reaction pattern. J Cutan Pathol **28**：113-119, 2001
4) Katz M, et al：Penicillin-induced generalized pustular psoriasis. J Am Acad Dermatol **17**：918-920, 1987
5) Sugiura K, et al：The majority of generalized pustular psoriasis without psoriasis vulgaris is caused by deficiency of interleukin-36 receptor antagonist. J Invest Dermatol **133**：2514-2521, 2013
6) Sugiura K, et al：CARD14 c.526G>C (p.Asp176His) is a significant risk factor for generalized pustular psoriasis with psoriasis vulgaris in the Japanese cohort. J Invest Dermatol **134**：1755-1757, 2014
7) Sugiura K, et al：Generalized pustular psoriasis triggered by amoxicillin in monozygotic twins with compound heterozygous IL36RN mutations: comment on the article by Navarini et al. J Invest Dermatol **134**：578-579, 2014
8) Nakai N, et al：Acute generalized exanthematous pustulosis caused by dihydrocodeine phosphate in a patient with psoriasis vulgaris and a heterozygous IL36RN mutation. JAMA Dermatol **151**：311-315, 2015
9) Podlipnik S, et al：Acute generalized exanthematous pustulosis and polyarthritis associated with a novel CARD14 mutation. Australas J Dermatol **59**：e70-e73, 2018

COLUMN

抗 IL-4/IL-13 受容体抗体による結膜炎

田中暁生

最近20年間のアトピー性皮膚炎診療を振り返ると，2008年に重症のアトピー性皮膚炎患者に対してシクロスポリンが使えるようになったものの，治療薬の中心は保湿外用薬とステロイド外用薬やタクロリムス軟膏などの抗炎症外用薬であり，治療薬という点では大きな変化はなかったかもしれない．しかし，アトピー性皮膚炎の病態の理解はこの20年間で大きく進み，2018年に登場したデュピルマブを皮切りに，今後いくつかの生物学的製剤や低分子治療薬が使用可能となる見通しである．

アトピー性皮膚炎の病態形成には，Th2細胞を中心とした2型炎症が深く関与している．2型炎症の代表的なサイトカインにIL-4，IL-5，IL-13，IL-31などが知られているが，特にIL-4とIL-13はアトピー性皮膚炎においては2型炎症反応の上流に位置し，IL-5，IL-31，IgEなど下流のメディエーターの産生を調節することで，皮膚の慢性炎症の形成に重要な役割を果たしている．このような皮膚炎部位からは，IL-31，IL-4，TSLPなどのサイトカイン・ケモカインや化学伝達物質などの起痒物質が放出され，痒みを誘発することがわかっている．さらに，IL-4やIL-13はフィラグリンなどのバリア構成蛋白の産生を低下させ，皮膚のバリア機能異常にも関与している．ヒト型抗ヒトIL-4/IL-13受容体モノクローナル抗体であるデュピルマブは，IL-4受容体αサブユニットに結合することで，IL-4およびIL-13のシグナル伝達を阻害し，アトピー性皮膚炎の皮膚の炎症と痒み，さらには皮膚バリア障害の改善に効果がある．多くのアトピー性皮膚炎患者は重症度に関わらず，抗炎症外用薬を適切に使用することで制御は可能である．しかし，抗炎症外用薬を適切に使用しても皮膚炎の制御が困難な症例は存在し，そのような症例に対して，デュピルマブを抗炎症外用薬と併用することで皮膚炎の制御が期待できる．

発売後およそ1年しか経過していないため，長期使用例に対する効果と副作用については今後の検証が必要であるが，デュピルマブは有効性のみならず，重篤な副作用が少ない点でも注目されている．ただし，結膜炎を生じることが知られ，デュピルマブ投与中には眼症状，特に結膜炎の発症に留意しておく必要がある．もともとアトピー性皮膚炎患者は，健常人と比べて眼症状の発症のリスクが高いことが知られ，最近の疫学調査では一般の人々（4,259,457人）の結膜炎の有症率は1.1％であったのに対して，中等症（5,766人）や重症（4,272人）のアトピー性皮膚炎患者の結膜炎の有症率は，それぞれ3.1％，3.7％と報告されている[1]．デュピルマブ投与による結膜炎の発症については，アトピー性皮膚炎患者に対する臨床試験では次のように報告されている．投与量や投与間隔など投与方法が実臨床とは異なる試験も含まれているが，多くの臨床試験でプラセボ投与群の結膜炎の発症率（2.1〜11.1％）よりもデュピルマブ投与群の結膜炎の発症率（8.6〜22.1％）の方が高かった[2]．また，アトピー性皮膚炎が重症なほど，そして結膜炎の既往がある患者ほど，結膜炎の発症率が高かった[2]．ほとんどの症例は軽度〜中等度の結膜炎であり，ステロイド点眼等によってデュピルマブ投与期間中に軽快または治癒したと報告されている[2]．興味深いのは，喘息や鼻茸を伴う慢性副鼻腔炎，好酸球性食道炎を対象としたデュピルマブの臨床試験ではこのような結膜炎の発症率の上昇はみられ

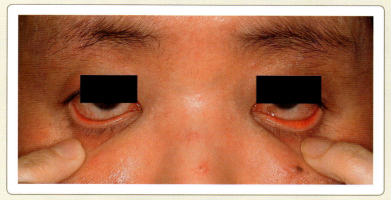

図1 ■ デュピルマブ投与中に発症した結膜炎
28歳女性．デュピルマブ投与10週目ごろから，眼球結膜と眼瞼結膜の充血が出現した．

なかった[2]ことであるが，なぜアトピー性皮膚炎患者でのみデュピルマブの投与によって結膜炎の発症リスクが上がるのかは，未だわかっていない．また，デュピルマブ投与によって結膜炎を生じる機序については，①デュピルマブ投与によって毛包虫が増殖し，マイボーム腺の機能不全とIL-17上昇による酒さ様の症状が目に生じる説[3]や，②デュピルマブによって結膜の盃細胞が減少し，結膜への粘液分泌が減少することで粘膜上皮のバリア機能が低下する説[4]などが報告されているが，いずれの説も十分な根拠を示すことができていない．現在のところ，デュピルマブによる結膜炎発症の機序は不明である．

デュピルマブ投与中の結膜炎に対する治療は，ヒアルロン酸点眼薬，ステロイド点眼薬，タクロリムス眼軟膏，抗菌薬内服／点眼などが，単独あるいは組み合わせて行われ，多くの症例はデュピルマブを中止することなく軽快または治癒したと報告されている[5-7]．しかし，デュピルマブの継続が困難であった症例も存在するようである[5]．眼症状の正確な評価，検査は皮膚科医にはなかなか難しい．デュピルマブ投与中には結膜炎の発症に留意し，結膜炎の症状が出現した時は，眼科医と協力して治療にあたる必要がある．

文 献

1) Thyssen JP, et al：Incidence, prevalence, and risk of selected ocular disease in adults with atopic dermatitis. J Am Acad Dermatol 77：280-286, 2017
2) Akinlade B, et al：Conjunctivitis in dupilumab clinical trials. Br J Dermatol 181：459-473, 2019
3) Thyssen JP：Could conjunctivitis in patients with atopic dermatitis treated with dupilumab be caused by colonization with Demodex and increased interleukin-17 levels? Br J Dermatol 178：1220, 2018
4) Bakker DS, et al：Goblet cell scarcity and conjunctival inflammation during treatment with dupilumab in patients with atopic dermatitis. Br J Dermatol 180：1248-1249, 2019
5) Treister AD, et al：Risk Factors for Dupilumab-Associated Conjunctivitis in Patients With Atopic Dermatitis. JAMA Dermatol 154：1208-1211, 2018
6) Wollenberg A, et al：Conjunctivitis occurring in atopic dermatitis patients treated with dupilumab-clinical characteristics and treatment. J Allergy Clin Immunol Pract 6：1778-1780, 2018
7) Ivert LU, et al：Eye Complications During Dupilumab Treatment for Severe Atopic Dermatitis. Acta Derm Venereol 99：375-378, 2019

I．薬剤による皮膚有害事象／D．特殊な薬剤による皮膚障害

1 DPP-4 阻害薬による 水疱性類天疱瘡

西江　渉

Essence

▶近年，糖尿病治療薬として広く使用されている DPP-4 阻害薬は，BP の発症因子の一つである．

▶高齢男性に多く，内服開始から発症までの期間は 1 ヵ月から 3 年以上とさまざまである．

▶ DPP-4 阻害薬関連 BP は，通常の BP より紅斑が少なく病理組織学的に好酸球浸潤も軽度の症例が多い．

▶通常の BP で高値となる抗 BP180（NC16a）抗体検査が，低値あるいは陰性の症例が多い．

KEYWORD 🔑 BP，DPP-4 阻害薬，抗 BP180 抗体

はじめに

　高齢者に好発する水疱性類天疱瘡 bullous pemphigoid（BP）は，本邦で最も発症頻度の高い自己免疫性水疱症であり，近年の高齢化社会を背景に患者数は増加傾向にある．BP では，緊満性水疱を伴う瘙痒の強い浮腫性紅斑が多発し（図1a），病理組織学的に多数の好酸球浸潤を伴う表皮下水疱を形成する（図1b）．水疱辺縁の紅斑部表皮真皮境界部には IgG クラス自己抗体あるいは補体が線状に沈着し（図1c），患者血中には表皮基底細胞のヘミデスモソーム構成分子である BP180（ⅩⅦ型コラーゲン）あるいは BP230 を標的とする自己抗体が存在する[1]．このうち IgG クラス抗 BP180 自己抗体が水疱形成に主要な役割を担うと予想されているが，BP180 に対する免疫寛容が破綻する機序は未だ不明である．BP 発症のリスク因子として，脳血管障害やアルツハイマー病等の中枢神経疾患の既往や特定の薬剤摂取が知られているほか[2]，近年，糖尿病治療薬である DPP-4 阻害薬（DPP4i）内服中に発症した BP が多数報告されている[3]．

　DPP-4 は，食物摂取に伴い分泌されインスリン分泌を促進する消化管ホルモン（インクレチン）を分解するセリンプロテアーゼで，DPP4i は DPP-4 の蛋白分解活性能を抑制することでインクレチンの分解を抑制しインスリンの安定性を向上させる[4]．本稿では，本邦で広く使用されている糖尿病治療薬の一つである DPP4i による BP（DPP4i-BP）と類症について述べる．

DPP4i-BP の臨床および 病理組織学的特徴

　DPP4i-BP は高齢の男性に多く発症し[5]，日本人症例では薬剤摂取と関連のない通常タイプのBP（図1a）より紅斑に乏しいことが多い（図2a）．通常の BP と DPP4i-BP を，bullous pemphigoid disease area index（BPDAI）[6] で数値化すると，水疱・びらんの点数は両者で差がみられないが，紅斑の点数は DPP4i-BP で有意に低くなり[7]，紅斑に乏しい DPP4i-BP では水疱近傍真皮内への好酸球浸潤数は通常の BP より少ない傾向にある（図2b）[8]．しかし，DPP4i-BP でも紅斑を伴い通常の BP とほとんど同一の臨床所見を呈する症例も存在することに注意を要する．ちなみに紅斑がほとんどない症例でも，通常，DPP4i-BP 症例では強い瘙痒を伴うことが多い．

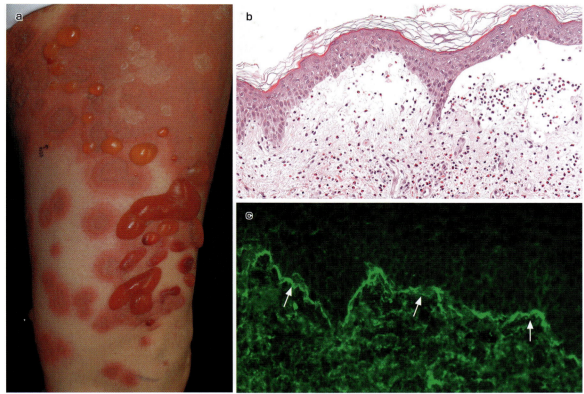

図1 ■ 水疱性類天疱瘡
a. 薬剤とは関連のない典型的な BP の臨床像.
b. 多数の好酸球浸潤を伴う表皮下水疱.
c. 表皮真皮境界部へ IgG が線状に沈着している（⇒）（蛍光抗体直接法）.

DPP4i-BP の免疫学的特徴

　蛍光抗体直接法では，通常の BP と同様に DPP4i-BP でも表皮真皮境界部に IgG と C3 の線状の沈着を認める．一方，80～90％の通常 BP では BP180 の細胞膜近傍の細胞外領域である NC16A を標的とする IgG クラス自己抗体（抗 BP180 NC16a 抗体：保険収載されている）を有しているが[9]，DPP4i-BP では抗 BP180 NC16a 抗体値は陰性か低値となる症例が多い．これは，DPP4i-BP 自己抗体の多くが BP180 の NC16a 領域外を標的とするためである（図3）[8]．興味深いことに，発症初期には抗 BP180 NC16a 抗体陰性であったが，その後，陽性化した DPP4i-BP 症例が複数報告されている[10,11]．時間経過ととも に自己抗体が異なる部位へ反応する現象は，「エピトープスプレディング現象」として知られており，DPP4i-BP では「エピトープスプレディング現象」が抗 BP180 NC16a 抗体陽性症例の病態と関連していることが予想され，本疾患の病態を考える上で興味深い．

DPP4i-BP の発症時期

　DPP4i-BP は通常の薬疹と異なり，投与後短期間で発症するとは限らず，発症までの期間は，1～36 ヵ月（平均 8 ヵ月程度）とさまざまである．内服開始 2～10 ヵ月後に発症する症例が多い[12]．

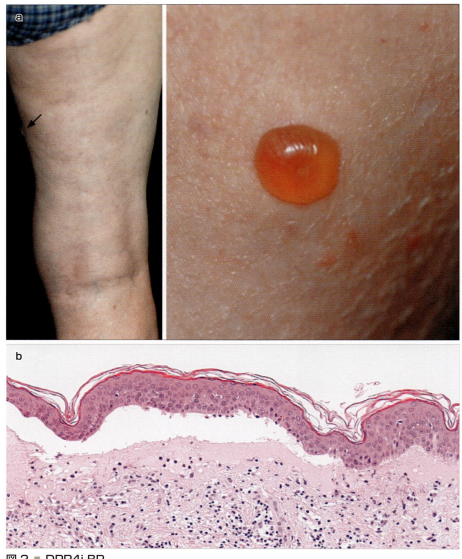

図2 ■ DPP4i-BP
a. DPP4i-BP の臨床像.
b. 表皮下水疱を形成するが，浸潤している好酸球は少ない.

薬剤による DPP4i-BP 発症頻度の相違

　現在，本邦では10種類以上の DPP4i が販売されており，長時間作用薬やメトホルミンとの合剤など，年々増加傾向にある．ほぼ全ての DPP4i で BP 発症例が報告されているが，ビルダグリプチン，テネリグリプチン，リナグリプチンの報告例が多い[12]．本邦で最も使用処方数の多い DPP4i はシタグリプチンである点を考慮すると，薬剤により発症頻度は異なることがわかる．この傾向は，フランスでの薬害データベース[13]，イスラエル[14]，フランス[15]，スイス[5]，韓国[16]のコホート解析でも概ね同様の傾向で，本邦からも PMDA のデータ解析から類似の結果が報告されているが[17]，薬剤種によって発症頻度が異な

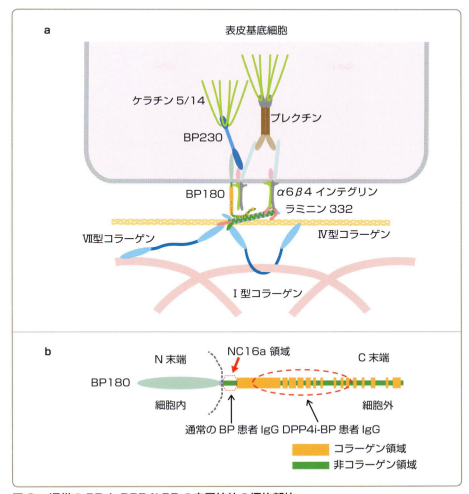

図3 ■ 通常のBPとDPP4i-BPの自己抗体の標的部位
a. 表皮真皮間接合を担う分子.
b. 通常のBP自己抗体はBP180のNC16a領域を標的とするが，DPP4i-BP自己抗体はNC16aよりC末端寄りの細胞外領域を標的とする.

（文献1）より引用改変）

る機序は未だ不明である．

DPP4i-BPの予後

過去の報告では，DPP4i休薬に伴い2週間以内に速やかにBPの臨床症状は軽快する症例が多いとされているが[13]，薬剤中止後も再燃悪化する症例も少なくない[10,11]．一方，薬剤を中止せずとも通常のBPに準じた治療で軽快した症例も報告されている[18]．したがって，DPP4i-BPの病態は通常の薬疹と異なり，発症のトリガーであろうと予想されている[15]．

BP以外の自己免疫性水疱症

DPP4i内服によってBPが誘発される機序は不明だが，DPP-4は活性型リンパ球で発現しているCD26と同一分子であり，DPP4iが免疫系へ一定の影響をおよぼす可能性も十分に予想される[4]．DPP4i内服中に尋常性天疱瘡を発症した症例が

報告されているが[19]，BP以外の自己免疫性水疱症の報告数は非常に少ない．DPP4i内服患者でなぜBPが多く発症するのかは，大きな謎である．

DPP4i-BPの発症機序

DPP4iの投与によって特定の患者でBPを発症する機序はほとんど解明されていないが，近年，炎症の乏しい日本人DPP4i-BPではHLA-DQB1*03:01を持つ頻度が高いことが判明した[20]．HLA-DQは主要組織適合抗原複合体クラスⅡ（MHC-クラスⅡ）分子の一つで，抗原ペプチドと複合体を形成し抗原提示細胞の細胞表面に提示されるため，DPP4i-BP患者自己抗体はHLA-DQB1*03:01とBP180の抗原ペプチドの複合体

を標的としている可能性がある．しかし日本人の約18%がHLA-DQB1*03:01を持つことから，HLA以外の因子が関係しているのは間違いない．今後，本疾患のさらなる病態解明に期待したい．

おわりに

DPP4i-BPは，特徴的な臨床および免疫学的所見を有する薬剤誘発性自己免疫性水疱症であり，薬剤内服期間や休薬後の経過など，通常の薬疹と異なる点が多い．発症機序の多くも未だ不明であり，本疾患の病態を解明することで，BPだけでなく自己免疫疾患の発症機序解明の糸口となることが期待される．

文 献

1) Nishie W：Update on the pathogenesis of bullous pemphigoid: an autoantibody-mediated blistering disease targeting collagen XVII. J Dermatol Sci **73**：179-186, 2014

2) Försti AK, et al：Neurological and psychiatric associations in bullous pemphigoid-more than skin deep? Exp Dermatol **26**：1228-1234, 2017

3) Attaway A, et al：Bullous pemphigoid associated with dipeptidyl peptidase IV inhibitors. A case report and review of literature. J Dermatol Case Rep **8**：24-28, 2014

4) Yazbeck R, et al：Dipeptidyl peptidase inhibitors, an emerging drug class for inflammatory disease? Trends Pharmacol Sci **30**：600-607, 2009

5) Benzaquen M, et al：Dipeptidyl peptidase IV inhibitors, a risk factor for bullous pemphigoid: Retrospective multicenter case-control study from France and Switzerland. J Am Acad Dermatol **78**：1090-1096, 2018

6) Murrell DF, et al：Definitions and outcome measures for mucous membrane pemphigoid：recommendations of an international panel of experts. J Am Acad Dermatol **72**：168-174, 2015

7) Horikawa H, et al：Unique clinical and serological features of bullous pemphigoid associated with dipeptidyl peptidase-4 inhibitors. Br J Dermatol **178**：1462-1463, 2018

8) Izumi K, et al：Autoantibody Profile Differentiates between Inflammatory and Noninflammatory Bullous Pemphigoid. J Invest Dermatol **136**：2201-2210, 2016

9) Kobayashi M, et al：BP180 ELISA using bacterial recombinant NC16a protein as a diagnostic and monitoring tool for bullous pemphigoid. J Dermatol Sci **30**：224-232, 2002

10) Mai Y, et al：Detection of anti-BP180 NC16A autoantibodies after the onset of dipeptidyl peptidase-IV inhibitor-associated bullous pemphigoid: a report of three patients. Br J Dermatol **179**：790-791, 2018

11) Takama H, et al：Dipeptidyl Peptidase-4 Inhibitor-associated Bullous Pemphigoid: Recurrence with Epitope Spreading. Acta Derm Venereol **98**：983-984, 2018

12) 西江 渉：DPP-4阻害薬関連水疱性類天疱瘡．西日皮 **78**：583-588, 2016

13) Béné J, et al：Bullous pemphigoid and dipeptidyl peptidase IV inhibitors: a case-noncase study in the French Pharmacovigilance Database. Br J Dermatol **175**：296-301, 2016

14) Kridin K, Bergman R：Association of Bullous Pemphigoid With Dipeptidyl-Peptidase 4 Inhibitors in Patients With Diabetes: Estimating the Risk of the New Agents And Characterizing the Patients. JAMA Dermatol **154**：1152-1158, 2018

15) Plaquevent M, et al：Higher Frequency of Dipeptidyl Peptidase-4 Inhibitor Intake in Bullous Pemphigoid Patients than in the French General Population. J Invest Dermatol **139**：835-841, 2019

16) Lee SG, et al：Association of Dipeptidyl Peptidase 4 Inhibitor Use With Risk of Bullous Pemphigoid in Patients With Diabetes. JAMA Dermatol **155**：172-177, 2019

17) Arai M, et al：Bullous Pemphigoid and Dipeptidyl Peptidase 4 inhibitors: A Disproportionality Analysis Based on the Japanese Adverse Drug Event Report Database. Diabetes Care **41**：e130-e132, 2018

18) 木村徹子，ほか：DPP-4（dipeptidyl peptidase-4）阻害薬内服後に発症した水疱性類天疱瘡患者の臨床病型の検討．日皮会誌 **128**：2645-2651，2018

19) Okauchi Y, et al：Pemphigus vulgaris developing after 6-month treatment with a dipeptidyl peptidase-4 inhibitor: A case report. J Dermatol **45**：e39-e40, 2018

20) Ujiie H, et al：HLA-DQB1*03:01 as a Biomarker for Genetic Susceptibility to Bullous Pemphigoid Induced by DPP-4 Inhibitors. J Invest Dermatol **138**：1201-1204, 2018

Ⅰ．薬剤による皮膚有害事象／D．特殊な薬剤による皮膚障害

2 漢方薬による皮膚障害

三澤　恵・清水忠道

Essence

▶ウコン，センナ，ドクダミ，麻黄，甘草，桂皮，芍薬，山梔子，葛根湯，小柴胡湯，小青竜湯，当帰芍薬散による皮膚障害が多く報告されている．

▶漢方薬による薬疹でも重症薬疹を起こしうるため注意が必要である．

▶診断の際にパッチテストは陽性率が低く，DLST は擬陽性や偽陰性となる可能性があるため結果の解釈は慎重に行う．

▶原因生薬の同定は，同生薬・同成分を含む他の漢方薬や西洋薬，市販薬，食物等を避けるために有用である．

KEYWORD 漢方薬，生薬，皮膚障害

はじめに

近年，東洋医学の考え方が見直されて漢方治療が注目されるようになるとともに，種々の漢方治療のエビデンスが報告されるようになってきた．一方で，漢方薬による薬疹や肝障害，間質性肺炎などの副作用も問題となっている．一般的に漢方薬の薬疹は比較的稀とされており，全薬疹の約1%である[1]．しかし中には重症薬疹も含まれており，漢方薬だからといって被疑薬から除外してはならない．

漢方薬による皮膚障害

生薬としてはウコン，センナ，ドクダミ，麻黄，甘草，桂皮，芍薬，山梔子などの関与が知られている．漢方薬では葛根湯，小柴胡湯，小青竜湯，当帰芍薬散による薬疹が多く報告されている（表1）．薬疹の型としては紅斑丘疹型，扁平苔癬型，多形紅斑型，固定薬疹型の報告が多い．百瀬らは，扁平苔癬型が最多であると述べている[2]．

生薬や漢方薬と薬疹の型との一定の傾向がみられるものとしては，ウコンによる多形紅斑型および固定薬疹，ドクダミによる光線過敏症，麻黄に

よる急性汎発性発疹性膿疱症 acute generalized exanthematous pustulosis（AGEP），山梔子による色素沈着症，葛根湯による固定薬疹，小柴胡湯による扁平苔癬型などがある．

漢方薬による薬疹の場合，内服開始から薬疹が発症するまでの期間が長い場合があることに注意が必要である．1年以上の内服歴がある場合も少なくなく，場合によっては数年以上内服して発症する場合もあるため，長期内服が薬疹を否定する根拠にならないことにも留意しなければならない．

桂皮による薬疹

桂皮による薬疹は皮膚炎型，紅斑丘疹型，蕁麻疹型，アナフィラキシー型などが報告されており，主成分である cinnamic aldehyde が抗原であると考えられている[3]．cinnamic aldehyde は香辛料などの食品のほか，香粧品や歯磨き粉，洗顔クリーム，洗剤などの日用品に広く用いられているため，感作される機会も多く，アレルギー性接触皮膚炎としても多数の報告がある．同様にcinnamic 系化合物である cinnamic alcohol などと交差反応を示すことも知られている．

2　漢方薬による皮膚障害　81

表 1 ■ 生薬・漢方薬による皮膚障害

薬 剤	薬疹の型
ウコン	**多形紅斑型（2），固定薬疹（2），** 紅皮症（1），SJS（1）
センナ	TEN（1），光線過敏症（1），慢性色素性紫斑（1），浮腫性紅斑（1），Gibert 型（1），播種状紅斑型（1），慢性多形痒疹様皮疹（1），固定薬疹（1）
ドクダミ	**光線過敏症（2），** 中毒疹型（1），苔癬型（1），固定薬疹（1），多形紅斑型（1）
麻 黄	**AGEP（2），** 滲出性紅斑（1），播種状紅斑丘疹型（1），紅斑（2），固定薬疹（1）
甘 草	浸潤性紅斑（1），湿疹型（1），アナフィラキシー型（1），小豆大癒合性浮腫性紅斑（1），固定薬疹（1）
桂 皮	皮膚炎型（1），アナフィラキシー型（1），播種状紅斑丘疹型（2），蕁麻疹（1），蕁麻疹様紅斑型（1），苔癬型紅色皮疹（1）
芍 薬	固定薬疹（2），膿疱性乾癬型（1），色素異常性固定紅斑（1），DIHS 類似（1）
山梔子	**色素沈着症（10）**
葛根湯	**固定薬疹（4），** 播種状紅斑丘疹型（3），多形紅斑型（2），紅斑（2），滲出性紅斑（1）
小柴胡湯	**扁平苔癬型（3），** 播種状紅斑丘疹型（1），紅斑型（1），蕁麻疹型（1）
小青竜湯	扁平苔癬型（2），多形滲出性紅斑（1），播種状紅斑丘疹型（1），紅斑型（1）
当帰芍薬散	浮腫性紅斑（1），固定薬疹（1），播種状紅斑丘疹型（1），紅斑（1），DIHS 類似（1）

薬疹情報（第 17 版）および医中誌，PubMed より検索（会議録含む）．
括弧内は報告症例数．太字は生薬や漢方薬と薬疹の型との一定の傾向があるもの．

桂皮による薬疹は cinnamic 系化合物を含む製品の経皮感作が先行し，cinnamic 系化合物を含む薬剤または食品の経口摂取により発症すると推察されている．金指らの報告では桂皮を含む漢方薬による薬疹 4 例において，cinnamic aldehyde の皮膚試験でも陽性反応が得られている[3]．またそのうち 1 例は，cinnamic aldehyde を含むとされるカレーの摂取が薬疹発症に関与している可能性について言及している．

桂皮による薬疹の場合は，桂皮を含む漢方薬の使用だけではなく，cinnamic 系化合物含有の食品添加物の摂取や，香粧品や日用品の使用に関しても十分注意する必要がある．図 1 に症例を示す．

麻黄による薬疹

麻黄の主成分は塩酸エフェドリン ephedrine hydrochloride（EP）と塩酸プソイドエフェドリン pseudoephedrine hydrochloride（PEP）である．エフェドリン類である EP，PEP および EP にメチル基がついた塩酸メチルエフェドリン methylephedrine hydrochloride（MEP）は化学構造式が類似しており，交差反応を生じる可能性を指摘されている．久保田らは麻黄を含有する葛根湯で薬疹を生じた症例において，麻黄，dl-塩酸メチルエフェドリン（dl-MEP）でも皮疹が誘発されたと報告している[4]．

PEP による薬疹は，AGEP，ヒヒ症候群，紅皮症などの全身紅皮症もしくは膿疱型薬疹を呈する型と，固定薬疹を呈する型の 2 種類に分類される[5]．PEP と MEP は多くの市販感冒薬などにも配合されており，麻黄の薬疹の患者が市販薬を内服する際に注意が必要であると同時に，市販薬などに含まれる PEP や MEP で薬疹を起こした患者では，麻黄も避ける必要がある．

山梔子による色素沈着症

山梔子はアカネ科のクチナシの果実を利用した生薬であり，多数の漢方薬に含有されている（表 2）．

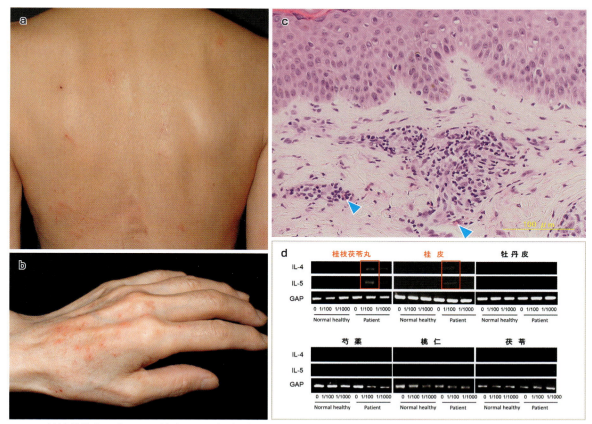

図1 ■ 桂枝茯苓丸に含まれる桂皮による紅斑丘疹型薬疹

【現病歴】68歳女性．痒み症状に対して桂枝茯苓丸を内服した．内服開始5日後から体幹，四肢に痒みを伴う紅斑，丘疹が出現した．ステロイド外用薬で加療するも，徐々に皮疹は拡大した．
【病理組織学的所見】表皮基底層に軽度の空胞変性を認める．真皮浅層血管周囲にリンパ球と少数の好酸球が浸潤していた．
【検査所見】WBC 3,980/μL，Eos 5.8％（1年前の検査ではEos 2.2％）．
【パッチテスト】桂枝茯苓丸，桂皮とも陰性．
【DLST】桂枝茯苓丸，桂皮とも陰性．
【桂枝茯苓丸とその構成生薬によるIL-4，IL-5発現誘導の検討】桂枝茯苓丸と桂皮により，患者PBMCからのIL-4，IL-5の発現が確認できた．
【診断と経過】以上の所見より，桂枝茯苓丸に含まれる桂皮による紅斑丘疹型薬疹と診断した．桂枝茯苓丸の内服を中止したところ，数日で皮疹は消退した．

a．臨床像．背部に痒みを伴う紅斑，紅色丘疹が散在している．
b．臨床像．手背に紅色丘疹が散在する．
c．病理組織学的所見．表皮基底層に軽度の空胞変性があり，真皮浅層血管周囲にリンパ球と少数の好酸球浸潤（▶）を認める．
d．桂枝茯苓丸とその構成生薬によるIL-4，IL-5発現誘導．桂枝茯苓丸と桂皮により，患者PBMCからのIL-4，IL-5の発現が確認できた．使用した漢方は600 mLで50分煎出し300 mLまで煎じ詰め作成した（当院薬剤部）．健常人3人では，いずれの発現もみられなかった．

表2 ■ 山梔子を含有する漢方エキス製剤

漢方エキス製剤	山梔子含有量（g/day）
防風通聖散	1.2
五淋散	2.0
茵蔯蒿湯	2.0〜3.0
加味帰脾湯	2.0
加味逍遙散	2.0
荊芥連翹湯	1.5
黄連解毒湯	2.0
竜胆瀉肝湯	1.5
柴胡清肝湯	1.5
清肺湯	2.0
清上防風湯	2.5
辛夷清肺湯	1.5〜3.0
梔子柏皮湯	3.0
温清飲	1.5〜2.0

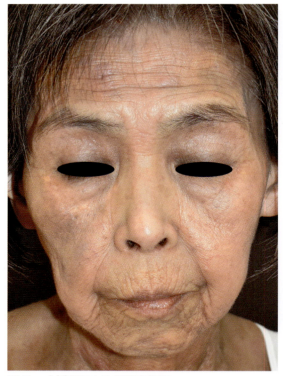

図2 ■ 山梔子による色素沈着症

また，山梔子を含む防風通聖散は腹部の脂肪を燃焼する漢方として種々の市販薬も登場しており，医療機関で処方されていなくても漫然と内服される可能性もある．

山梔子はイリドイド配糖体のゲニポシドや黄色色素のクロシンなどを含み，利胆，解熱，鎮痛，止血の効果があるとされ，黄疸，肝炎，胃潰瘍になどに用いられる．ゲニポシドは腸管に吸収されると腸内細菌のβグルコシダーゼにより加水分解され，ゲニピンとして腸管より吸収される．ゲニピンは，アミノ酸や蛋白質と化学反応を起こし青色色素を形成する[6]．

近年，ゲニポシドが特発性腸間膜静脈硬化症 idiopatic mesenteric phlebosclerosis（IMP）の原因となるとして注目されており，内視鏡で腸管粘膜が青銅色を呈するのが特徴である．右側結腸から吸収されたゲニピンが腸管内膜に沈着すると同時に腸間膜静脈の線維性肥厚や石灰化を起こすこ

とで血流がうっ滞し，大腸の浮腫，石灰化，管腔狭窄が起こる．2000年に山梔子による色素沈着症が本邦で初めて報告され，これまで10例の報告がある．発症までの山梔子含有漢方薬の内服期間は，数ヵ月から10年とばらつきがある．色素沈着は青灰色調で，眼瞼周囲から発症し，次第に顔面，全身へと拡大していく（図2）．漢方薬を中止することにより，色素沈着は改善が得られる．病理組織では真皮の膠原線維間や汗腺にメラニン顆粒の沈着がみられる．また，当科で経験した症例において飛行時間型二次イオン質量分析法を用いて皮膚組織を分析したところ，イオン化ゲニピンを検出した．このことから，皮膚における色素沈着は，ゲニピンによりmelanogenesisが引き起こされるため生じると考えられる．

漢方による重症薬疹

漢方による重症薬疹としては中毒性表皮壊死症 toxic epidermal necrolysis（TEN），Stevens-Johnson 症 候 群 Stevens-Johnson syndrome（SJS），アナフィラキシー型，AGEP，薬剤性過敏 症 症 候 群 drug-induced hypersensitivity syndrome（DIHS）などが報告されている．

TEN はセンナ，エッキ，牛車腎気丸，ネオ人参順血散で，SJS は麦門冬，ウコンによる報告がある．

アナフィラキシー型の報告の原因薬は甘草，桂皮，生姜，恵命我神散である．アナフィラキシー型の診断はスクラッチテストやオープンテストでなされている．恵命我神散による症例では構成生薬であるガジュツ，ウコン，生姜のいずれもプリックテストで陽性となっており，ガジュツとウコン（ショウガ科ウコン属）に始まったアレルギー反応が生姜（ショウガ科ショウガ属）に交差反応を示すようになったと考察されている[7]．

また，前述のように AGEP の原因薬剤には麻黄がある．麻黄の構成成分である PEP が原因となり，麻黄を含む漢方だけではなく PEP を含む西洋薬や市販薬にも注意が必要である．

DIHS については本邦では当帰芍薬散，五苓散の関与が疑われた症例が，海外でも詳細不明の漢方薬による 2 症例が報告されており[8]，漢方薬も DIHS の原因薬剤となる可能性があると考えられる．

漢方薬の薬疹検査

漢方薬は含まれる生薬が多く，原因となっている漢方薬およびその生薬を決定するのは困難なことも少なくない．

薬疹の診断は一般的に，パッチテスト，薬剤添加リンパ球刺激試験 drug-induced lymphocyte stimulation test（DLST），内服誘発試験が行われる．また近年，新しい検査法としてサイトカイン測定による検査法や好塩基球活性化試験なども注目されている．

しかし，パッチテストは陽性率が低く，DLST は擬陽性や偽陰性となる可能性があるため，結果の解釈は慎重に行わなければならない．内服誘発試験が最も確実な検査であるが，重篤な反応が誘発されることがあり，特に重症薬疹を起こした症例などでは安易に実施すべきではない．原因となる漢方薬，生薬の同定は必ずしも容易ではないが，生薬の中には多数の漢方薬に含まれているものもある．原因生薬を同定することで他の漢方薬の使用も適切に避けることができるため，原因生薬の同定は薬疹の再発予防において重要である．

1. パッチテスト

パッチテストは比較的安全性の高い検査であるが，漢方薬では特異性が低く，偽陰性が多くみられる．また，漢方薬に含まれる生薬の含有比率はメーカーやロットによって異なる場合もあり，至適濃度の設定がなされていない．一般にはワセリンを基材として 10 〜 50％ に希釈して貼布するが，健常人の陰性コントロールが必要と考えられる．

2. 薬剤添加リンパ球刺激試験（DLST）

漢方薬で DLST を行う際に，高頻度に擬陽性となることに注意が必要である．これは，漢方薬の免疫賦活作用によるものと考えられている．また，漢方薬の成分は経口摂取により消化管で変化するため，血中に移行する成分と移行しない成分がありうると報告されている．

DLST は in vitro でリンパ球と漢方薬を直接反応させるため，実際に血中に存在しない成分とリンパ球が反応することで擬陽性となる可能性もある．実際に，2005 〜 2008 年の間に BML 社に提出された DLST の集計では，漢方薬は高頻度に陽性となり小柴胡湯 90.3％，防風通聖散 74.1％，抑肝散 69.6％，柴苓湯 88.2％ の陽性率を示している[9]．また西村らは漢方薬および生薬を用いた DLST を健常人 14 人で施行し報告している[10]．小柴胡湯，麻黄附子細辛湯においてはそれぞれ 5

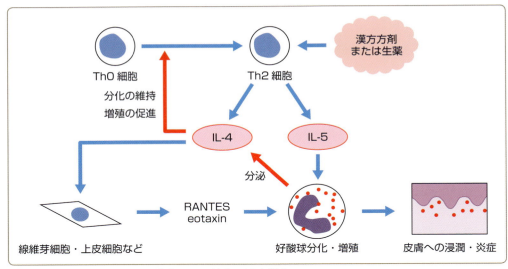

図3 ■ Th2反応が関与する漢方による薬疹の発症機序

人（35.7％）が陽性を示していた．またその構成生薬での陽性率は柴胡（8人；57.1％），黄芩（5人；35.7％），炮附子（14人；100％），麻黄（0人；0％）であり，健常人でもDLSTで陽性の結果が得られている．そのため，漢方薬もしくは生薬でDLSTを行う際には健常人コントロールを置いて判断することが望ましいと考えられる．

一方で，代謝物が担体蛋白と結合して抗原となり薬疹を起こす場合には，使用薬剤をそのまま添加しても陽性反応が認められず，偽陰性を呈することもある．また，DLSTを行う検査時期で結果が異なることや，薬剤により特定の濃度ではリンパ球に対する毒性を有すること，個々の薬剤の至適濃度が明確でないことなども，DLSTを薬疹の原因検索の検査として行う際に結果の解釈を慎重にすべき理由である．

3．内服誘発試験

漢方薬の薬疹の場合，パッチテストやDLSTの信頼性が低いため，内服誘発試験が最も確実な検査となる．しかし，重症薬疹や肝機能障害を伴った場合などは，危険性が高いため行われない．内服誘発試験の際の薬剤量は常用量の1/20，1/5など少量で陽性反応が得られた報告もあれば，常用量を投与した報告も多い．内服誘発試験を施行する場合はリスクを理解した上で，十分な説明と同意のもとに少量から慎重に行う必要がある．

4．サイトカイン測定による薬疹検査

著者らは，これまでにTh2反応が関与する薬疹においてサイトカインの測定によりin vitroでの薬疹の判定が可能であることを報告している[11]．

漢方薬の薬疹において，原因薬剤の刺激でTh2細胞からIL-4，IL-5などのケモカインが放出される．IL-5は直接，IL-4はeotaxinを介して好酸球の増殖を促し，それらが皮膚に浸潤し皮膚症状を起こすと考えられる．同時に好酸球はそれ自身からもIL-4を分泌するため，それによりリンパ球のTh2細胞への分化の維持や，さらなる好酸球の増殖を促す（図3）[11]．そのため，好酸球の皮膚浸潤，血中好酸球高値を呈する漢方薬の薬疹患者の末梢血単核細胞 peripheral blood mononuclear cells（PBMC）を生薬で刺激し，IL-4，IL-5発現を測定することが薬疹の診断および原因生薬の決定に有用である[11]（図1d）．

5．好塩基球活性化試験（BAT）

好塩基球活性化試験 basophil activation（BAT）はスギ花粉症や食物アレルギーや薬疹などでの有

効性が報告されており，薬剤アレルギーでは主に即時型アレルギーに対して行われてきた検査である．特定のアレルゲンと患者末梢血を反応させ，数時間後に活性化好塩基球の割合をフローサイトメトリーで計測する．好塩基球の活性化により，細胞表面の CD203c 発現量が増えることを利用した検査である．近年，葛根湯による薬剤性肺障害の診断に BAT が有効であった症例も報告されている[12]．しかし，至適濃度や特異性や感度については十分な検証がされておらず，今後の研究が期待される．

おわりに

漢方薬の皮膚障害について述べた．漢方薬による皮膚以外の副作用として，山梔子による IMP のほかに，黄芩を含む漢方薬による間質性肺炎，肝機能障害や甘草を含む漢方薬による偽アルドステロン症などを起こしうることを知っておく必要がある．

文　献

1) 福田英三，福田英嗣：薬疹情報第 17 版（1980-2016）．福田皮ふ科クリニック，2017
2) 百瀬葉子，ほか：煎剤中の黄耆による扁平苔癬型薬疹．日皮アレルギー会誌 12：30-34，2004
3) 金指麦子，ほか：Cinnamic Aldehyde 含有漢方薬による薬疹の 4 症例．皮膚臨床 37：715-719，1995
4) 久保田智樹，ほか：葛根湯中のマオウによる播種状紅斑丘疹型薬疹の 1 例．日皮アレルギー会誌 12：9-13，2004
5) 清水秀樹，ほか：総合感冒薬および麻黄の成分である塩酸プソイドエフェドリンによる急性汎発性発疹性膿疱症．日皮会誌 115：2245-2249，2005
6) 内藤裕史：腸間膜静脈硬化症と漢方生薬・山梔子との関係．日医会誌 142：585-591，2013
7) 金澤伸雄，ほか：漢方薬内服により誘発されたショウガアレルギー．J Environ Dermatol Cutan Allergol 9：424，2015
8) Lim YL, Thirumoorthy T：Serious cutaneous adverse reactions to traditional Chinese medicines．Singapore Med J 46：714-717，2005
9) 永尾圭介：薬疹の検査法―薬剤添加リンパ球刺激試験（DLST）の原理と読み方―．Derma 198：29-34，2012
10) 西村明子，ほか：健常人における漢方薬によるリンパ球刺激試験に関する検討．皮の科 9：452-457，2010
11) Norisugi O, et al：In vitro cytokine expression by peripheral mononuclear cells in herbal drug-induced skin eruption．Acta Derm Venereol 94：58-62，2014
12) 花田豪郎，ほか：好塩基球活性化試験が原因薬剤の同定に有用であった葛根湯による薬剤性肺障害の 1 例．日呼吸誌 1：135-140，2012

I．薬剤による皮膚有害事象／D．特殊な薬剤による皮膚障害

3 セツキシマブによるアレルギー

千貫祐子

Essence

- セツキシマブは，EGFRを標的とするIgG1サブクラスのヒト／マウスキメラ型モノクローナル抗体製剤である．
- マウス由来のFab領域に糖鎖galactose-α-1,3-galactose（α-Gal）が存在する．
- セツキシマブアレルギーの主な原因はα-Gal糖鎖に対するIgE抗体の産生である．
- α-Gal糖鎖へのIgE抗体産生の原因（感作原因）は，マダニ咬傷と考えられる．
- セツキシマブアレルギー患者は交差反応のために獣肉アレルギーも発症しうる．
- セツキシマブ投与前にα-Gal関連抗原特異的IgE検査を行うことによって，セツキシマブアレルギーを回避しうる．

KEYWORD セツキシマブアレルギー，糖鎖galactose-α-1,3-galactose（α-Gal），獣肉アレルギー，マダニ咬傷

はじめに

セツキシマブは上皮成長因子受容体epidermal growth factor receptor（EGFR）を標的とする免疫グロブリンimmunoglobulin（Ig）G1サブクラスのヒト／マウスキメラ型モノクローナル抗体製剤で，マウス由来のFab領域に糖鎖galactose-α-1,3-galactose（α-Gal）が存在する（図1)[1]．頭頸部癌と，EGFR陽性の治癒切除不能な進行・再発の結腸・直腸癌に対して，世界中で広く使用されており，奏効率の上昇および無増悪生存期間の延長などが確認されている．本邦においても，セツキシマブは頭頸部癌や大腸癌の治療薬として広く用いられており，80％以上の症例で痤瘡様皮疹や皮膚乾燥，爪囲炎などの皮膚症状が出現することが知られている．皮膚症状出現の理由としては，EGFRが表皮の基底細胞に加えて，外毛根鞘，脂腺，エクリン汗腺などの皮膚付属器にも発現しているため，EGFR阻害薬の作用によって皮膚の角化，分泌機能などが障害されるからだと考えられる．その他の重大な副作用として重度の

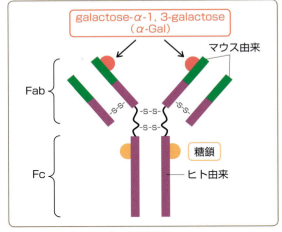

図1 ■ セツキシマブの分子構造
セツキシマブはヒトとマウスのキメラ型抗体製剤であり，糖鎖α-Galはマウス由来のFab領域に結合している．
（文献1）より引用）

infusion reactionがあり，死亡に至る例も報告されている[2]が，これらの中にはα-Gal糖鎖に対するIgE抗体産生によるアナフィラキシーショックが含まれている可能性があり，注意を要する．

セツキシマブアレルギー

2008 年，Chung らは，米国においてセツキシマブによるアナフィラキシーが一部の地域に多く発生していることを報告した[3]．彼らは，主にテネシー州，アーカンソー州，ノースカロライナ州の複数の施設でセツキシマブによる治療を受けた患者 76 人中 25 人がセツキシマブに対して過敏反応を示し，これらの患者のうち 17 人は治療前の血清にセツキシマブ特異的 IgE 抗体を有していたことを報告した．過敏反応を示さなかった 51 人のうち，治療前にこの抗体を有していた患者はわずか 1 人であった．さらに，テネシー州の対照被験者 72 人中 15 人（20.8%）が，過去にセツキシマブを投与されたことがないにも関わらず，血清中にセツキシマブ特異的 IgE を有していたことも判明した．

一方で，カリフォルニア州北部の悪性腫瘍を有する対照被験者では，49 人中 3 人（6.1%）がこの抗体を有し，ボストンの女性対照被験者では 341 人中 2 人（0.6%）がこの抗体を有していた．これらの調査によって，地域ごとに保有率に差があるものの，セツキシマブを投与されたことがない対照被験者であっても，セツキシマブ特異的 IgE を保有しうることが判明した．

さらに Chung らは，セツキシマブ特異的 IgE が反応するのは，セツキシマブ重鎖の Fab 領域に存在する α-Gal 糖鎖であることをつきとめた．

α-Gal 糖鎖と獣肉アレルギー

2009 年，Commins らは，獣肉摂取 3 ～ 6 時間後に発症する遅発性の蕁麻疹やアナフィラキシーの原因が，α-Gal 糖鎖を認識する特異的 IgE であることを報告した[4]．これらの患者血清中 IgE はウシ，ブタ，ヒツジ，牛乳，ネコ，イヌには反応するが，七面鳥，鶏，魚には反応しなかった．つまり，非霊長哺乳類肉は α-Gal を豊富に有するために，これらを認識する IgE が遅発性の獣肉ア

レルギーの原因となることをつきとめた．このことから，セツキシマブアレルギーの原因と獣肉アレルギーの原因は，α-Gal という同一の糖鎖であることが判明した．

その後，Commins らは疫学的な視点から，α-Gal に対する IgE 抗体の産生は，マダニ咬傷と関連があることを示唆した[5]．

本邦における獣肉アレルギー

1. 獣肉アレルギーと交差反応

島根県は，日本紅斑熱の好発地域である．この地域で筆者は，多数の獣肉アレルギー患者を診療している[6,7]．獣肉アレルギーの特徴として，本邦においても多くの症例が，獣肉摂取から蕁麻疹やアナフィラキシーを発症するまでに 3 時間以上を要していた．

また，ほぼ全例で，牛肉・豚肉特異的 IgE（CAP-FEIA）が検出され，鶏肉特異的 IgE は検出されなかった．ビオチン化したセツキシマブをストレプトアビジンイムノキャップに固相化したものを用いて，セツキシマブ特異的 IgE を測定すると，獣肉アレルギー患者全員に，過去にセツキシマブを投与されたことがないにも関わらず（つまり，過去にセツキシマブに感作される機会がなかったにも関わらず），セツキシマブ特異的 IgE が検出された．

さらに，牛肉特異的 IgE 値とセツキシマブ特異的 IgE 値に正の相関関係が認められた[6]．ウェスタンブロット法にて獣肉アレルギー患者血清中 IgE の牛肉可溶性蛋白質とセツキシマブへの結合を認め，この結合が過ヨウ素酸処理によって抑制されたことより，牛肉可溶性蛋白質やセツキシマブに結合した糖鎖が，患者血清中 IgE によって認識されることが示唆された[7]．

また，牛肉可溶性蛋白質に対する患者血清中 IgE の結合がセツキシマブによる交差試験によって吸収されること，両者はマウス抗 α-Gal モノクローナル抗体（IgM タイプ）と反応することか

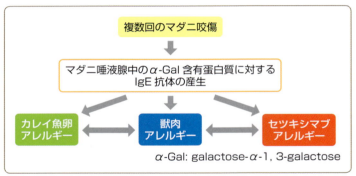

図2 ■ セツキシマブ・獣肉・カレイ魚卵アレルギーの推定発症機序と交差反応
マダニ咬傷によって，マダニ唾液腺中のα-Gal含有蛋白質に対するIgEが産生され，セツキシマブ・獣肉・カレイ魚卵アレルギーが発症する可能性が示唆された．
(文献8)より引用改変)

ら，本邦のセツキシマブアレルギー患者においても，主要な原因抗原エピトープはα-Gal糖鎖であり，獣肉に交差反応することが明らかとなった．また，筆者らの解析では，獣肉アレルギー患者は交差反応のためにカレイ魚卵にもアレルギー症状を発症しうることがわかっている[6]．

2．獣肉アレルギーとマダニ咬傷

さらに筆者らは，本邦における獣肉アレルギーの発症原因を解明する目的で，日本紅斑熱の媒介優勢種であるフタトゲチマダニ (*Haemaphysalis longicornis*) の唾液腺を解析したところ，α-Gal糖鎖の存在を証明することができ，獣肉アレルギー患者血清中IgEはフタトゲチマダニ唾液腺抽出蛋白質に結合した[7]．このことから，本邦においてもマダニ咬傷によって，マダニ唾液腺中のα-Galに対するIgE抗体が産生されて感作が成立し，獣肉アレルギーやセツキシマブアレルギーを発症することが示唆された (図2)[8]．Hashizumeらは，静岡県の病院において，2回以上のマダニ咬傷歴がある患者のα-Gal特異的IgE値は，1回のみのマダニ咬傷歴の患者や健常人の値に比べて高値を示すことを報告している[9]．

しかしながら，筆者の経験した獣肉アレルギー患者のうち，マダニ咬傷の既往(記憶)がある患者はほとんどいなかった．この理由としては，マダニは咬んで吸血する際に，痛みや痒みを感じさせない物質を注入するため，患者は自覚のないままマダニに咬まれている可能性が高いことが考えられる[10]．筆者の診療する獣肉アレルギー患者の大半が屋外でイヌを飼育していたことより，イヌの散歩の際に患者が草むらなどでマダニに咬まれている可能性，あるいは散歩から帰ったイヌにマダニが付着して，そのマダニが飼い主である患者を咬んでいる可能性が考えられた[6]．

さらに，獣肉アレルギーの特徴として，血液型B抗原の糖鎖構造がα-Gal糖鎖と類似しているために，B型やAB型は獣肉アレルギーになりにくいこともわかっている (図3)[7]．自己類似抗原に対しては抗体を産生しにくいことに起因すると考えられ，食物アレルギーや薬剤アレルギーの発症が血液型の影響を受けるという興味深い現象である．

そして，今日までのところ，筆者が実際に血清解析して確認した獣肉アレルギー患者の発症地域は図4に示す通りである．地域による偏りはあるものの，マダニの生息地域を考慮すると，本症は全国的に発症しうるため，注意を要する．

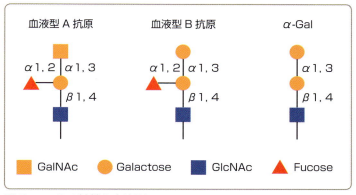

図3 ■ α-Gal 糖鎖と血液型
α-Gal の糖鎖構造は，B 抗原の糖鎖構造と類似しているため，B 型，AB 型は α-Gal 糖鎖に感作されにくいことがわかってきた．

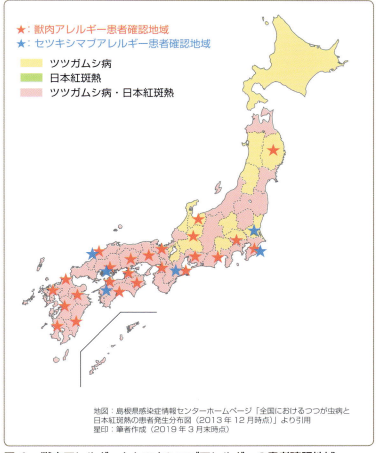

図4 ■ 獣肉アレルギーとセツキシマブアレルギーの患者確認地域
地域による偏りはあるものの，感作原因と考えられるマダニが日本全国に生息するため，獣肉・セツキシマブアレルギーは広い範囲で確認されている．

表 1 ■ 本邦におけるセツキシマブによるアナフィラキシーショック症例

症例	年齢 性別	基礎疾患	食物アレルギーの 既往	マダニ 咬傷	牛肉特異的 IgE (UA/mL)	α-Gal 特異的 IgE (UA/mL)	施 設
1	66 歳 女性	喉頭癌	カレイ魚卵	なし	< 0.34	1.33	松江赤十字病院
2	81 歳 男性	中咽頭癌	サバ, 魚卵	なし	2.14	6.19	松江赤十字病院
3	60 歳 男性	喉頭癌	なし	なし	0.48	6.62	松江赤十字病院
4	67 歳 男性	上咽頭癌	なし	なし	1.34	3.30	松江赤十字病院
5	62 歳 男性	直腸癌	牛肉, 豚肉, カレイ 魚卵	なし	8.11	16.4	島根大学病院
6	74 歳 男性	口腔底癌	なし	なし	1.04	4.64	島根大学病院
7	81 歳 男性	喉頭癌	なし	あり	3.74	6.50	伊勢赤十字病院
8	74 歳 男性	下咽頭癌	なし	あり	2.99	11.5	伊勢赤十字病院
9[†]	50 歳 男性	直腸癌	キウイ, パイナッ プル, 牡蠣	不明	1.28	24.9	東京医科歯科大
10	66 歳 男性	頬粘膜癌	なし	なし	< 0.34	0.493	中国中央病院

†：死亡症例

本邦におけるセツキシマブアレルギー

　2013 年，島根県東部に存在する松江赤十字病院耳鼻咽喉・頭頸部外科では，頭頸部癌患者 13 人に対してセツキシマブの初回投与が行われた．その結果，13 人中 4 人がアナフィラキシーショックを発症した[1,8]．いずれも当初は，原因不明の infusion reaction として対応されており，同様の症例が 4 例続いたことで，原因検索のために初めて筆者に相談されることとなった．患者血清を用いたウェスタンブロット法および CAP-FEIA 法により，いずれもセツキシマブ上の α-Gal 糖鎖が主要な原因であることが判明した．この 4 人のうち，問診上マダニ咬傷の既往があると答えた患者はいなかった．また，獣肉アレルギーの既往があると答えた患者もいなかったが，1

人はカレイ魚卵アレルギーの既往があった．また，4 人中 3 人は血液検査（CAP-FEIA 法）で牛肉特異的 IgE が検出されており，事前に検査することによって α-Gal アレルギーを予見し，セツキシマブによるアナフィラキシーショックを回避しうる可能性がある．

　先述の松江赤十字病院症例を含めた，本邦におけるセツキシマブによるアナフィラキシーショック症例を表 1 に示す[8, 11]．10 人中 2 人で，問診上マダニ咬傷の既往があった．また，10 人中 1 人で獣肉アレルギーの既往があり，2 人でカレイ魚卵アレルギーの既往があった．牛肉特異的 IgE が検出された患者は 8 人，α-Gal 特異的 IgE とセツキシマブ特異的 IgE が検出された患者は各々 10 人（全例）であった．このことから，セツキシマブによるアナフィラキシーショックを回避するためには，問診のみならず α-Gal 関連抗原特異

的IgE検査（CAP-FEIA法によるα-Gal特異的IgE検査または／およびウェスタンブロット法によるセツキシマブ特異的IgE検査）を行うことが必要と考えられ，特にCAP-FEIA法によるα-Gal特異的IgE検査は簡便で，全国で統一した検査結果の取得が可能であるため，本検査の早期の保険適応が望まれる．そして，**表1**に挙げた症例9はセツキシマブ初回投与時のアナフィラキシーショックによる死亡症例と考えられ，本事例のさらなる周知徹底が望まれる．

おわりに

近年，生物学的製剤を含む分子標的薬の導入に

より，薬剤治療は目覚ましい変化を遂げている．そのような中で，さまざまな新しい薬疹も出現するようになってきた．特に，セツキシマブアレルギーについては，セツキシマブそのものに感作された可能性は低く，過去のマダニ咬傷に起因する可能性が高いという特殊なアレルギーといえる．

日進月歩である新規薬剤の導入とともに，その薬剤を安全に使用するために，われわれ臨床医には同じく日進月歩であるその有害事象に関する知識の習得が求められてくる．本稿が安心で安全な薬剤治療の一助となれば幸いである．

文　献

1) 千貫祐子，ほか：セツキシマブによるアナフィラキシーショックの4例—α-gal特異的IgE検出による回避の可能性—．日皮会誌 **124**：179-183，2014

2) Yamaguchi K, et al：Severe infusion reactions to cetuximab occur within 1 h in patients with metastatic colorectal cancer: results of a nationwide, multicenter, prospective registry study of 2126 patients in Japan．Jpn J Clin Oncol **44**：541-546，2014

3) Chung CH, et al：Cetuximab-induced anaphylaxis and IgE specific for galactose-alpha-1,3-galactose．N Engl J Med **358**：1109-1117，2008

4) Commins SP, et al：Delayed anaphylaxis, angioedema, or urticaria after consumption of red meat in patients with IgE antibodies specific for galactose-alpha-1,3-galactose．J Allergy Clin Immunol **123**：426-433，2009

5) Commins SP, et al：The relevance of tick bites to the production of IgE antibodies to the mammalian oligosaccharide galactose-α-1,3-galactose．J Allergy Clin Immunol **127**：1286-1293，2011

6) 千貫祐子，ほか：牛肉アレルギー患者20例の臨床的および血清学的解析．日皮会誌 **123**：1807-1814，2013

7) Chinuki Y, et al：Haemaphysalis longicornis tick bites are a possible cause of red meat allergy in Japan．Allergy **71**：421-425，2016

8) 千貫祐子：セツキシマブによるアナフィラキシー．Derma **264**：69-75，2017

9) Hashizume H, et al：Repeated Amblyomma testudinarium tick bites are associated with increased galactose-α-1,3-galactose carbohydrate IgE antibody levels: A retrospective cohort study in a single institution．J Am Acad Dermatol **78**：1135-1141，2018

10) Wada T, et al：Selective ablation of basophils in mice reveals their nonredundant role in acquired immunity against ticks．J Clin Invest **120**：2867-2875，2010

11) Chinuki Y, et al：Alpha-Gal-containing biologics and anaphylaxis．Allergol Int **68**：296-300，2019

I．薬剤による皮膚有害事象／D．特殊な薬剤による皮膚障害

4 ヒドロキシクロロキンによる薬疹

谷川瑛子

Essence

▶ヒドロキシクロロキンは免疫調整薬であり，ステロイドとともにエリテマトーデス治療のメインステイとして位置づけられている．

▶世界標準的投与量（< 6.5 mg/kg/ 理想体重 / 日）を遵守し，実体重＜理想体重例では実体重に準じて投与する．

▶重篤な皮膚障害は投与から 3 週間までに発症することが多い．直ちに薬剤を中止し，重症例ではステロイドによる治療を要する．

▶再投与可能例があり，十分なインフォームド・コンセント後に基本手順を踏まえて行うことが重要である．

KEYWORD ヒドロキシクロロキン，免疫調整薬，重篤な皮膚障害，再投与，paradoxical reaction

はじめに

ヒドロキシクロロキン hydroxychloroquine sulfate（HCQ）は抗マラリア作用，抗炎症作用，免疫調整作用を有し，ステロイドとともに全身性エリテマトーデス（SLE）治療のメインステイとして位置づけられている．また HCQ には SLE の発症を遅らせ，臓器症状の改善，再燃抑制，高脂血症・高血糖改善，感染防御，血栓抑制，生命予後の改善などの作用を有することから[1-4]，副作用で禁忌でない限り，現在 SLE では全例使用が推奨されている．本邦では 2015 年秋承認以降，約 15,000 例に処方されている．今後も，その使用頻度がさらに増加することが予測される．

HCQ の有害事象は，投与後初期と長期使用によるものに大別される．初期は消化器症状（特に下痢）が最も多く，頭痛，霧視は一過性であることが多い（**表 1**）．さまざまな皮膚障害も報告されており，症状に適した対応が求められる．長期使用の副作用には網膜症，筋症状・神経症状，心毒性，骨髄抑制，低血糖[5] などがあり（**表 1**），いずれも直ちに薬剤を中止することが重要であ

る．本稿では HCQ 投与後初期に出現する皮膚の有害事象，いわゆる「薬疹」を中心に述べる．

表 1 ■ HCQ の有害事象

投与後初期	長期投与時
・消化器症状（下痢が最多，嘔気など） ・頭痛，ふらつき（軽症多し） ・皮膚障害 ・霧視・羞明 ・一過性精神症状	・網膜症 ・筋症状・神経症状 ・心毒性 ・骨髄抑制 ・低血糖 ・色素沈着　　など

HCQ について

HCQ は弱塩基性の 4 アミノキノリン類に属し，クロロキンにヒドロキシ基がつくことで効果は約半分となるが，網膜症リスクは大幅に軽減された．HCQ の 75% 以上が腸管で吸収され，30 〜 60% 肝臓で CYP450 の代謝を受けて変化体になる．腎臓で 40 〜 50% 排泄され，腎不全の患者は減量を考慮する．代謝された HCQ に二つの光学異性体（S）と（R）があり，前者の半減期は 3 日，後者は約 40 日と極めて長い[6,7]．組織での

表 2 ■ HCQ による皮膚障害

皮膚症状		出現時期	治療		転帰
薬疹	播種状紅斑丘疹型	7 ～ 22 日	中止	※薬疹の場合全例で薬剤を中止する.	消退
	EM（major）	12 日	中止＋ PSL		軽快
	SJS	7 ～ 21 日	中止＋ PSL		軽快
	TEN	28 日	中止＋ PSL		2 例とも死亡
	AGEP	～ 21 日	中止＋全例 PSL		80 日で消退例あり
	DHIS/DRESS	14 日	中止＋ PSL		60 日で消退
瘙痒 / 湿疹		数日～数ヵ月	薬剤中止 ステロイド外用		消退
日光過敏		21 日	薬剤中止		消退
色素沈着		1.5 ～ 5 年	継続 / 減量 / 中止		軽快するが，完全消退は難しい

薬剤濃度分布が異なり，通常筋肉，肝臓，脾臓，腎臓，肺，特にメラニンを含む組織では長期残留し，網膜毒性に関与する．HCQ は一般的に重篤な有害事象は少ないとされ，抗リウマチ薬の中では安全性の高い薬剤である．

HCQ と皮膚障害

HCQ 内服初期には斑状丘疹型皮疹，麻疹様紅斑，滲出性紅斑，蕁麻疹，日光過敏，瘙痒，色素沈着，湿疹，苔癬様皮膚炎など多彩な皮膚障害がみられ，原病の増悪との鑑別を要する．その頻度は約 10％，うち 1％が重症である[8]．HCQ の有害事象を示す（表2）．

1．発現時期

瘙痒を伴う斑状丘疹など略全身の皮疹は，内服開始 21 日以内に発症することが多い．

2．皮膚障害の病型

HCQ による重篤な皮膚障害は多形紅斑重症型 erythema multiforme major（EM），Stevens-Johnson 症候群 Stevens-Johnson syndrome（SJS）[9]，急性汎発性発疹性膿疱症 acute generalized exanthematous pustulosis（AGEP）[10]，薬剤性過敏症症候群 drug-induced hypersensitivity syndrome/drug reaction with eosinophilia and systemic symptoms（DIHS/DRESS）[11]，中毒性表皮壊死症 toxic epidermal necrolysis（TEN）[12] のいずれもみられ，AGEP が最も多い．臨床的に AGEP に EM 様皮疹，DRESS に膿疱を混じるなど非典型例も多い[13,14]．HCQ による皮膚障害を示す（表2，図1）．

3．検査所見

一般検査では特記すべき特徴的な所見はない．病理組織学的には表皮真皮境界部の液状変性，真皮浅層血管周囲にリンパ球主体の炎症性細胞浸潤，浸潤細胞のうち好酸球を少数混じる症例もみられる．

4．診　断

パッチテスト実施例は少なく，陽性・陰性例ともに報告されている．DLST は大部分の症例で陰性．治療前に原病活動性の再評価，他の薬剤，ウイルス感染症の否定も必須である．

5．治療と予後

軽症例を除き，全例薬剤を中止することが基本である．抗ヒスタミン薬または PSL 加療（少量内服からステロイドパルス療法まで症状により幅が広い）により軽快する．AGEP と atypical target lesion が混在する症例は遷延化のサインとして注意すべきとされる．TEN の 2 症例はいずれも不幸な転帰をたどっている[12,15]．

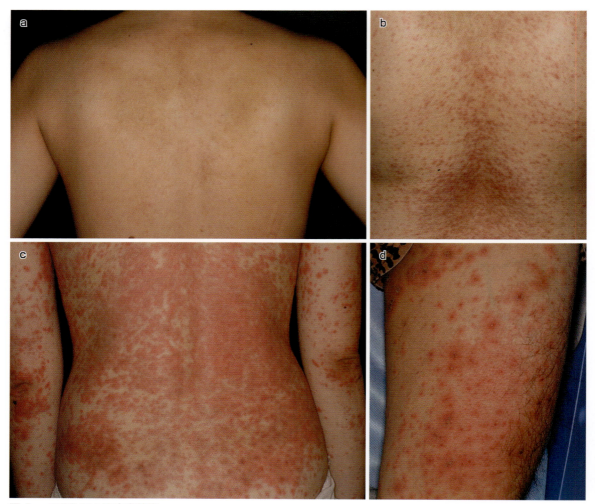

図 1 ■ HCQ による皮膚障害

a（軽症例）: 内服 10 日後に背部にわずかな紅斑と瘙痒が出現し，症状軽微のため，減量継続で皮疹は消退し，現在も内服を継続中である．DLST 陰性．
b（中等症例）: 内服 14 日ごろより略全身に瘙痒を伴う皮疹が出現し，中止で軽快．DLST 陰性．内服チャレンジテストを施行後，HCQ 200 mg より内服再開，現在内服を継続し，疾患コントロール良好である．
c（重症例）: SLE 皮疹増悪のため，内服 21 日ごろより発熱と顔面を含む略全身に皮疹が出現．播種状紅斑丘疹型皮疹に atypical target lesion が混在．粘膜疹（−）．入院加療のうえ抗ヒスタミン薬と補液，ステロイド投与なしで約 3 週間で消退．DLST 陰性．
d（重症例）: SLE 皮膚症状に対し内服 21 日目に躯幹に皮疹出現．高熱，多形紅斑と膿疱性病変混在し，粘膜疹（＋）．リンパ節腫大（＋），肝障害（＋），DHIS 疑い．入院の上，PSL 60 mg 内服加療，漸減で軽快．DLST 陰性．

6. 再投与の是非

　HCQ は免疫調整薬であり，その作用機序は完全には解明されていない．HCQ は「再投与可能」という特異的な性質から他の薬剤と一線を画す．現在その「薬疹」は HCQ の薬理作用または paradoxical reaction とする意見もあるが，真の機序は不明である．

　paradocxical reaction は「生物学的製剤治療中の自己免疫疾患患者に生じる inflammatory immune-mediated tissue manifestations」と定義

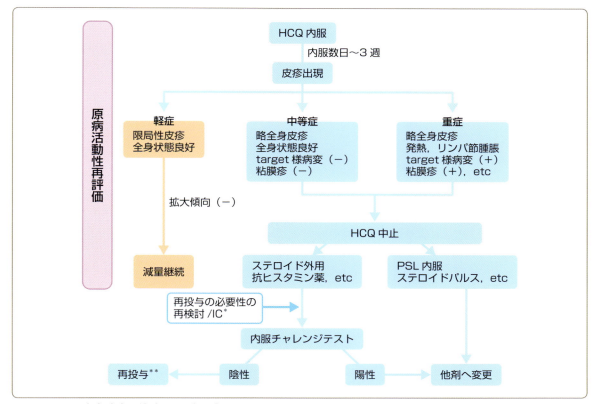

図2 ■ HCQ皮膚障害の治療アルゴリズム
＊IC：インフォームド・コンセント　＊＊皮疹再燃時他剤へ変更

され[16]，抗TNF-α抗体治療中のRA患者に生じるparadoxical psoriasisがよく知られている[17]．HCQ作用機序はTRL7,9を介するTNF-α，サイトカイン産生抑制，SLE病態形成に重要なⅠ型INF産生を制御することで効果を発揮する点で生物学的製剤の作用機序に類似する．実際HCQ内服中の乾癬の増悪[18]，乾癬様紅皮症も報告され[19]，少なくともHCQ皮膚障害の一部はparadoxical reactionで解釈可能と思われるが，今後の機序解明を期待したい．

7．再投与時の注意

現在，HCQの再投与可能という性質は広く認識されている[8,20]．再投与による皮膚障害の再燃率はそれぞれ2/5例（134例のケース・シリーズ報告），1/6例（20例のケース・シリーズ報告）程度であるが[21,22]，再投与3日目にTENの症例

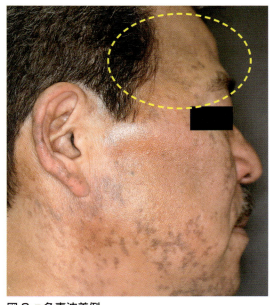

図3 ■ 色素沈着例
活動期SLEに対しHCQ400 mg内服1年後に出現．

が報告されている[12]．再投与は，皮疹の性状，DLST，内服チャレンジテストを実施，十分なインフォームド・コンセント後に慎重に行い，安易な再投与は控えるべきである．

皮疹の分布と性状，経過から重症でないと判断された軽症例では，減量後継続投与が可能である（図2）[23]．

8. 色素沈着

頻度は10〜25％ともいわれ，内服後数ヵ月〜数年後にみられる．こめかみ，両下腿または顔面のスレート様色素沈着を呈する（図3）．毛髪，粘膜にも影響し，中止により色調が軽減する

ことはあるものの，完全消退は難しい[24]．

おわりに

HCQは，エリテマトーデス治療の中心的薬剤である．皮膚障害は，減量継続可能な軽症例から生命に関わる重篤な病態まで多岐にわたる．重症例は投与3週以内に多く，この期間内は皮疹の形態変化と進展に注意し，迅速かつ適切な対応が求められる．再投与はその必要性と皮疹の形態が鍵であり，十分なインフォームド・コンセント後に慎重に行うことが重要である．

文　献

1) James JA, et al：Hydroxychloroquine sulfate treatment is associated with later onset of systemic lupus erythematosus. Lupus 16：401-409, 2007
2) Canadian Hyderoxychloroquine Study Group：A randomized study of the effect of withdrawing hydroxychloroquine sulfate in systemic lupus erythematosus. N Engl J Med 324：150-154, 1991
3) Alarcón GS, et al：Effect of hydroxychloroquine on the survival of patients with systemic lupus erythematosus: data from LUMINA, a multiethnic US cohort（LUMINA L）. Ann Rheum Dis 66：1168-1172, 2007
4) Fava A, Patri M：Systemic lupus erythematosus: Diagnosis and clinical management. J Autoimmun 96：1-13, 2019
5) Wallace DJ：Antimalarial drugs in the treatment of rheumatic diseases. In: Furst DE, editor. Wellesley MA：UpToDate：2017.
6) Tett SE, et al：Bioavailability of hyderoxychloroquine tablets n healthy volunteers. Br J Clin Pharmacol 27：771-779, 1989
7) Frust DE：Pharmacokinetics of hydroxychloroquine and chloroquine during treatment of rheuatic diseases. Lupus 5（suppl 1）：S11-15, 1996
8) Mates M, et al：Desensitization to hydroxychloroquine--experience of 4 patients. J Rheumatol 33：814-816, 2006
9) Leckie MJ, Rees RG：Stevens-Johnson syndrome in association with hydroxychloroquine treatment for rheumatoid arthritis. Rheumatology（Oxford）41：473-474, 2002
10) Paradisi A, et al：Acute generalized exanthematous pustulosis induced by hydroxychloroquine: three cases and a review of the literature. Clin Ther 30：930-940, 2008
11) Volpe A, et al：Hydroxychloroquine-induced DRESS syndrome. Clin Rheumatol 27：537-539, 2008
12) Cameron MC, et al：Hydroxychloroquine-induced fatal toxic epidermal necrolysis complicated by angioinvasive rhizopus. Dermatol Online J 20：pii 13030/qt1q90q0h5, 2014

13) Duman H, et al：Acute generalized exanthematous pustulosis induced by hydroxychloroquine: a case with atypical clinical presentation. An Bras Dermatol 92：404-406, 2017
14) Girijala RL, et al：Pustular DRESS Syndrome Secondary to Hydroxychloroquine With EBV Reactivation. J Drugs Dermatol 18：207-209, 2019
15) Murphy M, Carmichael AJ：Fatal toxic epidermal necrolysis associated with hydroxychloroquine. Clin Exp Dermatol 26：457-458, 2001
16) Garcovich S, et al：Paradoxycal Skin Reaction to Biologics in Patients With Rheumatologic Disorders. Front Pharmacol 10：282, 2019
17) 佐野栄紀：生物学的製剤のパラドックス反応機序．臨皮 69（増）：59-62, 2015
18) McCoy SS, et al：Exacerbation of Psoriasis due to hydroxychloroquine. ARCHIVES OF MEDICINE 7：9, 2015
19) Wang WM, et al：Hydroxychloroquine-Inaced Psoriasis-form Erythroderma in a Patient with Systemic Lupus Erythematosus. Chin Med J（Engl）131：1887-1888, 2018
20) Riley K, et al：Assessment of Antimalarial Therapy in Patients Who Are Hypersensitive to Hydroxychloroquine. JAMA Dermatol 155；491-493, 2019
21) Gonzalez CD, et al：Adverse cutaneous drug reactions with antimalarials in cutaneous lupus and dermatomyositis：A retrospective cohort study. J Am Acad Dermatol 81：859-860, 2019
22) Soria A, et al：Cutaneous Adverse Drug Reactions with Antimalarials and Allergological Skin Tests. Dermatology 231：353-359, 2015
23) Matsuda T, et al：Early cutaneous eruptions after oral hydroxychloroquine in a lupus erythematosus patient: A case report and review of the published work. J Dermatol 45：344-348, 2018
24) Coulombe J, Boccara O：Hydroxychloroquine-related skin discoloration. CMAJ 189：E212, 2017

I. 薬剤による皮膚有害事象／D. 特殊な薬剤による皮膚障害

5 ワルファリンによる皮膚障害

梅本尚可

Essence

▶ワルファリンは，ビタミンK依存性蛋白質の活性化を阻害することでさまざま薬理作用を生じる.
▶典型的なワルファリン皮膚壊死は，ワルファリン投与開始早期に皮下脂肪の厚い部位に発症する.
▶カルシフィラキシスは多くはワルファリン内服中の透析患者に発症し，体幹，特に陰茎に発症すると予後不良である.
▶ワルファリン投与時は皮下深部解離性血腫，コレステロール結晶塞栓症の発症にも留意する.

KEYWORD ビタミンK，ビタミンK依存性蛋白質，ワルファリン皮膚壊死，カルシフィラキシス，皮下深部解離性血腫

はじめに

ワルファリンは，深部静脈血栓症や肺塞栓症など静脈血栓を予防する代表的な抗凝固薬として長らく使用されてきた. 抗凝固作用は確実で，有効性安全性の均衡を保つ血中濃度の指標も確立されているため，幅広く使用されている. ワルファリンに関連した代表的な弊害は，出血傾向，肝機能障害，催奇形性，食事制限，薬物相互作用，ワルファリン関連腎症があり，皮膚症状としてはワルファリン皮膚壊死，カルシフィラキシス，皮下深部解離性血腫，コレステロール結晶塞栓症が挙げられる. 本稿ではワルファリン皮膚壊死，カルシフィラキシス，皮下深部解離性血腫について述べる.

ワルファリンの薬理作用

ワルファリンはビタミンKと競合阻害することで，機能的ビタミンK欠乏状態を引き起こす. ビタミンKはガンマグルタミルカルボキシラーゼの補因子としてビタミンK依存性蛋白質を活性化させる. 代表的なビタミンK依存性蛋白質には血液凝固に関わる第II，VII，IX，X因子があり，抗凝固因子のプロテインC，プロテインS

もビタミンK依存性蛋白質である. ワルファリン投与中は第II，VII，IX，X因子およびプロテインC，プロテインSのどちらの活性も低下しているが，そのバランスは抗凝固に傾き出血傾向にある. そのほかのビタミンK依存性蛋白質としては，組織の石灰化に関与するオステオカルシン，マトリックスGla蛋白質（MGP）とGlaリッチ蛋白質（GRP）などが知られている. MGPとGRPは血管の石灰化予防に関連し，ビタミンK拮抗薬の慢性的使用者は血管の石灰化のリスクが高まることが指摘されている.

ワルファリンによる皮膚障害

1 ワルファリン皮膚壊死

ワルファリン皮膚壊死 warfarin-induced skin necrosis は coumarin-induced skin necrosis とも称され以前から知られているが，その発症頻度はワルファリン投与患者の0.01～0.1％と低い[1]. ワルファリンの投与によりビタミンK依存性凝固因子と同時にビタミンK依存性抗凝固因子であるプロテインC，Sも低下するが，ビタミンK依存性凝固因子の半減期が1日前後であるのに対し，プロテインCの半減期は5～8時間と短

5 ワルファリンによる皮膚障害 99

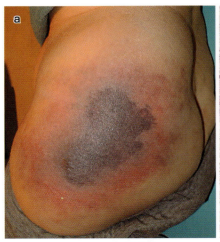
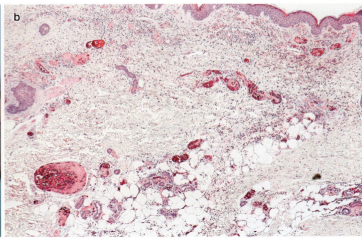

図1 ■ ワルファリン皮膚壊死
a. 72歳女性．ワルファリン投与中，腰椎圧迫骨折を契機に，左上腕，左臀部の外側に有痛性板状硬結を伴う紅斑を生じ，その後，深い潰瘍を生じた．
b. 病理組織では真皮から脂肪織の大小血管に血栓を形成していた．

いため，ワルファリン投与直後は凝固因子が減少する前にプロテインCが欠乏，過凝固状態に陥り血栓を形成すると考えられる．そのためワルファリン皮膚壊死の発症は，通常ではワルファリン投与開始早期の3～6日である．しかしワルファリン長期内服中に突然発症することもある．これは外傷，手術，感染，妊娠，ストレスなどを契機に凝固因子と抗凝固因子のバランスが崩れて凝固亢進，血栓形成をきたすためと考えられる．

ワルファリン皮膚壊死は中高年の女性に多く，典型的な臨床症状は乳房，大腿，臀部などの脂肪組織の豊富な部位に，有痛性硬結を伴う紅斑として発症（図1a），その後に壊死に至る．しかし，2000年以降の報告例をみると下腿が最多で脂肪組織量との関連はない[2]．臨床鑑別診断は電撃性紫斑，壊死性筋膜炎，カルシフィラキシス，クリオグロブリン血症，コレステロール結晶塞栓症，褥瘡，炎症性乳癌と多彩である．病理組織所見ではフィブリン沈着を伴う微小血栓の像が認められる（図1b）．白血球破砕性血管炎の像を呈した報告もある[3]．

治療はワルファリンを中止しヘパリン化した後，ワルファリンを1mg程度の少量から開始するか，他の抗凝固薬に変更する．

2　カルシフィラキシス

カルシフィラキシス calciphylaxis は小血管の石灰化による難治性皮膚潰瘍で，主にワルファリン投与中の透析患者に発症する．原因は不明であるが，前述したビタミンKによるMGP，GRPを介した血管の石灰化抑制作用に関連すると推測される．発症率は欧米では透析患者の1～4％と報告されているが，本邦では0.5％程度で，これは人種差あるいは疾患認知度が低いためと考えられている[4]．

カルシフィラキシスはワルファリン投与開始半年～1年以内に激しい痛みを伴う網状皮斑様の紫斑として出現し，皮膚潰瘍へ進展する（図2a）．体幹，四肢近位側，陰茎に発症する近位型と四肢遠位側に発症する遠位型に大別され，近位型の特に陰茎壊死を伴う症例（図3）[5]では死亡率は50％以上といわれる．病理組織では小動脈の中膜に石灰化がみられることが特徴とされているが（図2b），病理所見は診断には必須ではなく[6]（表1），臨床的に除外診断を十二分に検討することが重要である（表2）．ワルファリン以外の危険因子としては腹膜透析，低アルブミン血

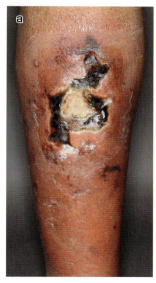
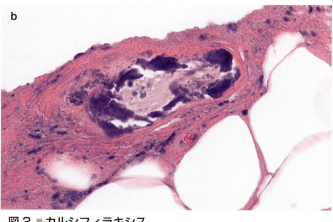

図2 ■ カルシフィラキシス
a. 64歳男性．糖尿病性腎症で透析中．激痛を伴う紫斑様皮疹出現後，皮膚潰瘍を形成した．
b. 病理組織では石灰化した小動脈が多発した．

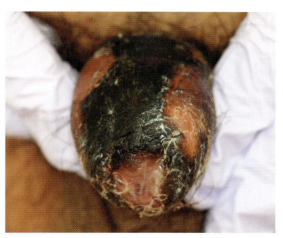

図3 ■ 陰茎に発症したカルシフィラキシス
（文献5）より引用）

表1 ■ カルシフィラキシスの診断基準（案）

以下の3基準を全て満たすか，2基準を満たすとともに生検による特徴的な組織所見を呈すること．
①維持透析を行っているか，GFR ≦ 15 mL/分の末期腎不全 ②周囲に有痛性紫斑を伴う2箇所以上の治療困難な皮膚潰瘍 ③体幹部，上腕，前腕，大腿，下腿，陰茎に発症する，周囲に有痛性紫斑を伴う治療困難な皮膚潰瘍
上記の3基準を全て満たさない場合，他の疾患との鑑別が困難な場合に皮膚生検が推奨される．
①小〜中動脈の中膜および内弾性板の石灰化を伴う皮膚潰瘍および壊死および粘膜下脂肪壊死 ②小〜中動脈の浮腫性内膜肥厚による求心性狭窄

（文献6）より引用改変）

症，高カルシウム血症，高リン血症がある．
　治療はワルファリンを中止する．近年，チオ硫酸ナトリウムの静脈投与の有効性が報告されている．チオ硫酸カルシウム複合体を形成することでカルシウムを除去するほか，抗酸化剤としても作用すると考えられる．皮膚潰瘍からの感染，敗血症が主たる死因であり，感染予防の局所の処置が重要である．

3　皮下深部解離性血腫

　皮下深部解離性血腫 deep dissecting hematoma は軽微な外傷を契機に発症する皮下深部の広汎な血腫である．皮膚粗鬆症 dermatoporosis を基盤とし，外傷を受けやすい四肢，下腿に好発する（図4a）[7]．多くはワルファリンをはじめとした抗凝固薬・抗血小板薬を内服している．皮下深部血腫に気づかず放置すると，巨大化した血腫に圧排された被覆皮膚の壊死をきたし，広範な皮膚潰瘍を生じる．皮下深部解離性血腫の可能性があればCT，MRIなどの画像検査を施行し（図4b），診断後は切開，血腫除去を施行，弾性包帯で圧迫止血する．

表2 ■ カルシフィラキシス診断のための参考所見と除外診断項目

参考所見
下記除外診断のために，ガドリニウム造影剤使用歴調査と抗核抗体，クリオグロブリン定量，抗リン脂質抗体の各測定を行う． カルシフィラキシスに特異的な検査所見はない．

除外診断
糖尿病性壊疽，ヘパリン起因性血小板減少症に伴う皮膚壊死，ワルファリン皮膚壊死，全身性硬化症，nephrogenic systemic fibrosis 初期病変，コレステロール塞栓症，蜂窩織炎，クリオグロブリン血症，ハイドロキシウレアによる皮膚潰瘍，抗リン脂質抗体症候群，低温熱傷，壊死性筋膜炎，下腿静脈瘤に伴う潰瘍病変，皮内皮下に生ずる異所性石灰化に伴う皮膚潰瘍（疼痛を伴わないことが多い）．

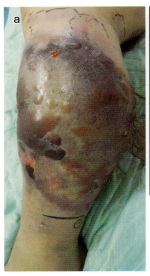
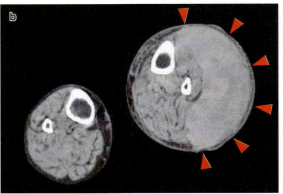

図4 ■ 皮下深部解離性血腫
a．69歳女性．ワルファリン内服中．転倒打撲によって生じた巨大血腫．
b．左下腿CT所見．巨大な血腫を認めた．

（文献7）より引用）

おわりに

近年開発されたリバーロキサバン（イグザレルト®），アピキサバン（エリキュース®），エドキサバン（リクシアナ®）など新規抗凝固薬は，ワルファリンと比較してモニタリングの必要性，薬物相互作用，食事制限などの点でメリットがある．しかし新規抗凝固薬は用量設定，中和方法が確立されておらず，現時点ではワルファリンを凌駕していない．しかし，ワルファリンによる，頻度は低いながらも重篤な皮膚障害，血管の石灰化などを考慮すると，今後は新規抗凝固薬に切り替わっていく可能性が高い．

文献

1) Nazarian RM, et al：Warfarin-induced skin necrosis．J Am Acad Dermatol 61：325-332, 2009
2) Klein L, et al：Warfarin-induced limb gangrene in the setting of lung adenocarcinoma．Am J Hematol 76：176-179, 2004
3) Hamada T, et al：Warfarin-induced skin necrosis accompanied by aggravation of vasculitis in a patient with cutaneous arteritis．Int J Dermatol 56：779-781, 2017
4) 長谷川 元：透析患者に対するワーファリン使用に関する諸問題 有効性と危険性，Calciphylaxis，ワーファリン皮膚壊死，ワーファリン関連腎症．日血管外会誌 26：83-90, 2017
5) 中村考伸，ほか：Calciphylaxisによると考えられた陰茎壊死の1例．Skin Surg 19：98-102, 2010
6) 林 松彦，ほか：全国調査に基づくカルシフィラキシス診断基準の提案．日透析医学会誌 45：551-557, 2012
7) 渡邉萌理，ほか：Deep dissecting hematomaの1例．皮膚臨床 56：683-686, 2014

Ⅰ．薬剤による皮膚有害事象／D．特殊な薬剤による皮膚障害

COLUMN

G-CSF 製剤による Sweet 症候群

大磯直毅

好中球性皮膚症

Sweet 症候群は，好中球性皮膚症に分類される．好中球性皮膚症 neutrophilic dermatoses は皮膚内への稠密な好中球浸潤が生じる疾患で，原則として感染や血管炎を伴わない[1]．好中球性皮膚症の分類を**表 1** に示す[2]．

Sweet 症候群

Sweet 症候群は真皮への稠密な好中球浸潤とともに，圧痛性もしくは有痛性紅色局面もしくは結節を特徴とする炎症性皮膚疾患である．あらゆる年代に生じうるが，中年期女性に好発する．

古典型 classic，悪性腫瘍関連型 maligmant-associated，薬剤誘発性 drug-induced に分類される[3]．古典型には，非特異的呼吸器感染症などの先行疾患関連型と特発性が含まれる．Nelson らは 83 例中 30 ％が古典型，44 ％が悪性腫瘍関連型，24% が悪性腫瘍存在下での薬剤誘発性，2 ％が薬剤誘発性と報告した[3]．薬剤誘発性 Sweet 症候群は，主に悪性腫瘍存在下で発症する．薬剤誘発性は，顆粒球コロニー刺激因子 granulocyte-colony stimulating factor (G-CSF) 誘発性と，他の薬剤誘発性に分類される．

Sweet 症候群の詳細な病因は，未だ不明である．Th1 型サイトカイン（IL-1α, IL-1β, IL-2, IFN-g）により誘導されることが示唆されている[4]．

鑑別疾患として，**表 1** のごとく他の好中球性皮膚症がある．また，感染症，紅斑症，血管炎，膠原病，皮膚悪性リンパ腫，転移性皮膚腫瘍なども鑑別に挙げられる．

1. Sweet 症候群の診断基準[5]（**表 2**）

主項目①は，典型的な臨床像を示している．顔

表 1 ■ 好中球性皮膚症の分類

主たる好中球浸潤部位	疾患名
表皮	角層下膿疱症
真皮	Sweet 症候群（急性熱性好中球性皮膚症 acute febrile neutrophilic dermatosis）
真皮と血管	持久性隆起性紅斑
真皮とエクリン汗線	好中球性エクリン汗腺炎
真皮と皮下組織	壊疽性膿皮症
皮下組織	好中球性脂肪織炎

表 2 ■ Sweet 症候群の診断基準

通常は 2 つの主項目と 2 つ以上の副項目を満たす．
主項目
①急激に発症する圧痛性もしくは有痛性の紅斑局面もしくは結節で，時に小水疱・膿疱・もしくは水疱を伴う．
②好中球破砕性血管炎を生じない真皮内への稠密な好中球浸潤．
副項目
①先行する非特異的呼吸器，消化管感染症，ワクチン接種，もしくは慢性自己免疫疾患や感染症のような炎症性疾患・血液増殖疾患・悪性腫瘍・妊娠との関連
② 38 ℃以上の発熱
③血液検査異常　（4 項目中 3 項目以上） 　1) 血沈　20 nm/h 以上 　2) CRP 高値 　3) 白血球数　8,000/mL 以上 　4) 好中球　70% 以上
④ステロイド全身投与もしくはヨウ化カリウムが著効する．

面，項部，頸部，上胸部，上背部，前腕，手背に好発する．暗赤色から紫紅色の滲出性紅斑で，著明な浮腫により紅色局面や結節様外観となる．病変部表面は小水疱，小膿疱，水疱となり，その後

びらん，潰瘍へと進展する．関節痛，筋肉痛，結膜炎，強膜炎を伴いやすい．

主項目②は，典型的な病理組織像を示している．好中球が活性化されていることから，好中球破砕 leukocytoclasis による核破片 nuclear dust が生じうる．しかしながら，好中球破砕性血管炎 leukocytoclastic vasculitis はないことから，フィブリノイド変性はない．

副項目①は非特異的呼吸器感染症などの先行疾患と関連する古典型や悪性腫瘍関連型で認められるが，特発性の古典型は該当しない．そのため，すべての症例で満たすとは限らない．薬剤誘発性は副項目①で記載されていないが，Nelson らは被疑薬が存在していれば，項目を満たすと判断している[3]．薬剤誘発性 Sweet 症候群の診断基準を活用してもよい[6]．

副項目④は，治療反応性に関する項目である．典型例ではステロイド全身投与（0.5 〜 1 mg/kg），軽症例ではステロイド外用が第一選択，ヨウ化カリウム，ダプソン，クロロキンが第二選択となる．通常はステロイド全身投与が有用である．

2. 薬剤誘発性 Sweet 症候群の診断基準[6]（表3）

項目④で誘発試験が必須とされていないため，再投与試験を実施していない症例では，すべての項目を満たしたとしても直接的な因果関係が確認できているわけではないことに留意すべきである．

顆粒球コロニー刺激因子

1. G-CSF 製剤

G-CSF は，主にマクロファージより分泌さる

表3 ■ 薬剤誘発性 Sweet 症候群の診断基準

下記の5項目すべて満たす．
①急激に発症する圧痛性もしくは有痛性の紅斑性局面もしくは結節
②好中球破砕性血管炎を生じない真皮内への稠密な好中球浸潤
③38℃以上の発熱
④薬剤投与後の臨床症状出現もしくは誘発試験後の臨床症状出現
⑤薬剤中止後の臨床症状消退もしくはステロイド全身投与後の臨床症状消退

糖蛋白である．受容体を発現する骨髄中の好中球前駆細胞に作用して，好中球の増殖と分化を促進する．好中球の機能亢進作用や抗アポトーシス作用がある．

G-CSF 製剤は，がん化学療法後の好中球減少症や造血幹細胞の末梢血中への動員などに用いられる．

2. G-CSF 製剤による Sweet 症候群の誘発

G-CSF 製剤は，頻度は不明だが薬剤誘発性 Sweet 症候群を誘発しうる．薬剤誘発性 Sweet 症候群のうち，G-CSF 製剤による Sweet 症候群が最も高頻度である[3]．G-CSF 製剤による好中球の応答異常により，Sweet 症候群が誘発されると推測される．

Sweet 症候群の症状が現れた場合，G-CSF 製剤の中止とステロイド全身投与を検討する．

文献

1) Nelson CA, et al：Neutrophilic dermatoses: Pathogenesis, Sweet syndrome, neutrophilic eccrine hidradenitis, and Behçet disease. J Am Acad Dermatol 79：987-1006, 2018

2) Filosa A, Filosa G：Neutrophilic dermatoses: a broad spectrum of disease. G Ital Dermatol Venereol 153：265-272, 2018

3) Nelson CA, et al：Sweet syndrome in patients with and without malignancy: A retrospective analysis of 83 patients from a tertiary academic referral center. J Am Acad Dermatol 78：303-309, 2018

4) Giasuddin AS, et al：Sweet's syndrome: is the pathogenesis

mediated by helper T cell type 1 cytokines? J Am Acad Dermatol 39：940-943, 1998

5) von den Driesch P：Sweet's syndrome（acute febrile neutrophilic dermatosis）. J Am Acad Dermatol 31：535-556, 1994

6) Walker DC, Cohen PR：Trimethoprim-sulfamethoxazole-associated acute febrile neutrophilic dermatosis: case report and review of drug-induced Sweet's syndrome. J Am Acad Dermatol 34：918-923, 1996

7) Nofal A, et al：Sweet's syndrome: diagnostic criteria revisited. J Dtsch Dermatol Ges 15：1081-1088, 2017

薬剤による特殊な皮膚障害 Ⅱ章

Ⅱ．薬剤による特殊な皮膚障害

1 近年の薬剤性光線過敏症

森脇真一

Essence

▶ 薬剤性光線過敏症は，臨床の場では決して稀な疾患ではない．
▶ 皮疹の分布などから光線過敏症が疑われた場合には，薬剤摂取に関しての問診を詳細に行う．
▶ 近年，ARB／ヒドロクロロチアジド合剤，各種分子標的薬，ピルフェニドン，ボリコナゾールによる光線過敏症が増加している．
▶ ケトプロフェンによる光アレルギー性接触皮膚炎の既往がある患者では，ケトプロフェンの経皮感作，交差反応により薬剤性光線過敏症が生じる可能性がある．
▶ 薬剤性光線過敏症を疑った場合には，光線試験の実施，正しい診断，被疑薬の中止，適切な生活指導，ならびに早期の治療開始が患者 QOL 低下を防ぐことにつながる．

KEYWORD 光線過敏症，紫外線，ヒドロクロロチアジド，薬剤性光線過敏症

はじめに

　紫外線の作用より皮膚にさまざまな異常が出現する疾患の中で，通常は皮膚に異常をきたさない程度（時間）・波長領域の光線曝露で皮膚症状を呈する疾病群が，光線過敏症である．光線過敏症には，外因性，内因性，遺伝性，代謝異常といったさまざまな原因で発症する種々の疾患が含まれる（**表 1**）．薬剤性光線過敏症は，全身に循環する薬剤がクロモフォアとなる外因性光線過敏症の一つである．全身投与（内服，静注）された薬剤の光毒性，あるいは光アレルギー反応を機序として発症する．日常診療において「外出した後に顔に日焼けのような皮疹が生じた」，「最近太陽の光に弱くなった」などの主訴で来院した患者（特に中高年）では，薬剤性光線過敏症を念頭に置く必要がある．薬剤性光線過敏症患者が正しい診断を受けずに放置されると，QOL 低下が徐々に進行し，ひいては被疑薬が確認されて中止した後も年余にわたり光線過敏症状が続く慢性光線性皮膚炎 chronic actinic dermatitis（CAD）に移行する場合もある．

薬剤性光線過敏症の皮膚症状

　光線曝露後に露光部（顔面，項部，手背，上胸部 V 領域など）に限局して皮疹が生じる．直接的な光線曝露を受けることがまずない臀部，腹部などには，皮膚症状はみられない．皮疹は瘙痒を伴い，紅斑，丘疹，水疱，乾燥，色素斑，白斑など多彩で，季節に関わらず皮膚症状が出現する．皮疹の経過により，皮膚症状や病理組織型に変化がみられることもある[1]（**図 1**）．

薬剤性光線過敏症を疑うポイント

　問診が極めて重要で，確定診断への最初のステップとなる．まず最初に皮膚症状が出現した時の状況，これまでの薬剤摂取歴を聞き出す．次いで光線と皮疹の関係，光線曝露後皮疹が生じるまでの時間，ガラス越しの光線曝露（屋内）に対する反応（UVB は通常の窓ガラスで遮断されるため）を質問する．

表 1 ■ 光線関連皮膚疾患の分類

光線（紫外線）の曝露により誰にでも生じ得る変化（個人差あり） ・日光皮膚炎（サンバーン），即時黒化，遅延型黒化（サンタン） ・光老化の進行（しわ，シミ，日光黒子） ・皮膚腫瘍（脂漏性角化症，日光角化症，基底細胞癌，有棘細胞癌など）の発生
光線過敏症 〈健常人が照射されても何ら皮膚に異常をきたさない波長領域あるいは低い線量の光線（紫外線，可視光線）の曝露で，光線露光部位に異常な皮膚反応を呈する疾患群〉 ・外因性： exogenous or drug/chemical-induced photodermatoses 　　　　　光接触皮膚炎（光毒性，光アレルギー性） 　　　　　薬剤性光線過敏症（光毒性，光アレルギー性） ・内因性： primary or autoimmune photodermatoses 　　　　　日光蕁麻疹，多形日光疹，慢性光線性皮膚炎，日光性痒疹，夏季痤瘡，リコール現象 　　　　　種痘様水疱症（EB ウイルス関連） ・遺伝性： genetic photodermatoses 　　　　　DNA 修復異常：色素性乾皮症，コケイン症候群など 　　　　　DNA 修復正常：骨髄性プロトプルフィリン症，異型ポルフィリン症，その他の先天性ポルフィリン症 ・代謝異常： metabolic photodermatoses 　　　　　晩発性皮膚ポルフィリン症，ペラグラ
その他（他疾患の誘発・増悪）： photo-exacerbated or photo-aggravated dermatoses ・扁平苔癬，SLE（DLE），皮膚筋炎，Sjögren 症候群 　ダリエ病，乾癬，菌状息肉症，アトピー性皮膚炎，酒さ，肝斑，単純疱疹など
心身症的疾患 ・身体表現性障害（「紫外線アレルギー」，「電磁波過敏症」などを主訴に来院する）

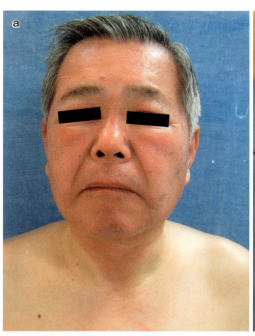 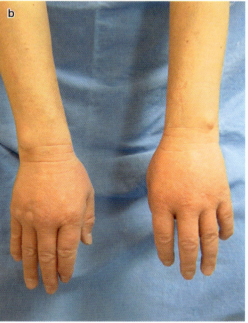

図 1 ■ 64 歳男性．皮疹の経過で皮膚症状に変化がみられた薬剤性光線過敏症

a：顔面，b：手背．テルミサルタン／ヒドロクロロチアジド合剤内服 3 ヵ月後に生じた（作用波長は UVB＋UVA，皮疹は浮腫性紅斑）． （文献 1）より引用）

表2 ■ 光線過敏症を起こす薬剤

- ・抗菌薬
- ・NSAIDs（イブプロフェン，ナプロキセン，ケトプロフェン，セレコキシブ）
- ・利尿薬（フロセミド，ブメタニド，ヒドロクロロチアジド）
- ・レチノイド（イソトレチノイン，アシトレチン）
- ・抗真菌薬（グリセオフルビン，ボリコナゾール）
- ・血糖降下薬（スルホニル尿素薬）
- ・抗精神病薬（クロルプロマジン，フルフェナジン，オランザピン，トリフルオペラジン）
- ・アミオダロン
- ・アザチオプリン
- ・ジルチアゼム
- ・キニーネ
- ・キニジン
- ・ヒドロキシクロロキン
- ・エナラプリル
- ・ダプソン
- ・フルオロウラシル（5-FU）
- ・コールタール
- ・セントジョーンズワート

サンスクリーン剤，芳香剤，そして稀に石鹸で光アレルギー反応を引き起こすことがある.

（Continuing Education［Webster Care 2015］より引用）

薬剤性光線過敏症を疑った場合の検査

1. 光線照射試験

人工光源を用いた紫外線（UVB，UVA）の照射を背部皮膚に行い，24時間後に判定する. 各波長領域に対する過敏性を最小紅斑量 minimal erythema dose（MED）（正常は50〜100 mJ/cm^2），UVA紅斑 minimal response dose（MRD）（通常は生じない）出現の有無を判定する. ある薬剤を内服中に，本試験にて異常所見がみられた場合，その薬剤による薬剤性光線過敏症である可能性の根拠の一つとなる.

2. 光貼布試験

被疑薬を貼布した後にUVAを照射することにより，光アレルギー反応の存在を調べる検査である. 薬剤性光線過敏症の原因薬剤確定に有用な検査である.

薬剤性光線過敏症の近年の傾向

光線過敏症を引き起こす薬剤は300種類以上知られている（表2）. 以前はニューキノロン系抗菌薬（スパルフロキサシン，フレロキサシン，エノキサシン，ロメフロキサシン），ピロキシカム，アンピロキシカム，グリセオフルビン，テガフール，チリソロール，メキタジン，アフロクァロンによる報告が多かったが，その中のいくつかは現在発売中止となり，近年は降圧薬（降圧作用がよく患者の利便性が高いとして頻用されているARB／ヒドロクロロチアジド合剤）での報告が増えている（図2，3）. 同薬＋UVAによる光アレルギー反応により，さまざまな皮膚症状（紅斑，浮腫，水疱形成，湿疹様など）が出現し，3ヵ月以上放置すればメラノサイトの一時的な機能低下による光線性白斑黒皮症 photoleukomelanoderma に移行しやすくなる[2]. 原因薬剤中止後も1ヵ月程度は皮膚の紫外線高感受性が持続する. この際，皮膚細胞内にDNA損傷（シクロブタン型ピリミジンダイマー）が生じるとの報告もあり，同薬の長期内服による露光部皮膚癌の発症リスクが高まる可能性が，欧米では示唆されている[3,4].

また分子標的薬（エルロチニブ，ゲフィチニブ，イマチニブなど）[5,6]，肺線維症治療薬ピルフェニドン投与中に生じたUVB，UVAに対する光毒性反応の症例も，最近散見されるようになった[7].

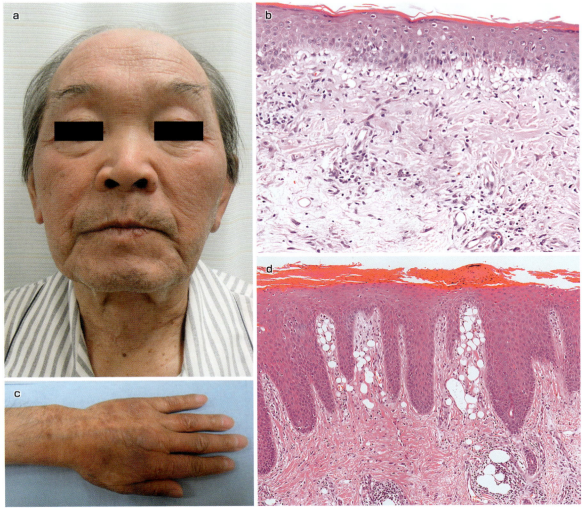

図2 ■ 72歳男性. オルメサルタンメドキソミル内服による薬剤性光線過敏症（4ヵ月以上経過後の受診時所見）
オルメサルタンメドキソミル内服1週間後に皮疹が出現, 4ヵ月以上経過後の受診時所見では, 皮疹が新しい額部の紅斑は病理組織学的に苔癬型反応を呈し（a,b）, 皮疹3週間以上持続性である手背の暗赤色紅斑は乾癬様変化を示した（c,d）.

アスペルギルス感染症治療薬ボリコナゾールは, UVB, UVAにより生じる活性酸素, アリルハイドロカーボン受容体を介したCOX-2発現増加を機序とした光発癌に留意する必要がある[8,9].

ケトプロフェンによる光アレルギー性皮膚炎は難治であることが多く, 経皮感作が生じることがある. したがって, ケトプロフェンによる光接触皮膚炎治癒後に, ケトプロフェン, 構造が類似した他剤（benzoyl基を含むスプロフェン, チアプロフェン, オキシベンゾン, フェノフィブラートなど）を内服した場合に薬剤性光線過敏症が引き起こされる場合がある[10,11].

ポルフィリン症患者への鉄剤投与は禁忌であるが, 鉄剤は時に健常人に人工的にポルフィリン症を誘発し, 薬剤性のポルフィリン症（広義には薬剤性光線過敏症）を生じさせることがある（図5）.

1　近年の薬剤性光線過敏症　　109

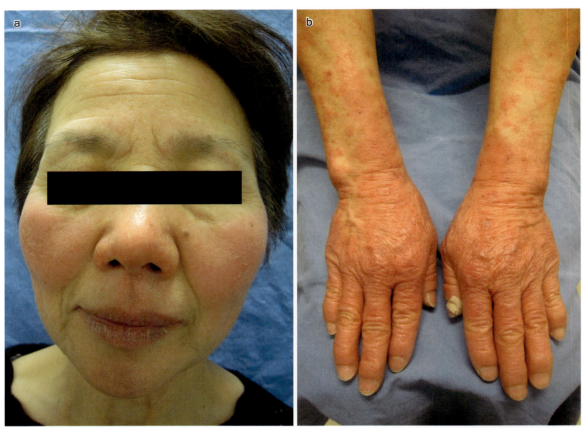

図3 ■ 69歳女性．ロサルタンカリウム／ヒドロクロロチアジド合剤内服4ヵ月後に生じた光線過敏症（作用波長はUVA，皮疹は湿疹様）
a．顔面．b．手背．

薬剤性光線過敏症患者への対応

　薬剤性光線過敏症に生じた皮膚症状の治療は，対症療法（ステロイド外用薬，抗ヒスタミン内服薬）が主となる．外因となった薬剤，もしくは交差反応を起こしやすい薬剤の摂取を避けるように指導する〔抗悪性腫瘍薬による薬疹の場合は被疑薬を継続しながら外用療法，遮光（UVA）で対応することが多い〕．外因が除去されても，1ヵ月程度は日中外出時にはサンスクリーン剤を使用することが推奨される．

おわりに

　薬剤性光線過敏症は臨床の場では決して稀な疾患ではなく，見逃せば患者のQOLは著しく低下する．皮膚症状の病態として光線の関与が少しでも疑われれば，可能な限り問診を詳細に行い，薬剤性光線過敏症の可能性があれば，正しい確定診断を行い，適切な治療，生活指導を始めることが臨床医の責務である．

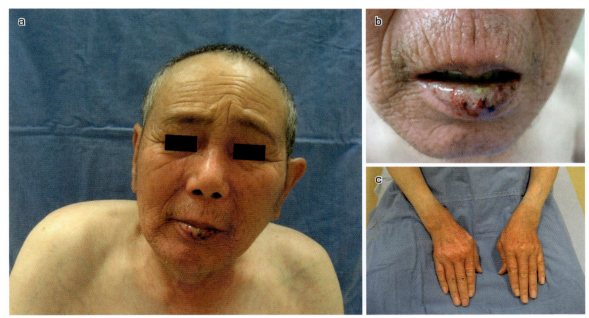

図5 ■ 65歳男性．貧血に対する鉄剤投与2週間後に生じたポルフィリン症
a. 顔面，b. 下口唇，c. 手背．

文 献

1) Ozaki C, et al：Case of photosensitivity after the administration of olmesartan medoxomil．J Dermatol **45**：e277-e278，2018
2) Masuoka E, et al：Dysfunction of melanocytes in photoleukomelanoderma following photosensitivity caused by hydrochlorothiazide．Photodermatol Photoimmunol Photomed **27**：328-330，2011
3) Kunisada M, et al：Hydrochlorothiazide enhances UVA-induced DNA damage．Photochem Photobiol **89**：649-654，2013
4) Pedersen SA, et al：Hydrochlorothiazide use and risk of nonmelanoma skin cancer: A nationwide case-control study from Denmark．J Am Acad Dermatol **78**：673-681，2018
5) Luu M, et al：Photosensitive rash due to the epidermal growth factor receptor inhibitor erlotinib．Photodermatol Photoimmunol Photomed **23**：42-45，2007
6) Fukai T, et al：Case of erlotinib-induced photosensitivity．J Dermatol **41**：445-446，2014
7) Papakonstantinou E, et al：Pirfenidone-induced severe phototoxic reaction in a patient with idiopathic lung fibrosis．J Eur Acad Dermatol Venereol **30**：1354-1356，2016
8) Goyal RK：Voriconazol-associated phototoxic dermatoses and skin cancer．Expert Rev Anti Infect Ther **13**：1537-1546，2015
9) Ikeya S, et al：Voriconazole-induced photocarcinogenesis is promoted by aryl hydrocarbon receptor-dependent COX-2 upregulation．Sci Rep **22**：5050，2018
10) Kuwatsuka S, et al：Case of photosensitivity caused by fenofibrate after photosensitization to ketoprofen．J Dermatol **43**：224-225，2016
11) Hong JH, et al：Fenofi brate-Induced Photosensitivity-A Case Report and Literature Review．Dermatol Sinica **27**：37-43，2009

Ⅱ. 薬剤による特殊な皮膚障害

2 ボリコナゾールによる光線関連皮膚癌

池谷茂樹

Essence

▶ ボリコナゾール（VRCZ）は薬剤性光線過敏症だけでなく，日光角化症（AK）や皮膚有棘細胞癌（cSCC）といった光線関連皮膚癌を誘発しうる.

▶ 光線関連皮膚癌は，投与から2～4年の経過で露光部位（顔面，口唇・特に下口唇，耳介，項部，上胸部V領域，手背や前腕）に発症する.

▶ VRCZとその肝代謝物，紫外線といったさまざまな因子が複雑に関与して皮膚癌を生じる.

▶ VRCZ関連の皮膚癌への対応は，VRCZの中止と通常の皮膚癌治療に準じる.

▶ VRCZ投与の際は，徹底した遮光や皮膚障害のチェックなど，早期から皮膚科医が積極的に関わる必要がある.

KEYWORD ボリコナゾール，光線過敏症，日光角化症，皮膚有棘細胞癌

はじめに

ボリコナゾール（VRCZ；ブイフェンド®）はアゾール系抗真菌薬であり，本邦では2005年に承認された. 重症型の侵襲性アスペルギルス症においてもアムホテリシンBより数段高い治療成績を示し[1]，深在性真菌症治療や臓器移植後の真菌感染予防として重要な抗真菌薬である[2-4].

主な副作用は視覚障害，肝機能障害で，皮膚障害としては光線過敏が知られていた[4]. しかしながらVRCZ長期内服中に多発性皮膚有棘細胞癌（cSCC）を生じたとする報告が蓄積されるようになり[5,6]，近年では臓器移植後cSCCのリスク因子と考えられている[7].

この皮膚癌誘発性という副作用そのものも重篤であるが，VRCZ投与継続が困難となることも医療上の大きな問題である.

本稿ではVRCZによる光線過敏症と光線関連皮膚癌について，われわれが見出した新しい知見を踏まえて紹介する.

VRCZ の特性

VRCZ関連の皮膚障害を理解するために，VRCZが有するユニークな特徴を紹介する. それは，VRCZそのものは紫外線に安定だが，その肝代謝物（VNO）はUVB領域（290～320 nm）に吸収域を持ち[8]，その肝代謝物にUVB照射して生じた光分解物（P-VNO）はUVA（320～380 nm）に吸収域を有することである[9,10]（図1）. 重要なことは，日光照射にて進行するこれらの過程と最終的に生成されたP-VNOにて活性酸素が発生し，組織・細胞傷害が生じることである[9,10]. VRCZの光線過敏において，VRCZそのものは直接には関係していない可能性が高い.

VRCZ による皮膚障害の臨床症状

最初に光線過敏症として気づかれることが多く，その後，光老化である色素斑や皮膚の菲薄化が目立つようになり，角化性紅斑を伴ってくる.

光線過敏症とは，太陽光線にあたった皮膚が赤くなるなどの異常な反応が，通常では起こりえな

112 Ⅱ. 薬剤による特殊な皮膚障害

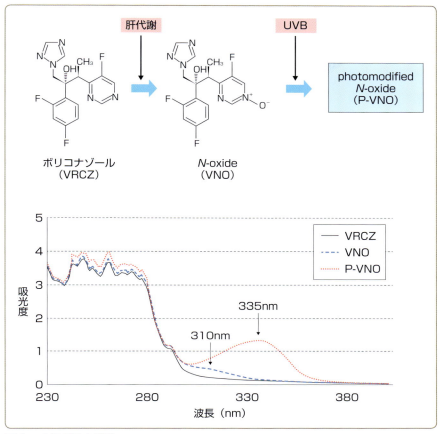

図1 ■ VRCZ の特性

い光量にてみられる病態である[11]．光毒性反応と光アレルギー性反応に分けられるが，VRCZ の光線過敏症ではピリピリとした痛みや灼熱感を伴い，日焼け（サンバーン）様の発疹を呈するといった光毒性の特徴を有している．上述した VRCZ の特性は光毒性のものであるため，臨床とも合致している．ただ，通常の光毒性反応では，薬剤内服後の初回日光曝露から生じうるが[11]，VRCZ の場合は開始から数ヵ月してから気づかれることが多い．

皮膚癌は，VRCZ 投与から平均して2～4年後ぐらいに診断されている[6,12]．VRCZ による AK や AK から進展した cSCC は，通常の AK と同様，顔面，口唇（特に下口唇），耳介，項部，上胸部 V 領域，手背や前腕といった露光部に発症するが，非露光部にはみられない．われわれの施設では，VRCZ による光線関連皮膚癌を6例経験している（2例は文献 13）にて報告）[13]．その臨床像（図2）とまとめ（表1）を示す．平均の VRCZ 投与期間は 40 ヵ月で，従来の報告とほぼ同じ[6,12]であったが，VRCZ 投与の契機となった基礎疾患は，これまでの報告の多数を占めるような血液疾患や臓器移植後の高度免疫不全を有する症例は1例のみで，残りの5例は明らかな免疫不全のない肺アスペルギルス症であった．6例中3例は不幸な転帰をたどり，うち2例は肺アスペルギルス症による呼吸不全，1例は cSCC の進行であった．皮膚病理組織学的には，VRCZ 誘発性 AK では有意に表皮が厚くなり，浸潤している細胞は少なかった（図3）．この病理組織学的な差異は，

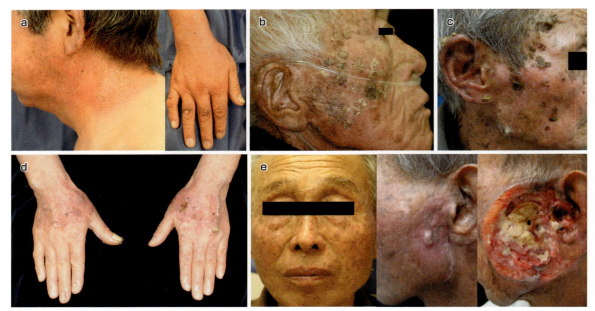

図2 ■ VRCZによる皮膚障害

a. 光線過敏症．露光部に紅斑を認める．
b. 頬部や耳介に著明な角化性紅斑が多発している（症例2）．
c. 症例2（b.）と同様の臨床像を呈している（症例1，文献13）と同一症例）．
d. 手背の紅斑，角化性紅斑（症例6，宮澤より許可を得て掲載）．
e. 左頬部の腫瘍の破壊性進展のため，広範囲の外科的治療を要した（症例4，文献13）と同一症例）．

表1 ■ 当科で経験した症例のまとめ

症例	年齢/性別	VRCZ投与の基礎疾患	VRCZ投与期間（月）	光線過敏症以外の皮膚症状	光線テスト（UVB/UVA）	VRCZ/VNOの血中濃度（μg/mL, trough）	経過
1	78/男性	肺アスペルギルス症	56	色素斑, AK, cSCC	−/−	3.63/2.94	肺アスペルギルス症にて死亡
2	81/男性	肺アスペルギルス症	18	色素斑, AK, cSCC	N.D.	N.D.	cSCCにて死亡
3	76/女性	肺アスペルギルス症	36	色素斑, AK, ケラトアカントーマ	−/−	N.D.	生存
4	76/男性	肺アスペルギルス症	30	色素斑, AK	N.D.	N.D.	肺アスペルギルス症にて死亡
5	67/男性	肺アスペルギルス症	48	色素斑, AK, cSCC	−/−	4.97/0.64	生存
6	54/女性	急性リンパ球性白血病	54	色素斑, AK, cSCC	−/−	N.D.	生存

AK：actinic keratosis, N.D.：not done, cSCC：cutaneous squamous cell carcinoma, VNO：voriconazole N-oxide, VRCZ：voriconazole

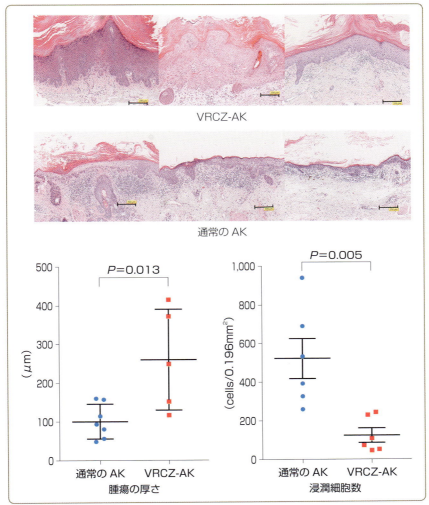

図3 ■ VRCZによるAKと通常のAKとの病理組織学的な検討
VRCZ症例において，腫瘍はより厚く，細胞浸潤数は少ない．

VRCZによるAKが通常のAKとは異なる側面があることを示唆しているのではなかろうか．AK様の皮疹が，VRCZ中止にて消退したとの報告もある[12,14]．

推定される機序

VRCZによる光線関連皮膚癌発症機序の解明は，この重篤な副作用に対処するため必要不可欠であろう．VRCZによる光線過敏症は，すでに述べたVRCZ特有の性質により説明される．VRCZの肝代謝物にUVB，UVAが照射されて生じるという複雑な過程を要するため，通常の光毒性の薬疹の際は投与開始直後から日光照射にて光線過敏症状が生じることが多いが，VRCZの際は数カ月後に気づかれるのかもしれない．実際，紫外線照射試験においてもUVA，UVBいずれも誘発が困難であることが多い．VRCZの代謝には遺伝子多型が影響するため[15]，個体による差も大きいであろう．

それでは，VRCZによる光線性皮膚癌誘発の機序は光線過敏症から説明可能であろうか．VRCZ

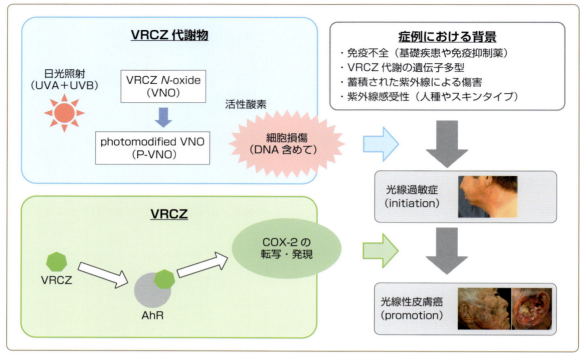

図4 ■ VRCZ誘発性光線性皮膚癌発症機序の仮説

皮膚癌は光線過敏症状がみられる露光部位に生じることから，光線過敏が必要であることは間違いない．VRCZの光毒性（正確にはP-VNO）により表皮角化細胞のDNAに損傷が生じるため[9,10]，少なくとも多段階発癌の起始（initiation）には関与しているであろう．ここで疑問が生じる．光線過敏型薬疹を生じる薬剤は多数あるものの，光線関連皮膚癌発症と関連づけた報告は知る限りはこれまでになく，少なくともVRCZのように多数報告されている薬剤は存在しない．また，薬剤以外に光線過敏を生じる疾患も先天性・後天性を含めて少なくないが，皮膚癌との関連では，遺伝子修復に遺伝的に問題のある色素性乾皮症以外は問題となることはほとんどない．したがって，VRCZにおける光線関連皮膚癌光線過敏以外の要素も想定することが自然ではなかろうか．そこで筆者らは，VRCZそのものに注目して機序の解明を試みた[10]．結論のみ述べると，VRCZが芳香族炭化水素受容体（AhR；MEMO参照）を介してCOX-2転写活性を誘導し，皮膚癌を促進（promotion）する可能性を提示した．これらを踏まえて，筆者らが提唱する機序を図4に示す．

治療と予防

VRCZの中止と，通常のAKやcSCCの治療に準ずる．すなわちAKには液体窒素による冷凍凝固やイミキモド外用，切除を行い，cSCCは基本的には手術療法を選択する．AK様の皮疹はVRCZ中止にて消退することもあるとの報告もある[12,14]．これまでに得られた知見からは，①徹底した遮光，②投与前や投与中の皮膚科診察（スキンタイプの確認や遮光の指導，既存の皮膚癌の有無，光線過敏や色素斑・皮膚癌といった皮膚障害発症），③VRCZの血中濃度の測定が重要であり，主治医や患者とも共通認識が得られるとよい．皮膚科医が病態を理解し，早期に介入・イニシアティブをとることが大事である．

おわりに

　光線過敏型薬疹を生じる薬剤は多数あるものの，光線関連性皮膚癌発症と関連づけられた薬剤はVRCZが初めてである．本稿では，VRCZがいかに光線過敏と皮膚癌に関わるかについて，研究結果を含めて紹介した．筆者らが経験した症例では，半数が不幸な転帰をたどったが，VRCZによる皮膚障害を上手に制御できていれば異なる経過となった可能性があり，悔やまれる．呼吸器，血液内科領域などで頻用されているこの優れた抗真菌薬の特異な副作用について，皮膚科医が病態を理解し，VRCZの治療に積極的に関わっていくことで，患者が最適な治療を継続して受けられることを可能にする．

> **MEMO　芳香族炭化水素受容体（AhR）**
>
> 　当初 AhR はダイオキシン類などの細胞内受容体として発見されたが，現在ダイオキシン類による多様な毒性以外の生理的作用から発癌まで，幅広く生命現象に関わっていることが明らかになってきている[16]．トリアゾール系抗真菌薬に属するケトコナゾールは AhR のリガンドとして同定され，皮膚における抗炎症作用に関わるとの報告がある[17]．また，光線過敏や皮膚癌の原因として知られているコールタールも AhR を刺激すること[18] は興味深い．

文　献

1) Herbrecht R, et al：Voriconazole versus amphotericin B for primary therapy of invasive aspergillosis. N Engl J Med **347**：408-415, 2002
2) Johnson LB, Kauffman CA：Voriconazole: a new triazole antifungal agent. Clin Infect Dis **36**：630-637, 2003
3) Ratushny V, et al：From keratinocyte to cancer: the pathogenesis and modeling of cutaneous squamous cell carcinoma. J Clin Invest **122**：464-472, 2012
4) Williams K, et al：Voriconazole-associated cutaneous malignancy: a literature review on photocarcinogenesis in organ transplant recipients. Clin Infect Dis **58**：997-1002, 2014
5) McCarthy KL, et al：Severe photosensitivity causing multifocal squamous cell carcinomas secondary to prolonged voriconazole therapy. Clin Infect Dis **44**：e55-56, 2007
6) Cowen EW, et al：Chronic phototoxicity and aggressive squamous cell carcinoma of the skin in children and adults during treatment with voriconazole. J Am Acad Dermatol **62**：31-37, 2010
7) Tang H, et al：Voriconazole exposure and risk of cutaneous squamous cell carcinoma among lung or hematopoietic cell transplant patients: A systematic review and meta-analysis. J Am Acad Dermatol **80**：500-507, 2019
8) Hyland R, et al：Identification of the cytochrome P450 enzymes involved in the N-oxidation of voriconazole. Drug Metab Dispos **31**：540-547, 2003
9) Ona K, Oh DH：Voriconazole N-oxide and its ultraviolet B photoproduct sensitize keratinocytes to ultraviolet A. Br J Dermatol **173**：751-759, 2015

10) Ikeya S, et al：Voriconazole-induced photocarcinogenesis is promoted by aryl hydrocarbon receptor-dependent COX-2 upregulation. Sci Rep **8**：5050, 2018
11) 戸倉新樹：光線過敏型薬疹. 最新皮膚科学体系 第5巻（1版），玉置邦彦 編. 中山書店，P75-82, 2004
12) Fukushima A, et al：A Case of Cutaneous Squamous Cell Carcinoma Suspected to Be Induced by Voriconazole Phototoxicity. Jpn J Dermatol **126**：411-418, 2016
13) Tone J, et al：Two Cases of Rapidly Progressive Squamous Cell Carcinomas Emerging during Long-term Voriconazole Therapy. J Environ Dermatol Cutan Allergol **10**：29-34, 2016
14) Epaulard O, et al：A multistep voriconazole-related phototoxic pathway may lead to skin carcinoma: results from a French nationwide study. Clin Infect Dis **57**：e182-188, 2013
15) Murayama N, et al：Roles of CYP3A4 and CYP2C19 in methyl hydroxylated and N-oxidized metabolite formation from voriconazole, a new anti-fungal agent, in human liver microsomes. Biochem Pharmacol **73**：2020-2026, 2007
16) Stockinger B, et al：The aryl hydrocarbon receptor: multitasking in the immune system. Annu Rev Immunol **32**：403-432, 2014
17) Tsuji G, et al：Identification of ketoconazole as an AhR-Nrf2 activator in cultured human keratinocytes: the basis of its anti-inflammatory effect. J Invest Dermatol **132**：59-68, 2012
18) van den Bogaard EH, et al：Coal tar induces AHR-dependent skin barrier repair in atopic dermatitis. J Clin Invest **123**：917-927, 2013

Ⅱ．薬剤による特殊な皮膚障害

3 ハイドロキシウレアによる皮膚潰瘍

出光俊郎・山田朋子

Essence

▶ハイドロキシウレアは尿素誘導体で，慢性骨髄性白血病や本態性血小板増多症，真性多血症で使用される．
▶血液疾患患者の難治性足潰瘍をみたら，ハイドロキシウレアによる皮膚潰瘍を鑑別する．
▶足関節付近の壊死組織を付着する有痛性潰瘍で，多発する．
▶長期投与で生じ，外力・圧迫の関与も想定される．
▶中止により改善することが多いが，遷延化もある．
▶日光角化症など，本薬剤と関連した皮膚癌の併発にも注意する．

KEYWORD ハイドロキシウレア，骨髄増殖性疾患，皮膚潰瘍，創傷治癒，皮膚悪性腫瘍

診断にはパターン認識が必要

　ヒドロキシカルバミド，別名ハイドロキシウレア（HU）（商品名ハイドレア®）は，細胞周期上のS期に特異的に作用し，リボヌクレオチドレダクターゼを阻害することにより，DNA合成を阻害する代謝拮抗薬である．慢性骨髄性白血病の治療として用いられていたが，分子標的薬のイマチニブ（グリベック®）が登場してから，慢性骨髄性白血病への使用は少なくなっている．現在では，主として同じく骨髄増殖性疾患である本態性血小板増多症と真性多血症に使用される．本剤の年余にわたる長期投与により，下腿・足に皮膚潰瘍を生じうることを知っておく必要がある[1,2]．本症は疑わないと診断の遅れる可能性があり，下腿から足の潰瘍ではHU内服歴をチェックするなどパターン認識を応用すべき疾患である．

ハイドロキシウレアの主な副作用

1．骨髄抑制，間質性肺炎，皮膚潰瘍

　HUの主な副作用には骨髄抑制，間質性肺炎に加えて皮膚潰瘍がある．皮膚潰瘍を生じる確率は0.7～数％とみられる．HUによる下腿潰瘍の実

際は表1のとおりであり，臨床像を図1に示す．実際，本剤は生命を脅かす副作用は少なく，延命効果に優れるため，現在では，本態性血小板

表1 ■ ハイドロキシウレアによる下腿潰瘍の実態

年　齢	●28～90歳（平均63.5歳）と中高年に多い[2]．
男女比	●1：1.26と性差はない．
内服期間	●内服開始後，潰瘍発生まで，1～216ヵ月（平均48.4ヵ月）．長期内服が多いとされ，薬剤蓄積性の副作用と考えられている． ●本邦報告では半数以上が2年以内の発症である[2]．
発生部位	●下腿潰瘍と呼ばれるが下腿だけでなく，むしろ外的刺激を受けやすい足部に多い． ●実際の報告では特に外果，アキレス腱部周囲が圧倒的に多く，踵，足趾などにもみられる． ●したがって，潰瘍底が腱に至るなど難治化する例も少なくない．
皮膚潰瘍の特徴	●境界明瞭な打ち抜き状潰瘍（図1a）のほか，比較的浅い潰瘍が多発融合したような地図状・不整形で壊死組織を付着するものもある． ●表面に壊死組織を付着し，激しい疼痛が特徴的とされ有痛性のことが多い[9]． ●周囲の皮膚に白色皮膚萎縮 atrophie blanche がみられることもある（図1b）．

118　Ⅱ．薬剤による特殊な皮膚障害

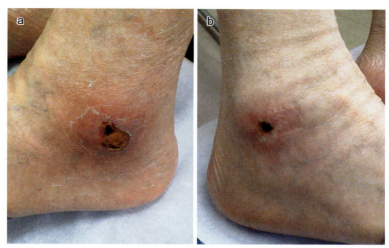

図1 ■ 90代男性 ハイドロウレキシアによる皮膚潰瘍の症例

a. 左外果の打ち抜き状の潰瘍（初診時）
10年前から骨髄増殖性疾患といわれ，HU 500～1,000 mg/日を5年以上にわたり内服していた．1週間前に打撲を契機に有痛性の潰瘍を形成した．左外果に境界明瞭な打ち抜き状の潰瘍がみられ，壊死組織が付着している．周囲には暗赤色の発赤と毛細血管拡張が認められる．本例では頭部に日光角化症を合併していた．
b. 白色萎縮がみられた右外果の潰瘍．初診より20日後，今度は右外果にも潰瘍が出現した．一般に多発することが多い．潰瘍周囲には発赤と白色萎縮（atrophie blanche様病変）もみられ，血管障害が推測される．下肢の皮膚の乾皮症が目立つ．ドライスキンによる皮膚バリア機構の破綻があると，消毒薬，外用薬，絆創膏による皮膚炎が起きやすいので保湿が必要である．

血症や真性多血症の高齢者に多く用いられる．これらはハイドレア®カプセル内服に関する患者冊子[3]にも記載され，注意喚起がなされている．

2. 皮膚潰瘍以外の皮膚症状

HUによる皮膚障害としては後述する皮膚潰瘍のほか，皮膚・爪甲色素沈着，脱毛，皮膚の乾燥・萎縮などがみられる．露光部における日光角化症（図2），有棘細胞癌，基底細胞癌などの皮膚腫瘍（non-melanoma skin cancer）の発生も報告されている[4-6]．苔癬型皮疹や皮膚筋炎でみられるヘリオトロープ疹[7]やGottron丘疹類似の皮疹[8]がみられることもあり[2]，皮膚潰瘍と同時に皮膚癌や皮膚筋炎症状にも注意が必要である．

発症機序

HUによる皮膚潰瘍の発症機序には直接的細胞毒性説，創傷治癒遅延説などがある（図3）．血

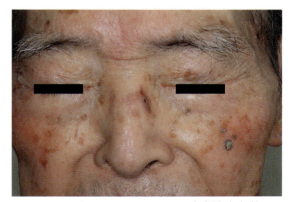

図2 ■ ハイドロウレキシアによる皮膚潰瘍患者にみられた皮膚癌（日光角化症）

管障害・血管炎は全例にみられるわけではなく，血管炎説については賛否がある．一方で，薬剤に加えて外力・圧迫・微小外傷の関与も無視できない．基盤にある糖尿病や血行障害も関与する可能性がある．外傷をきっかけに潰瘍を生じることもある．

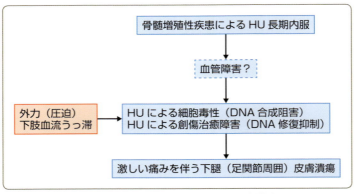

図3 ■ハイドロウレキシアによる皮膚潰瘍の病態機序

検査

一般採血，自己抗体など膠原病スクリーニング，皮膚生検（蛍光抗体直接法）のほか，細菌培養・抗酸菌培養・真菌培養などを行う．足背動脈，後脛骨動脈の触知，症例によっては下肢静脈エコー，皮膚組織灌流圧 skin perfusion pressure（SPP），足関節上腕血圧 ankle brachial pressure index（ABI）など下肢の血行検査を，適宜選択して施行する．

組織所見

HUによる皮膚潰瘍に特異的な組織所見はない[1]．しかし，種々の程度に血管の変化があるとされ，フィブリン沈着や血栓などのリベド血管障害様所見から白血球破砕性血管炎の変化をみる例もある[2]．また，潰瘍周囲に偽癌性表皮増殖がある場合は，後述する本薬剤による有棘細胞癌の発生と鑑別する必要がある．

鑑別疾患

下腿の潰瘍の診察に際しては，第一にHUの内服をチェックすることが必要である．表2の鑑別疾患を考えるが，高齢者であれば末梢動脈疾患や糖尿病性潰瘍も考える．血液疾患では壊疽性膿

表2 ■ハイドロキシウレアの皮膚障害の鑑別疾患

①うっ滞性潰瘍
②膠原病による血管炎
③褥瘡（圧迫損傷）
④末梢動脈疾患 peripheral arterial disease（PAD）
⑤糖尿病性潰瘍
⑥深在性細菌感染症（潰瘍形成型スポロトリコーシスなど）
⑦非結核性抗酸菌感染症（Buruli潰瘍など）
⑧壊疽性膿皮症

皮症を合併することも考えておく必要がある．

治療—外的刺激と血行障害が潰瘍をさらに難治化させる

治療はHUの内服中止と，TIME理論に基づく創面環境調整 wound bed preparation[10]（図4，表3）を行うのがよい．基本は外用療法であり，適宜，創傷治癒過程を評価しつつ，外用薬や創傷被覆材を用いる．遷延化する時は，分層植皮術を行うこともある[9,11]．潰瘍部の圧迫の有無についても配慮し，必要に応じて局所の除圧を行う．下肢のうっ血の改善のための圧迫包帯や，末梢動脈疾患があれば下肢血行再建も考慮する．糖尿病合併例では，フットケアや血糖コントロールについても関連診療科と連携する．他の診療科や職種と

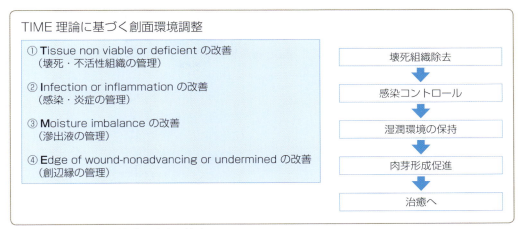

図4 ■ TIME 理論に基づく潰瘍の治療

表3 ■ ハイドロキシウレアによって生じた皮膚潰瘍の治療

①ハイドロキシウレアの内服中止
②TIME 理論に基づく創傷環境調整・潰瘍治療
③靴擦れなど圧迫解除およびフットケア
④潰瘍の大きな例や難治例では分層植皮術も考慮
⑤末梢動脈疾患（PAD）、糖尿病による潰瘍のチェック
⑥下腿の潰瘍以外に他の皮膚症状，特に日光角化症など皮膚癌の発生にも留意し，遮光指導の必要がある．

の連携により評価，治療していくことが重要である（表3）．

予 後

HU 中止症例の治癒期間は，1〜24ヵ月以上（平均3.8ヵ月）である[2]．薬剤中止もしくは減量で治癒可能であるが，治りにくいときは圧迫が続いていること[12]や，外用薬による接触皮膚炎も考慮する（図5）．有棘細胞癌の併発も，頭の片隅に置いておくとよい．

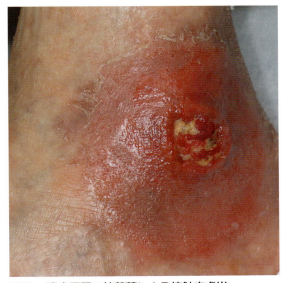

図5 ■ 潰瘍周囲の抗菌薬による接触皮膚炎
左外果の潰瘍周囲に境界明瞭な鮮紅色紅斑と漿液性丘疹，びらんが認められる．HU 中止3ヵ月後，ゲーベン®クリームによる接触皮膚炎をきたした．慢性潰瘍は，外用薬や消毒薬での接触皮膚炎によりさらに難治性になりうる．本例では約1年後に後に上皮化，治癒を確認した．

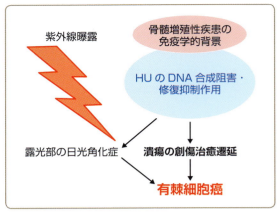

図6 ■ ハイドロキシウレアと皮膚癌発生の関係

ハイドロキシウレアと皮膚悪性腫瘍

　HUのDNA阻害作用，骨髄増殖疾患患者の持つ免疫異常の背景から，皮膚潰瘍のみならず，皮膚癌の発症にも注意を払う必要がある．実際にHUによる皮膚潰瘍からBowen病や有棘細胞癌の発症した例もある[5,13,14]．特に日光角化症は比較的よくみられる疾患であり，HU投与で生じた顔面の日光角化症（図1）や，有棘細胞癌も報告されている[6,15,16]．遮光の指導とともに，潰瘍治癒後も皮膚癌の発生に注意して経過を観察しておく必要がある（図6）．

文　献

1) Quattrone F, et al：Cutaneous ulcers associated with hydroxyurea therapy．J Tissue Viability 22：112-121, 2013
2) 本間　大，飯塚　一：ヒドロキシカルバミド（ハイドレア®）による皮膚潰瘍．皮膚臨床 54（臨増）：1583-1587, 2012
3) 畠　清彦（監）：ハイドレア®カプセルを服用される患者さまへ．ブリストル・マイヤーズ スクイブ，2016（https://www.bms.com/assets/bms/japan/documents/11-27-17/HDpatient1607.pdf）
4) Simeonovski V, et al：Hydroxyurea Associated Cutaneous Lesions: A Case Report．Open Access Maced J Med Sci 6：1458-1461, 2018
5) 村田朋子，ほか：ハイドロキシウレアによる難治性の皮膚潰瘍部に生じた有棘細胞癌の1例．臨皮 63：249-252, 2009
6) 石川由華，ほか：ハイドレア内服中に顔面に多発した有棘細胞癌．皮病診療 27：1281-1284, 2005
7) Ito E, et al：Hydroxyurea-induced amyopathic dermatomyositis presenting with heliotrope erythema．Dermatol Online J 20：pii: 13030/qt2r11f768, 2014
8) Agrawal PG, et al：Gottron-like papules induced by hydroxyurea．Indian J Dermatol Venereol Leprol 78：775, 2012
9) 岩間英明，ほか：分層植皮術を施行したヒドロキシカルバミドによる下腿潰瘍の1例．皮膚臨床 58：376-379, 2016
10) 井上雄二，ほか：創傷・熱傷ガイドライン委員会報告—1：創傷一般．日皮会誌 121：1539-1559, 2011
11) 臼井圭子，ほか：ハイドロキシウレアを18年間内服後に生じた下腿潰瘍．皮膚臨床 50：609-612, 2008
12) 東前和奈，ほか：ハイドロキシウレアによる皮膚潰瘍：薬剤中止後にも症状が再燃した1例．皮の科 12：74-78, 2013
13) 矢野有沙，ほか：ハイドロキシウレアの投与中に生じた難治性皮膚潰瘍部に有棘細胞癌およびボーエン病を合併した1例．Skin Cancer 32：39-43, 2017
14) Antar A, et al：Successful treatment of hydroxyurea-associated chronic leg ulcers associated with squamous cell carcinoma．Hematol Oncol Stem Cell Ther 7：166-169, 2014
15) Salmon-Ehr V, et al：Multiple actinic keratosis and skin tumors secondary to hydroxyurea treatment．Dermatology 196：274, 1998
16) Koch L, et al：Dermatitis, nonmelanoma skin cancer and leg ulcers．Clin Exp Dermatol 41：943-944, 2016

Ⅱ．薬剤による特殊な皮膚障害

薬剤による皮膚硬化

濱口儒人

Essence

▶ 薬剤による皮膚硬化病変は，scleroderma-like lesion と morphea-like lesion に大別される．
▶ 近年はタキサン系薬剤を含む抗がん剤による報告が増加している．
▶ 薬剤投与数ヵ月後に発症することが多い．
▶ 病理組織学的に真皮全層におよぶ線維化に加え，脂肪隔壁の線維化を伴うことがある．
▶ 全身性強皮症とは異なり臓器合併症は伴わないが，血管障害がみられることがある．
▶ 薬剤の中止で皮膚硬化病変が改善するかは症例による．

KEYWORD 皮膚硬化，線維化，タキサン系薬剤

はじめに

薬剤誘発性強皮症様皮膚硬化 drug-induced scleroderma-like cutaneous lesion は，薬剤によって皮膚硬化病変が誘発される病態である．その臨床症状は，全身性強皮症 systemic sclerosis（SSc）に類似した左右対称性で主に四肢に病変が生じるタイプ（scleroderma-like lesion）と，限局性強皮症 morphea に類似した斑状型の皮膚硬化局面を生じるタイプ（morphea-like lesion）に大別される．本稿では，薬剤による皮膚硬化病変を「強皮症様皮膚硬化」に統一し，必要に応じて「scleroderma-like lesion」あるいは「morphea-like lesion」と記載する．

強皮症様皮膚硬化とは別に，少数ながら薬剤を開始後に SSc を発症し，薬剤により誘発された SSc として報告されている症例がある．この場合，SSc が薬剤によって誘発されたのか，偶発的に SSc の発症と薬剤が開始された時期が一致していただけなのかを鑑別することは困難である．ある特定の薬剤を内服した後に SSc を発症した報告が蓄積されれば薬剤が発症に関与している可能性があるが，現時点では SSc の発症契機となることが明らかな薬剤は報告されていない．

強皮症様皮膚硬化を生じる原因薬剤は多岐にわたる（表1）[1]．強皮症様皮膚硬化の原因薬剤として古くから報告されてきたものとしてブレオマイシン，トリプトファン，塩化ビニル，フィトナジオン（ビタミン K）があるが，近年これらによる報告は減少し，タキサン系薬剤，ゲムシタビン，テガフールウラシルなどの抗がん剤による報告が増えている．また，腎障害のある患者でガドリニウム含有造影剤を使用すると強皮症に類似した皮膚硬化病変が出現することがある〔腎性全身性線維症 nephrogenic systemic fibrosis（NSF）〕．本稿では，薬剤による強皮症様皮膚硬化についてこれまでの報告を中心に解説する．

scleroderma-like lesion と SSc の相違点

強皮症様皮膚硬化が scleroderma-like lesion の場合は，SSc との鑑別が必要になる．scleroderma-like lesion と SSc の相違点を表2に示す．

発症年齢は，scleroderma-like lesion は 50 代が中心で，SSc が 40～60 代とどちらも中高年が好発年齢である．男女比は，SSc が 1：9 であるのに対し，scleroderma-like lesion は 1：1 と

表 1 ■薬剤誘発性強皮症様皮膚硬化の原因となりうる薬剤

	薬　剤	臨床的特徴
抗がん剤	ブレオマイシン	scleroderma-like lesion
	タキサン系薬剤（ドセタキセル，パクリタキセル，ナブパクリタキセル）	scleroderma-like lesion
	ゲムシタビン	scleroderma-like lesion
	ペネトレキセド	scleroderma-like lesion
	テガフールウラシル	scleroderma-like lesion
	バリカチブ	morphea-like lesion
鎮痛薬	ペンタゾシン	潰瘍を伴う深在性の線維化病変
	メチセルジド	scleroderma-like lesion
	ブロモクリプチン	morphea-like lesion
	ケトベミドン	多発潰瘍を伴う線維化病変
神経作用薬	カルビドパ	scleroderma-like lesion
	5 −ヒドロキシ -L- トリプトファン	scleroderma-like lesion
	エトスクシミド	scleroderma-like lesion
その他	塩化ビニル	scleroderma-like lesion
	トリプトファン	scleroderma-like lesion
	フィトナジオン（ビタミン K）	morphea-like lesion
	D- ペニシラミン	scleroderma-like lesion, morphea-like lesion, ケロイド状の線維化病変
	ビソプロロール	morphea-like lesion
	フォシノプリル	scleroderma-like lesion
	トリアムシノロン	scleroderma-like atrophy
	コカイン	scleroderma-like lesion
	ガドリニウム含有造影剤	scleroderma-like lesion

（文献 1）より作成）

表 2 ■全身性強皮症と scleroderma-like lesion の相違点

	全身性強皮症	scleroderma-like lesion
年　齢	40 〜 60 代	50 代
男女比	1：9	1：1
重症度	軽症〜重症	軽症〜重症
臨床症状：皮膚硬化の出現部位	手指から始まり中枢に進行する	下肢に初発することが多い
レイノー現象	あり	なし〜あり
爪上皮出血点	あり	なし〜あり
指尖潰瘍	なし〜あり	なし
臓器合併症	なし〜あり	なし
免疫学的所見：抗核抗体	95％ 以上	陰性〜一部陽性？

性差はない．皮膚硬化の重症度については，SSc が限局型からびまん型までさまざまであるのと同様，scleroderma-like lesion も軽症例から重症例まで幅広い．SSc では，皮膚硬化は四肢の末梢（手指あるいは足趾）から始まり，中枢側に進行する．一方，scleroderma-like lesion では下肢から発症することが多く，硬化病変が下肢に留まる場合と，上肢あるいは体幹に拡大する症例がある．進行すると，SSc と同様の手指関節の屈曲拘縮を生じることがある．レイノー現象や爪上皮出血点は scleroderma-like lesion では一般的にみられないが，合併した症例の報告も散見される．指尖潰瘍や臓器合併症は，scleroderma-like lesion ではみられない．抗核抗体は SSc の 90% 以上で陽性になるのに対し，scleroderma-like lesion では一部の症例で抗核抗体が陽性になるものの陰性であることが多い．scleroderma-like lesion で抗核抗体が陽性になる場合でも，SSc 特異的自己抗体が陽性になることはきわめて稀である．

強皮症様皮膚硬化の頻度

薬剤誘発性ループスについては薬剤ごとの相対発生率が報告されているが，薬剤による強皮症様皮膚硬化の頻度について多数例を対象に検討した報告はなく，その頻度は不明である．これまでに報告が多かったのは，タキサン系薬剤をはじめとする抗がん剤である．臨床で広く使用されるようになった免疫チェックポイント阻害薬により SSc あるいは強皮症様皮膚硬化を発症した症例の報告はないが，免疫チェックポイント阻害薬は自己免疫疾患を誘発することが報告されており，今後，皮膚硬化を発症した症例が報告されるかもしれない．

強皮症様皮膚硬化の臨床像

Scleroderma-like lesion では下肢（特に下腿）から病変が始まることが多い．病変は四肢が主体

で，体幹に硬化局面が拡大する症例は少ない．初期は浮腫が主体で，次いで浮腫性硬化局面を生じる．病変は深部から始まることが多く，脂肪織炎あるいは好酸球性脂肪織炎に類似することがある．皮膚硬化が手指におよぶと，手指の屈曲拘縮が生じて日常生活に支障をきたす．morphea-like lesion では体幹あるいは四肢に皮膚硬化局面が形成され，単発のことも多発のこともある．血管障害が強い場合，morphea とは異なり皮膚硬化局面に潰瘍を形成することがある．

強皮症様皮膚硬化の診断

薬剤により誘発された強皮症様皮膚硬化の診断基準は確立していないが，皮膚硬化の評価は SSc で用いられるスキンスコア modified Rodnan total skin thickness score の手技が参考になる．すなわち，皮膚を両拇指で挟み，皮膚の厚さと下床との可動性を評価する．スキンスコアでは，皮膚が下床との可動性を全く欠く場合を 3，明瞭な皮膚硬化はないがやや厚ぼったく感じられるものを 1 とし，その中間を 2 とする．薬剤による強皮症様皮膚硬化を疑った場合は，SSc との鑑別を行う．

強皮症様皮膚硬化の発症機序

強皮症様皮膚硬化の発症機序は明らかではないが，SSc と同様，血管障害，免疫異常，線維芽細胞の観点から検討されている．血管障害について，ペンタゾシン誘発強皮症様皮膚硬化では組織学的に病変部の血管閉塞により表皮と真皮に虚血性病変を生じることが報告されている[2]．メチセルジドも血管収縮作用があり，硬化病変の形成に関与している可能性がある．

薬剤による免疫系への影響と強皮症様皮膚硬化については不明な点が多いが，サイトカインについての報告がある．SSc では TNF-α と IL-6 の関与が示唆されているが，タキサン系薬剤は TNF-α，IL-2，IL-6 の産生を亢進することが報告されており[3,4]，これらのサイトカインが線維芽細胞のコラーゲン産生を誘導している可能性がある．

薬剤の線維芽細胞に対する影響では，ブレオマイシンが in vitro で皮膚と肺の培養線維芽細胞における I 型コラーゲンの産生を亢進することが報告されている[5]．ガドリニウム含有造影剤による NSF の機序として，Motegi らはガドリニウムがエンドセリン−1/エンドセリン受容体伝達系を介してヒト脂肪細胞由来間葉系幹細胞の増殖と石灰化を亢進させることを示した[6]．ドセタキセルによる強皮症様皮膚硬化では，皮膚組織中の versican（プロテオグリカンの一種でヒアルロンサン結合能を有する）が高発現しており[7]，発症機序を考える上で興味深い．

治療と経過

強皮症様皮膚硬化の重症度は症例により大きく異なるため治療法は個別の症例ごとに検討する必要があるが，他の薬剤による有害事象と同様，強皮症様皮膚硬化の治療はまずは被疑薬の中止である．被疑薬の中止により皮膚硬化が改善するかは症例による．タキサン系薬剤では，中止により症状が寛解した症例としなかった症例のどちらも報告されている．皮膚硬化が手指にみられた場合，高度になると関節の屈曲拘縮が生じて日常生活に大きな支障が出る．したがって，皮膚硬化が機能障害を生じる可能性がある場合には，被疑薬の中止だけではなく経口ステロイド薬による全身療法が治療選択肢になる．

各薬剤による強皮症様皮膚硬化の特徴

1．ブレオマイシンによる強皮症様皮膚硬化

ブレオマイシンは古くから SSc に類似した皮膚と肺の線維化をきたすことが報告されている．

ブレオマイシンによる線維化は用量依存的であり，総投与量が 165 mg を超えると線維化病変を生じるリスクが高くなる．皮膚硬化病変は色素沈着を伴う．レイノー現象や手指の皮膚硬化を伴うことがあるが，抗核抗体は一般に陰性である．

2．タキサン系薬剤による強皮症様皮膚硬化

タキサン系薬剤にはパクリタキセルとドセタキセルが含まれるが，どちらも強皮症様皮膚硬化を生じる（図 1，2）．1995 年にドセタキセルによる強皮症様皮膚硬化として 3 例が報告されたが[8]，1993 年のドセタキセルの第 I 相臨床試験成績報告の中で，高用量群で 5 例のびまん性皮下浮腫 diffuse subcutaneous edema が出現したとの報告がある[9]．このうち 4 例が皮膚生検を受けており，2 例は非特異的所見だったものの，2 例は SSc に類似した組織像だった．近年，タキサン系薬剤による強皮症様皮膚硬化を一つの独立した疾患概念として捉えることが提唱されている[10-12]．タキサン系薬剤による強皮症様皮膚硬化の特徴として，①タキサン系薬剤の投与と皮膚症状に時間的な関連がある，②血管障害（レイノー現象や皮膚潰瘍）を伴わない皮膚硬化，③逆流性食道炎や間質性肺炎などの臓器合併症を伴わない，④自己抗体陰性，が挙げられる．ほとんどの症例で下肢の浮腫から始まり，次いで浮腫性硬化に進行する．色素沈着を伴うことが多く，浮腫は皮膚硬化の数ヵ月前から出現することが多い．組織学的には，SSc と同様に真皮全層の膠原線維の膨化，増生がみられ，線維化は皮下脂肪織におよぶことも多く脂肪隔壁に線維化がみられる（図 3）．薬剤の中止で皮膚硬化が消失することがあるが，残存する症例もあり経過はさまざまである．パクリタキセル投与 6 ヵ月後に手指を含む四肢と顔面，前胸部に皮膚硬化が生じ，レイノー現象，爪上皮の毛細血管異常，逆流性食道炎が出現した症例が報告されている[13]．この症例では抗核抗体，SSc 特異的自己抗体は陰性だった．

3．ゲムシタビンによる強皮症様皮膚硬化

ゲムシタビンによる強皮症様皮膚硬化として最

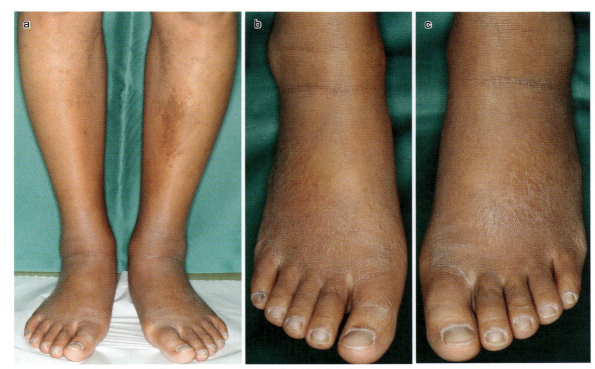

図1 ■ ゲムシタビンとナブパクソタキセルによる強皮症様皮膚硬化
症例1：40代男性．肝転移を伴う膵頭部癌あり．ゲムシタビンとナブパクリタキセル併用療法が開始された4ヵ月後に両下腿に皮膚硬化が出現し，6ヵ月後から色素沈着を伴うようになった．ゲムシタビンとナブパクリタキセルの投与を中止したが，皮膚硬化は改善しなかった．
a〜c．両足背から下腿にかけての色素沈着を伴う皮膚硬化．

初に報告されたのは2004年だが[14]，2001年にlipodermatosclerosis-like reactionの報告がある[15]．どちらの症例も類似の臨床像と組織学的所見を有しており，同一の皮膚病変と考えられる．タキサン系薬剤と同様，下肢が好発部位で色素沈着を伴うことが多い．組織学的には真皮全層および脂肪隔壁の線維化がみられ，軽度から中等度のリンパ球を中心とした血管周囲性の炎症細胞浸潤を伴う．ゲムシタビンとタキサン薬剤の併用による強皮症様皮膚硬化の報告もある[16]．

4. ガドリニウム含有造影剤による強皮症様皮膚硬化（NSF）

ガドリニウムは重金属であり，腎機能が低下している患者に投与すると尿から排泄されず体内に蓄積されて四肢に皮膚硬化を生じることがある．皮膚硬化により関節拘縮が起きると日常生活が大きく制限される．腎機能が正常でも徐々に体内にガドリニウムが蓄積される．腎障害患者におけるガドリニウム造影剤使用に関するガイドライン[17]では，ガドジアミドの報告が最も多く，腎障害患者あるいは透析患者に投与された場合の発症確率はおよそ5%以下と推定されている．NSFの発症を高める可能性のある因子として，ガドリニウム造影剤の大量投与あるいは反復投与，大きな組織障害（活動性感染症，動静脈血栓症，大きな外科手術など），肝移植後または肝移植待機中の腎機能低下患者，エリスロポエチンの併用などが報告されている．

5. その他の薬剤による強皮症様皮膚硬化

葉酸代謝拮抗剤であるペメトレキセドによる強皮症様皮膚硬化ではタキサン薬剤やゲムシタビンと同様，四肢に色素沈着を伴う浮腫性硬化がみら

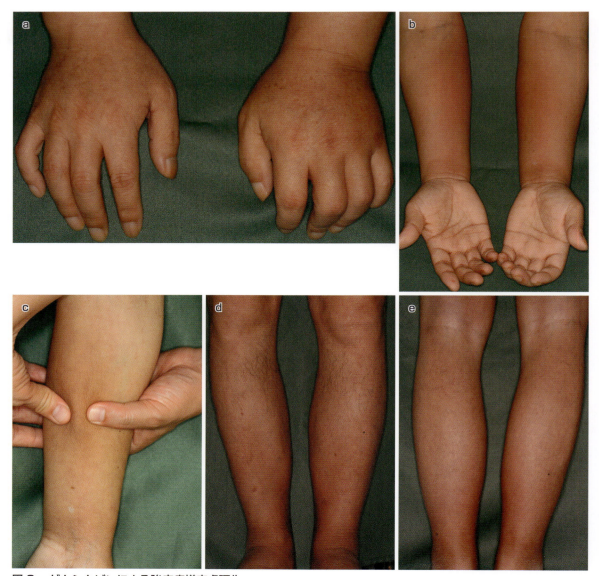

図2 ■ ゲムシタビンによる強皮症様皮膚硬化

症例2：50代男性．肝転移を伴う膵頭部癌あり．ゲムシタビンを投与した7ヵ月から当初は下腿に，次いで大腿，前腕に腫脹と皮膚硬化が出現した．ゲムシタビンを中止したところ2週間で皮膚硬化はかなり改善し，8ヵ月後には全て消退した．
a〜e．手背から前腕，下腿の浮腫性硬化．皮膚硬化のため皮膚を小さくつまむことができない．

れた[18]．カテプシンK阻害薬であるバリカチブ，ビソプロロール，ペプレオマイシン，D-ペニシラミン，ブロモクリプチン，ペンタゾシン，ビタミンB_{12}，ビタミンKによるmorphea-like lesionが報告されている[19]．コカイン摂取後にSScを発症した2症例が報告されている[20]．1例は24歳女性，びまん型皮膚硬化と手指潰瘍，腎クリーゼを合併した．もう1例は27歳男性で，限局型の皮膚硬化と手指潰瘍・壊疽を伴い，急性の小腸出血が死因になった．いずれの症例も血管障害が

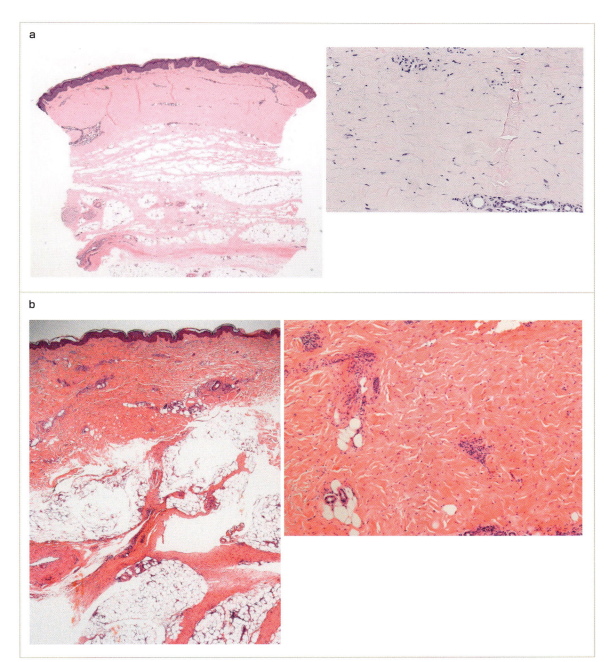

図3 ■ タキサン系薬剤による強皮症様皮膚硬化の病理像

a. 症例1（図1）の生検組織像．右足背の生検組織像では真皮は肥厚し，毛細血管，付属器周囲に軽度の細胞浸潤と，脂肪隔壁に沿った線維化がみられる．真皮では膠原線維束の増生あり．

b. 症例2（図2）の生検組織像．左大腿内側から皮膚生検をしたところ，肉眼的に真皮，脂肪織，筋膜に白色線維化を認めた．真皮の肥厚と毛細血管，付属器周囲に軽度の細胞浸潤と脂肪隔壁に沿った線維化あり．真皮では膠原線維束の増生あり．

強く，抗核抗体が陽性だったが SSc 特異的自己抗体は陰性だった．

おわりに

薬剤による強皮症様皮膚硬化の報告は多くない が，一定の頻度で生じるものと考えられる．誘因となる薬剤は過去と現在では変化しており，今後もさまざまな薬剤による強皮症様皮膚硬化の症例が報告されるであろう．皮膚硬化病変を診察した際には，SSc や morphea 以外に，薬剤による可能性を念頭に置いて診療する必要がある．

文 献

1) Haustein UF, Haupt B：Drug-induced scleroderma and sclerodermiform conditions. Clin Dermatol **16**：353-366, 1998

2) Palestine RF, et al：Skin manifestations of pentazocine abuse. J Am Acad Dermatol **2**：47-55, 1980

3) Bogdan C, Ding A：Taxol, a microtubule-stabilizing antineoplastic agent, induces expression of tumor necrosis factor alpha and interleukin-1 in macrophages. J Leukoc Biol **52**：119-121, 1992

4) Tsavaris N, et al：Immune changes in patients with advanced breast cancer undergoing chemotherapy with taxanes. Br J Cancer **87**：21-27, 2002

5) Clark JG, et al：Bleomycin-induced synthesis of type I procollagen by human lung and skin fibroblasts in culture. Biochim Biophys Acta **631**：359-370, 1980

6) Motegi S, et al：Role of endothelin-1/endothelin receptor signaling in fibrosis and calcification in nephrogenic systemic fibrosis. Exp Dermatol **23**：664-669, 2014

7) Okada K, et al：Glycosaminoglycan and versican deposits in taxane-induced sclerosis. Br J Dermatol **173**：1054-1058, 2015

8) Battafarano DF, et al：Docetaxel（Taxotere）associated scleroderma-like changes of the lower extremities. A report of three cases. Cancer **76**：110-115, 1995

9) Extra JM, et al：Phase I and pharmacokinetic study of Taxotere（RP 56976; NSC 628503）given as a short intravenous infusion. Cancer Res **53**：1037-1042, 1993

10) Farrant PB, et al：Scleroderma and the taxanes. Is there really a link? Clin Exp Dermatol **29**：360-362, 2004

11) Itoh M, et al：Taxane-induced scleroderma. Br J Dermatol **156**：363-367, 2007

12) Alexandrescu DT, et al：Chemotherapy-induced scleroderma: a pleiomorphic syndrome. Clin Exp Dermatol **30**：141-145, 2005

13) Winkelmann RR, et al：Paclitaxel-induced diffuse cutaneous sclerosis: a case with associated esophageal dysmotility, Raynaud's phenomenon, and myositis. Int J Dermatol **55**：97-100, 2016

14) Bessis D, et al：Gemcitabine-associated scleroderma-like changes of the lower extremities. J Am Acad Dermatol **51**（2 Suppl）：S73-S76, 2004

15) Chu CY, et al：Gemcitabine-induced acute lipodermatosclerosis-like reaction. Acta Derm Venereol **81**：426-428, 2001

16) Verhulst L, et al：Scleroderma-like cutaneous lesions during treatment with paclitaxel and gemcitabine in a patient with pancreatic adenocarcinoma. Review of literature. Int J Dermatol **57**：1075-1079, 2018

17) NSF とガドリニウム造影剤使用に関する合同委員会：腎障害患者におけるガドリニウム造影剤使用に関するガイドライン 第2版. 2009（https://cdn.jsn.or.jp/jsn_new/news/guideline_nsf_090902.pdf）

18) Ishikawa K, et al：Pemetrexed-induced scleroderma-like conditions in the lower legs of a patient with non-small cell lung carcinoma. J Dermatol **43**：1071-1074, 2016

19) Peroni A, et al：Drug-induced morphea: report of a case induced by balicatib and review of the literature. J Am Acad Dermatol **59**：125-129, 2008

20) Andreussi R, et al：Systemic sclerosis induced by the use of cocaine: is there an association? Rheumatol Int **39**：387-393, 2019

II. 薬剤による特殊な皮膚障害

5 メトトレキサートとリンパ増殖異常症

糟谷 啓・戸倉新樹

Essence

- 基礎疾患は関節リウマチが多いが，メトトレキサート（MTX）の適用拡大により尋常性乾癬におけるMTX関連リンパ増殖異常症の発症もみられる可能性がある．
- 累積MTX総投与量2g以上や，MTX投与期間2年以上で発症することが多い．
- 病理組織学的にはびまん性大細胞B細胞リンパ腫（CD20$^+$，CD79a$^+$）が多いが，CD30$^+$リンパ腫やリンパ腫様肉芽腫などもありうる．
- EBERが陽性のことがしばしばあり，EBウイルスの再活性化が起こっている．
- 皮膚・リンパ節・腸・肺・骨・関節など節外病変は多種類である．
- MTXの中止のみでも自然寛解することが多い．

KEYWORD メトトレキサート，MTX-LPD，節外病変

はじめに

メトトレキサート（MTX）は関節リウマチに多く使用されている．通常，1週間の投与量は6 mgであり，これを1回あるいは2～3回に分割して経口投与される．用量は，症状に合わせて増減される．

MTXの副作用は，用量依存性のもの（骨髄抑制，口内炎，肝障害，および嘔気・嘔吐）と，用量非依存性（薬疹，間質性肺炎）のものがある（図1）[1]．用量依存性副作用は，MTXによる直接的な細胞毒性により生じる．このため，用量依存的副作用は葉酸の拮抗作用により緩和させることができる．一方，用量非依存性の副作用は，MTXにより生じた免疫異常によって引き起こされる．

これらの副作用に加えて，MTXの長期投与に伴い，リンパ腫に類似した病態が生じることがあり，これはMTXによるリンパ増殖異常症 MTX-induced lymphoproliferative disorder（MTX-LPD）と呼ばれる．MTX-LPDは，MTXの中止のみにより自然寛解する症例もあるため，通常のリ

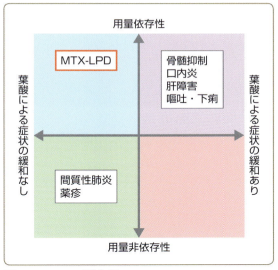

図1 ■ MTXの副作用

ンパ腫とは異なる．なお，「lymphoproliferative disorder」は日本リンパ網内系学会と日本皮膚科学会が，「リンパ増殖異常症」と訳することを決めている．本稿では，MTX-LPDについて述べる．

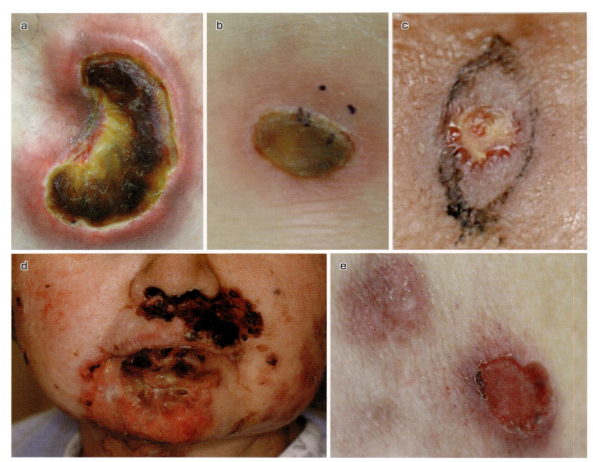

図2 ■ 皮膚に原発した MTX-LPD
a. 症例1：前胸部に直径 5cm の潰瘍があり，壊死組織を伴っている．
b, c. 症例2，症例3：下腿に出現した潰瘍病変．
d. 症例4：顔面に生じた腫瘤と潰瘍．半年後には寛解していた．
e. 症例5：臀部に紫斑と周堤が隆起する潰瘍を認める．

(a，bは文献4) より転載)

MTX-LPD の発現部位

MTX-LPD は，リンパ節のみに原発するわけではなく，節外病変として皮膚に原発することも多い．皮膚症状は，紫斑や難治性の皮膚潰瘍や硬く浸潤を触れる紅色局面である．中央に皮膚壊死や痂皮があり，それを取り囲むように隆起した暗赤色の腫瘤が生じることもある（図2）[2〜4]．全身のどこの皮膚にも起こりうるが，下腿に生じることが多い．これらの皮膚病変は，ステロイド外用や創傷処置によっても改善しない．MTX 投与中で，治療抵抗性の皮膚病変をみた場合には，速やかに皮膚生検をすることが重要である．その他の節外病変は，肺，腸，骨，関節（肘，膝），歯肉などに出現することが報告されている[5〜11]．

当科では，下顎骨に生じた MTX-LPD を経験している．特に，歯肉などの口腔内に MTX-LPD が生じた場合には細胞毒性による副作用である口内炎と紛らわしく，発見が遅れる場合があるため注意が必要である．MTX-LPD は，どこにでも出現することを理解されたい．

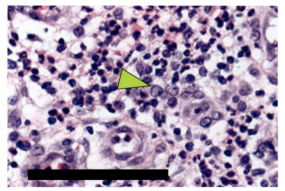

図3 ■ MTX-LDPのHE標本
異型な核を持つ浸潤細胞を認める（▶）. scale:100μm.

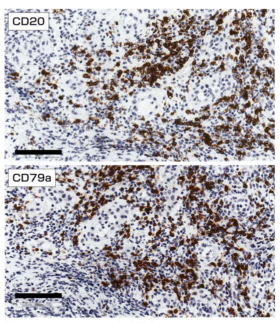

図4 ■ MXT-LDPの免疫染色
浸潤細胞はCD20⁺/CD79a⁺であった. scale:100μm.

MTX-LPDの発現時期

MTX-LPDは他の副作用と違い，投与後すぐに出現するものではない．発症のリスクが高まるのはMTX使用開始から2年以上が経過し，累積の総投与量が2gを超えるとリスクが高まることが報告されている[12]．したがってある程度，用量・投与期間依存性である（図1）．

MTX-LPDの組織型

MTX-LPDのほとんどが，びまん性大細胞型B細胞リンパ腫 diffuse large B cell lymphoma（DLBCL）の組織型をとる．大型で核異型性の強いリンパ球の増殖がみられる（図3）．免疫染色では通常CD20陽性，CD79aが陽性である（図4）．症例数は少ないが，MTX-LPDとしてリンパ腫様肉芽腫症 lymphomatoid granulomatosis(LyG)も報告されている[13]．LyGは異型なB細胞が血管周囲性に浸潤し，肺に病変をつくることが多い．さらに，MTX-LPDはCD30陽性のT細胞リンパ腫として出現することも報告されている[14]．

EBVとの関連性

MTX-LPDは，免疫抑制により発症すると考えられている．免疫の抑制により，Epstein-Barr virus（EBV）が再活性化され，B細胞の腫瘍が形成される．EBV-encoded small RNA（EBER）は in situ hybridization法により検出することができ，陽性反応はEBVの再活性化を表す（図5）．EBERの陽性率についてはいくつかの報告があり，Niitsuらは29例のリウマチ患者におけるMTX-LPDの検討で24％のみがEBER陽性であったとしている[15]．また，RizziらによればMTX投与中止により完全寛解が得られたMTX-LPDの26例中14例に腫瘍細胞でのEBERが確認されている[16]．

MTXとは無関係な通常のDLBCLの場合，Satoらは225例のうち14例（6％）[17]が，Okamotoらは123例のうち11例（9％）がEBER陽性と報告している[18]．したがって，MTX-LPDではEBERの陽性率は高い傾向にあるといえよう．

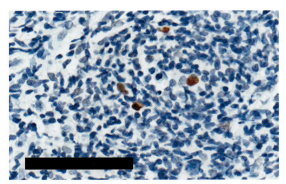

図5 ■ MTX-LPD の EBER 陽性細胞
scale:100μm.

MTX-LPD の予後

MTX-LPD は，比較的予後良好である．最近の Niitsu らの報告によると，MTX-LPD の 29 例中 6 例で，MTX の中止のみで寛解が得られている[15]．5 年生存率は 75% であった．

Katsuyama らのリウマチ患者における報告では，MTX-LDP の 30 例中 23 例で，MTX の中止のみにより寛解となっている[19]．化学療法が必要ではなかった群と必要だった群を比較した場合，リウマチの罹患期間は短いほうが予後がよかった．また，化学療法が必要なかった群では EBER は全例で陽性であったと報告している．したがって，EBER 陽性例のほうが予後がよいと考えられる．なお，MTX に関連しない通常の DLBCL では EBER 陽性群のほうが予後が悪いという報告もあり，全く逆の結果が得られている[20]．

当科症例については，7 例中 5 例で MTX 投与中止のみで寛解している．1 例は放射線療法に速やかに反応し完全寛解となった．しかし，残りの 1 例では臀部の皮膚に DLBCL の病変が多発したことに加えて，頸部のリンパ節が顕著に腫脹し呼吸障害を併発した．この症例では，CHOP による多剤化学療法を要した．少なからず予後不良群も存在することは銘記すべきであろう．

MTX-LPD の治療で最も重要なことは正しい診断後，速やかに MTX を中止することに尽きる．MTX の中止が遅くなればなるほど，MTX-LPD は難治化すると考えられる．MTX 投与患者では，常に MTX-LPD が起きうることに注意したい．

MTX-LPD と乾癬

MTX は関節リウマチ以外に，乾癬にも非常に有効な薬剤である．しかも安価であるため国際的には多く使用されている[21]．中等度〜重度の症例や，顔や手などの露出部の病変，さらに光線療法や外用療法に抵抗性の症例に使用されている．

MTX は乾癬では多用されているにも関わらず，MTX-LPD の報告のほとんどは関節リウマチ患者である．乾癬における MTX-LPD は，限られた数の症例報告に留まっている[22,23]．この原因は，関節リウマチでは，疾患それ自体が免疫抑制状態の背景を形作っているためと考えられる．Zintzaras らのメタ解析では，非ホジキンリンパ腫発生の standard incidence ratio（SIR）は Sjögren 症候群で最も高く 18.8（95% confidence interval（CI）9.5-37.3）であり，全身性エリテマトーデスでは 7.4（95% CI 3.3-17.0），関節リウマチでは 3.9（95% CI 2.5-5.9）である．乾癬については，2.0（95% CI 0.2-7.2）であった[24]．またこれは，乾癬患者では，LPD 発生頻度が標準人口に対し 2.0 倍に上昇することを示している．Gelfand らの報告では，リンパ腫全体の発生に対する補正相対危険度は中程度の乾癬で 1.34（1.16, 1.54），重症な乾癬で 1.59（0.88, 2.89）であった．このように，乾癬における MTX-LPD の頻度は低いといえよう[25]．

おわりに

MTX-LPD は，関節リウマチ患者に年余にわたる長期に MTX が投与された場合に起きやすい．EBER 陽性例では，MTX 投与中止のみでも自然寛解が多い．MTX 投与中の患者では，MTX-LPD の早期発見が最も重要である．

文 献

1）竹石美智雄, 三村俊英：ロイコボリンおよびクエス トランによるレスキュー. リウマチ科 **32**：178-184, 2004

2）糟谷 啓, ほか：メトトレキサート投与中の関節リウマチ患者の下腿に出現したB細胞リンパ腫の1例. 臨皮 **64**：319-322, 2010

3）糟谷 啓：免疫抑制剤とリンパ増殖性疾患. 皮アレルギーフロンテ **8**：81-84, 2010

4）糟谷 啓, ほか：免疫抑制剤とリンパ腫. 日皮会誌 **126**：1433-1438, 2016

5）Hatano T, et al：Methotrexate-Related Lymphoproliferative Disorder Presenting with Severe Swelling of the Elbow Joint: A Case Report. JBJS Case Connect **7**：e65, 2017

6）Abe A, et al：A case of rheumatoid arthritis with methotrexate related lymphoproliferative diseases of the knee. Mod Rheumatol **28**：550-554, 2018

7）Furukawa S, et al：Oral Methotrexate-related Lymphoproliferative Disease Presenting with Severe Osteonecrosis of the Jaw: A Case Report and Literature Review. Intern Med **57**：575-581, 2018

8）青田泰雄, ほか：腸管穿孔を契機に診断に至ったメトトレキサート関連リンパ増殖性疾患（methotrexate-associated lymphoproliferative disorder：MTX-LPD）. 日老医誌 **54**：567-572, 2017

9）Tokuyama K, et al：EBV-positive MTX-diffuse large B cell lymphoma in a rheumatoid arthritis patient. Jpn J Radiol **32**：183-187, 2014

10）Kobayashi Y, et al：Methotrexate-associated orbital lymphoproliferative disorder in a patient with rheumatoid arthritis: a case report. Jpn J Ophthalmol **60**：212-218, 2016

11）Horie N, et al：Methotrexate-related lymphoproliferative disorder arising in the gingiva of a patient with rheumatoid arthritis. Aust Dent J **60**：408-411, 2015

12）Mariette X, et al：Lymphomas in rheumatoid arthritis patients treated with methotrexate: a 3-year prospective study in France. Blood **99**：3909-3915, 2002

13）Aiko N, et al：The Spontaneous Regression of Grade 3 Methotrexate-related Lymphomatoid Granulomatosis: A Case Report and Literature Review. Intern Med **57**：3163-3167, 2018

14）Cornejo CM, et al：Low-dose radiotherapy for primary cutaneous anaplastic large-cell lymphoma while on low-dose methotrexate. Cutis **98**：253-256, 2016

15）Niitsu N, et al：Clinicopathologic correlations of diffuse large B-cell lymphoma in rheumatoid arthritis patients treated with methotrexate. Cancer Sci **101**：1309-1313, 2010

16）Rizzi R, et al：Spontaneous remission of "methotrexate-associated lymphoproliferative disorders" after discontinuation of immunosuppressive treatment for autoimmune disease. Review of the literature. Med Oncol **26**：1-9, 2009

17）Sato A, et al：Clinical outcome of Epstein–Barr virus-positive diffuse large B-cell lymphoma of the elderly in the rituximab era. Cancer Sci **105**：1170-1175, 2014

18）Okamoto A, et al：The prognostic significance of EBV DNA load and EBER status in diagnostic specimens from diffuse large B-cell lymphoma patients. Hematol Oncol **35**：87-93, 2017

19）Katsuyama T, et al：Prognostic factors of methotrexate-associated lymphoproliferative disorders associated with rheumatoid arthritis and plausible application of biological agents. Mod Rheumatol **27**：773-777, 2017

20）Gao X, et al：Clinical characteristics and prognostic significance of EBER positivity in diffuse large B-cell lymphoma：A meta-analysis. PLoS One **13**：e0199398, 2018

21）Raaby L, et al：Methotrexate Use and Monitoring in Patients with Psoriasis: A Consensus Report Based on a Danish Expert Meeting. Acta Derm Venereol **97**：426-432, 2017

22）Suzuki M, et al：Pulmonary lymphoma developed during long-term methotrexate therapy for psoriasis. Respirology **12**：774-776, 2007

23）Paul C, et al：Epstein-Barr virus-associated lymphoproliferative disease during methotrexate therapy for psoriasis. Arch Dermatol **133**：867-871, 1997

24）Zintzaras E, et al：The risk of lymphoma development in autoimmune diseases: a meta-analysis. Arch Intern Med **165**：2337-2344, 2005

25）Gelfand JM, et al：The risk of lymphoma in patients with psoriasis. J Invest Dermatol **126**：2194-2201, 2006

Ⅱ．薬剤による特殊な皮膚障害

6 免疫グロブリン大量静注療法による汗疱状皮疹

白濱茂穂

Essence

▶免疫グロブリン大量静注療法は，1991年より難治性の特発性血小板減少性紫斑病に使用されその効果が認められている．

▶現在，Guillain-Barré症候群，Churg-Strauss症候群，皮膚筋炎，天疱瘡，水疱性類天疱瘡など適用症は拡大されている．

▶各グロブリン製剤によって適用症が異なるため，投与の際にはその適応に注意が必要である．

▶一般的な副作用としては頭痛，発熱が高頻度に認められ，皮膚症状としては，紅皮症，湿疹，蕁麻疹，瘙痒，紫斑，脱毛，多形紅斑などが知られている．

▶薬疹としては特異な形態である汗疱状皮疹が本療法後に生じることが報告され注目を集めているが，根本的な機序は未だ不明である．

KEYWORD 免疫グロブリン大量静注療法，薬疹，汗疱状皮疹

はじめに

1981年，Imbachiらは特発性血小板減少性紫斑病 idiopathic thrombocytopenic purpura（ITP）患者に対して免疫グロブリン大量静注療法 high-dose intravenous immunoglobulin therapy（hd-IVIG）をすると劇的に血小板数が増加する事実を初めて報告した[1]．その後，ITP患者におけるhd-IVIGの有効性や作用機序などが精力的に研究され，hd-IVIGはITPの治療法として確立された．さらに，1991年にはhd-IVIGが保険適応になり，ITP治療の選択肢として一般化されている．現在，川崎病，Guillain-Barré症候群（GBS），慢性炎症性脱髄性多発神経炎 chronic inflammatory demyelinating polyneuropathy（CIDP），Churg-Strauss症候群，重症筋無力症，皮膚筋炎，天疱瘡，水疱性類天疱瘡など適用症は拡大されている．しかし，各グロブリン製剤によって適用症が異なるため，投与の際には注意が必要である．

hd-IVIGの副作用

本治療法の一般的な副作用としては頭痛，発熱が約70%と高頻度に認められ，その他肝障害，白血球減少，貧血，稀にアナフィラキシーショック，無菌性髄膜炎，深部静脈血栓，心不全，急性腎不全，腎尿細管壊死などが報告されている[2-5]．皮膚症状（薬疹）としては，紅皮症，湿疹，蕁麻疹，瘙痒，紫斑，口腔粘膜潰瘍，脱毛，多形紅斑，baboon症候群など[2,3]が知られている．

hd-IVIG後に，掌蹠に瘙痒を伴う小水疱（図1，2）が出現することは，Whittamらが報告してから[6]，多数の報告がある[7,8]．定平らは自験例を含めた50症例の文献的検討を行っている[9]．hd-IVIG後に掌蹠の小水疱が出現した症例の4割以上において，手足以外の部位にも紅斑，丘疹が認められていた．投与された免疫グロブリン製剤は，海外の製剤も含め，投与量は，概ね体重あたり1日400mgを5日間投与されており，投与開始から2〜16日後（平均6.8日）に皮疹が出現していた．

136　Ⅱ．薬剤による特殊な皮膚障害

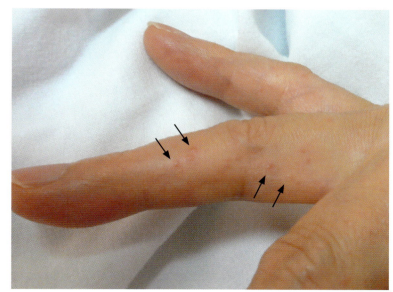

図1 ■ Guillain-Barré 症候群
hd-IVIG 後に生じた手の病変.

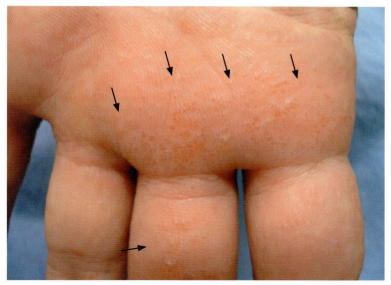

図2 ■ 汗疱病変（図1とは別症例）

基礎疾患との関連

　基礎疾患は，神経疾患が全体の約9割を占め，その内訳はCIDPが19例，GBSが10例，Fisher症候群が6例であった．従来は神経疾患に限定されるとの考えもあったが，報告の蓄積により，神経疾患以外にITPや習慣性流産，Stevens-Johnson症候群でも認められている．

　水疱症では，174例の水疱症患者にのべ9,892回の免疫グロブリン製剤を投与したが，皮疹は認められなかったとの報告がある[10]．その理由について，hd-IVIGを単独で施行する神経疾患の場合と異なり，水疱症ではステロイド剤の全身投与が併用されていることが多く，皮疹の出現が抑制されたのではないかと推測されている．投与された製剤は，異なった免疫グロブリン製剤でも同一

製剤の異なったロット番号でも皮疹が出現していた．皮疹出現の原因は製剤の主成分である免疫グロブリンそのものの関連が推測されている．

発生機序

皮疹が出現する機序として，hd-IVIG の投与回数を重ねるほど早期に皮疹が出現する場合や皮疹の程度がより増悪する場合があるため，免疫グロブリン製剤に対する免疫学的な反応によるものと提唱されている[11]．組織所見で病変部にT細胞の浸潤を認めたことから，皮疹の出現は免疫グロブリン製剤に含有されている未知の物質に対してIV型反応を生じた結果ではないかと推察されている[12]．また，汗疱という臨床所見から，金属アレルギーのパッチテストを施行した症例もあるが，結果は陰性であったと報告されている[13]．

hd-IVIG による一過性の血中 IgG 濃度上昇が一因となっている可能性も考えられている[4]が，一方で，免疫グロブリン製剤投与の前後で血清 IgG を測定し，平均的な上昇の範囲内であったと結論づけている報告もある[11,13]．鈴木らは，一過性に血清 IgG が上昇した際，その一部が表皮内に侵入し，特に表皮が厚い掌蹠では侵入した IgG の排泄が遅延するために，汗疱が出現したのではないかと推察している[13]．中毒性表皮壊死症の症例において，免疫グロブリン製剤投与群で非投与群よりも血清および水疱内の IgG 濃度が高く，表皮内に IgG が沈着していたという報告もある[14]．蛍光抗体直接法で IgG を表皮細胞間で認めたことを論拠としている報告がある[13]一方で IgG が染色されなかったとする結果もある[4]．免疫グロブリンが皮疹の出現に影響する根本的な機序は未だ不明であり，解明には更なる検討が必要と考えられた．

文　献

1) Imbach P, et al：High-dose intravenous gammaglobulin for idiopathic thrombocytopenic purpura in childhood. Lancet 1：1228-1231, 1981

2) Brannagan TH 3rd, et al：Complications of intravenous immune globulin treatment in neurologic disease. Neurology 47：674-677, 1996

3) Barbaud A, et al：A baboon syndrome induced by intravenous human immunoglobulins: report of a case and immunological analysis. Dermatology 199：258–260, 1999

4) 市川博雄，ほか：免疫性神経疾患に対する免疫グロブリン静注療法の副作用に関する研究．神経治療 19：607-614, 2002

5) 他田正義，ほか：大量免疫グロブリン静注療法（IVIG）による汗疱様皮膚障害．脳と神経 55：401-405, 2003

6) Whittam LR, et al：Eczematous reactions to human immune globulin. Br J Dermatol 137：481–482, 1997

7) 横山恵美，ほか：特発性血小板減少性紫斑病患者に免疫グロブリンを大量投与後に生じた汗疱の1例．皮膚臨床 46：1246-1247, 2004

8) 田口佳代子，ほか：免疫グロブリン大量療法にて生じた汗疱の4例．皮膚臨床 49：1073-1076, 2007

9) 定平知江子，ほか：免疫グロブリン大量療法後に汗疱からはじまる皮膚障害を呈した2例．J Environ Dermatol Cutan Allergol 4：154-162, 2010

10) Gürcan HM, Ahmed AR：Frequency of adverse events associated with intravenous immunoglobulin therapy in patients with pemphigus or pemphigoid, Ann Pharmacother 41：1604-1610, 2007

11) Maetzke J, et al：Vesicular and bullous eczema in response to intravenous immunoglobulins（IVIG）．Allergy 61：145-146, 2006

12) Rhee DY, et al：Pompholyx after intravenous immunoglobulin therapy for treatment of Guillain-Barré syndrome. J Eur Acad Dermatol Venereol 23：602-604, 2009

13) 鈴木敬子，ほか：γグロブリン大量療法により汗疱様皮疹を生じた1例．皮の科 4：31-35, 2005

14) Paquet P, et al：Skin immunoglobulin deposition following intravenous immunoglobulin therapy in toxic epidermal necrolysis. Exp Dermatol 15：381-386, 2006

Ⅱ. 薬剤による特殊な皮膚障害

7 インスリン注射部位の硬結（インスリンボール）

森　康記

Essence

- ▶インスリンボールは，インスリン注射を施行する下腹部に多くみられ，常色，灰色や褐色の球状の皮下腫瘤である．
- ▶インスリン治療が長期間にわたる1型糖尿病患者に多い．
- ▶病理組織学的には，膠原線維の増生とアミロイド沈着がみられる．
- ▶腫瘤にインスリンを注射すると痛くないので，患者は同じところに繰り返し打つことになる．
- ▶インスリンボールに注射をするとインスリンの吸収量が低下する．その結果，糖尿病の増悪と判断されインスリン投与量が増える．
- ▶増量されたインスリンを健常部分に注射すると，重篤な低血糖発作が起きる．

KEYWORD インスリンボール，アミロイドーシス，インスリン，lipohypertrophy，糖尿病

はじめに

　糖尿病の治療は大きく分けて，食事療法，運動療法，内服療法，インスリン療法があり，インスリン療法を受けている患者は日本全体で100万人といわれている[1]．

　未だ皮膚科医の間で広く知られていない皮膚障害に，「インスリンボール」がある．これはインスリン注射部位にみられる常色，灰色，褐色の皮下腫瘤であり，注射部位である腹部，上腕，大腿部にみられ，その形状はあたかも皮下にボールが埋まっているようにみえるため，Nagaseらがインスリンボールとして報告した[2]．

　元来，頻回に反復される注射針の刺激によってもたらされる皮膚症状として脂肪組織が肥大化するlipohypertrophyが知られていたが[3]，最近その中で病理組織学的にアミロイドーシスをきたす報告が散見されている[4,5]．

　自験例をまとめたので併せて参照されたい（**表1，図1〜5**）．

インスリンボールの定義

　インスリン注射を繰り返し同じ部位へ打っているとその部位の脂肪組織が隆起してしまう現象は，lipohypertrophyとして以前から知られていた[3]．最近は，その皮膚隆起の中に病理組織学的にアミロイド沈着が認められる症例が報告されるようになり[4,5]，またその臨床像が球形の硬い褐色調の腫瘤としてみられ，あたかもボールのようであることから「インスリンボール」として報告された[2]．

発現部位

　インスリン注射を施行する部位は，脂肪組織があればどこでもよいとされているが，一般的には両上腕，腹部，両側大腿外側に注射することが推奨されている．その中でも特に面積が広いこと，皮下注射後の吸収が安定していることから，腹壁が最も推奨される．したがって発現部位は，頻回に注射する腹壁（下腹部）に多い（**図1**）．

インスリンボールの実際の症例

患者データ
74歳，男性．34年前より1型糖尿病に罹患．

現病歴
下腹部の2個の皮下腫瘤に1年前に気づいた（図1）．初診4ヵ月前に血糖コントロール不良になった．インスリンの効果が減弱したと判断されインスリンを増量，最終的にインスリングラルギン（ランタス®）注射液（20-0-0-20単位），インスリンアスパルト（ノボラピッド®）注射液（22-22-22-0単位）に増量された（以前は各々総量30単位，52単位）．そしてインスリンの注射部位を腫瘤のある下腹部皮膚から大腿部に変更するよう指示され，同量のインスリンを注射したところ，低血糖発作症状を発症し救急搬送され入院となった．入院時の検査所見を表1に示す．

初診時現症
恥骨部上部に右側40×40mm，左側80×50mmの，褐色円形，表面平滑，可動性良好，弾性硬の皮下腫瘤を1個ずつ認めた（図1，2）．

病理組織
下腹部左側の皮下腫瘤より皮膚生検を施行した．表皮は肥厚し，真皮上層では膠原線維の増生，線維芽細胞の増多，血管拡張像を認めた．真皮浅層では，血管周囲にリンパ球を主体とした炎症性リンパ球浸潤を認めた（図3a）．真皮深層では，比較的太い膠原線維が錯走し増生しているが，血管や炎症細胞浸潤は少ない（図3b）．特殊染色所見では，congo red染色にて真皮全体に赤色に強陽性に染まる構造物の沈着と（図4a），偏光顕微鏡にて緑色偏光に染まる構造物を認めた（図4b）．以上より，アミロイド沈着を合併した線維性皮膚腫瘍と診断した．

診断
臨床像と病理組織所見から，インスリン注射部位にみられた皮膚アミロイドーシス「インスリンボール」と診断した．

経過
患者は切除を希望せず，経過観察のみとした．同時に，同部位にはインスリン治療による針刺入は施行しないように指導した．その結果，臨床的には2年後には腫瘤は縮小し軟らかくなった（図5a）．初診時のCT撮影では，左右下腹部に筋層まで達しない皮下腫瘤が認められ（図2），視診的にも改善傾向にある．4年後の臨床像ではほぼ消退している（図5b）．

表1 ■ 入院時検査所見

LDH 181 IU/L, 血糖 26 mg/dL, HbA1c 7.5 %, 尿糖（3+）．

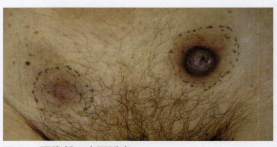

図1 ■ 下腹部の皮下腫瘤
恥骨部上部右側40×40mm，左側80×50mmの褐色円形の表面平滑，可動性良好，弾性硬の皮下腫瘤を1個ずつ計2個．患者は1年前より気づいていた．

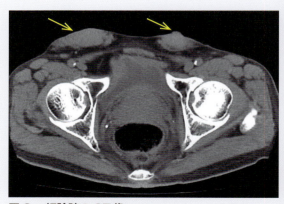

図2 ■ 初診時のCT像
左右下腹部に，筋層まで達しない皮下腫瘤を認める．

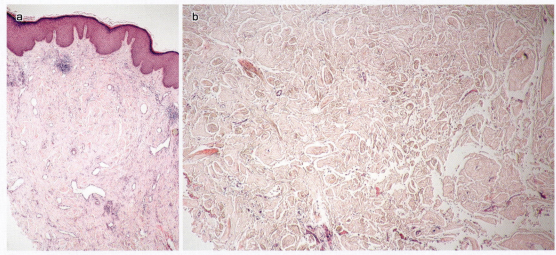

図3 ■ 病理組織所見
a. 真皮浅層．血管周囲にリンパ球を主体とした炎症性リンパ球浸潤を認めた．
b. 真皮深層．比較的太い膠原線維が錯走し増生しているが，血管や炎症細胞浸潤は少ない．

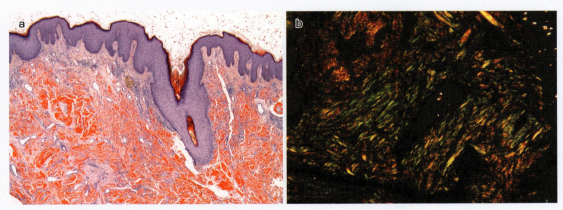

図4 ■ 特殊染色所見
a. congo red 染色．真皮全体に強陽性に染まる構造物の沈着が認められる．
b. 偏光顕微鏡．緑色偏光に染まる構造物が認められる．

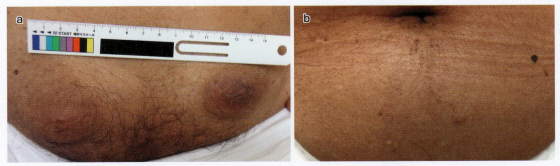

図5 ■ インスリンボールの経過
a. 2年後．腫瘤は縮小し軟らかくなった． b. 4年後．臨床像ではほぼ消失している．

7 インスリン注射部位の硬結（インスリンボール）　141

形成要因

　頻回のインスリン注射がなぜインスリンボールを形成するのか，未だ不明な点が多い．インスリン自体に脂肪増加作用があるので脂肪組織が増加し隆起する傾向がある（lipohypertrophy 形成）が，その臨床像は腹部の「常色の隆起」としてみられることが多い．その中でも，経過を追うと褐色になり球形のボール状になるものをインスリンボールと呼び，lipohypertrophy とは区別される．伊藤らは下腹部の常色で弾性軟の容易に圧排される lipohypertrophy を経験し，注射中止後 1 週間で平坦化した例を報告している[6]．また Young らは，lipohypertrophy はインスリンの脂肪酸合成促進作用により形成されると述べている[7]．これらよりインスリンボールの発症機序としては，lipohypertrophy を前駆症状とし，さらに頻回にインスリン注射を繰り返すことがアミロイド沈着の誘因になると推測できる．

組織像

　lipohypertrophy との鑑別点は，アミロイド沈着の有無である．インスリンボールは皮膚アミロイドーシスの中でも限局性アミロイドーシスに分類されるもので，内部は広範囲なアミロイド沈着がみられる（図4）．また瘢痕・ケロイドに類似する膠原線維の増生のために血管成分が乏しくなり（図3），これがインスリン吸収不良の原因になる．吉嵜らは，インスリンボールにインスリン注射をした場合のインスリン吸収量は lipohypertrophy と比して有意に低下していたと注意を促しており，インスリン吸収阻害にアミロイドが関与していることが強く疑われる．したがって，両者の鑑別は血糖コントロールに重要である[8]．

問題点

　インスリンボールに注射を打つと痛くないため，患者は好んで反復して注射を打つ傾向にある．インスリンボールは血管に乏しいためインスリンの吸収が悪くなり，血糖値のコントロール不良を呼び起こし，主治医はインスリンの増量を余儀なくされる．インスリンボールの存在を知らぬまま，他の部位に注射するよう変更を指示すると，過量のインスリンにより重篤かつ致命的な低血糖発作を起こしてしまうことになりかねない．

発現時期

　インスリンボールは，2 型糖尿病に比べて 1 型糖尿病の患者に多くみられる．1 型糖尿病の患者数は日本で 10 万〜 14 万人といわれ，2 型糖尿病に比して圧倒的に少ない[9]．また 1 型糖尿病は膵臓の β 細胞が破壊される病態であり，若年発症時からインスリン注射が必須ということで注射の導入期間は 2 型糖尿病に比して長い．したがって，インスリン治療の期間の長い 1 型糖尿病患者でインスリンボールの形成される確率が高くなるのである．

アミロイドとの関連性

　インスリンボールの組織像は，アミロイド沈着という観点からとても興味深い．アミロイドは，微細線維構造を持つ不溶性蛋白である．皮膚に現れるアミロイドーシスは，全身性アミロイドーシスの部分症状としての皮膚病変と，限局性アミロイドーシスの双方がみられる．皮膚アミロイドーシスで，結節や局面を呈するものはアミロイド蛋白量が多いとされており，通常は全身性アミロイドーシスを疑う．しかしながらインスリンボールは全身症状を欠いており，全身性ではなく皮膚アミロイドーシスに分類される．皮膚アミロイドーシスの前駆体蛋白はケラチン蛋白であるので，抗

ケラチン抗体による免疫染色により検出することができる．逆にアミロイド沈着が判明したが，抗ケラチン抗体による染色が陰性の場合は，皮膚由来ではない全身性アミロイドーシスを疑うべきである[10]．しかしアミロイドとは関係なく，頻回のインスリン注射により抗インスリン抗体の形成される点が腫瘤形成に関与しているとの考えもある[8]．

アミロイドは微細線維構造を持つ不溶性蛋白であるが，頻回のインスリン注射の刺激により何らかの免疫反応が局所的に起こっていることや，インスリン分解酵素の不活化などがアミロイド沈着の原因として考えられているが，実態は判明していない[11]．また楠らは膠原線維増生によりインスリン分子が組織に蓄積されやすくなり，その結果アミロイド形成につながる可能性を考えている[12]．

検　査

画像診断としては，超音波検査により深部減衰を伴う低エコー域として描出される．CT検査では LDA（low density area）として確認され，筋層など深部への浸潤の確認ができる．また MRI 検査では T_1 および T_2 強調像において低信号で，脂肪組織との高信号とは明らかに異なることで判別することができる[12]．

臨床像

インスリンボールの臨床像は，高尾らのまとめによると色調は常色，灰色，褐色調であり，大きさは 2 ～ 7 cm との報告が多い[13]．しかし染み出し現象を合併した悪性黒色腫のような外観を呈していた例もあり[14]，臨床像のみで診断するのは難しい．

予　後

インスリンボールは，注射刺激を中止すれば自然寛解する．インスリン量の過量投与に留意して，別の場所にインスリンの投与を変更することによって縮小が期待できる．

文　献

1) 平成 28 年国民健康・栄養調査結果の概要：厚生労働省健康局健康課栄養指導室栄養調査課：（https://www.mhlw.go.jp/file/04-Houdouhappyou-10904750-Kenkoukyoku-Gantaisakukenkouzoushinka/kekkagaiyou_7.pdf）
2) Nagase T, et al：The insulin ball. Lancet 373：184，2009
3) McNally PG, et al：Lipohypertrophy and lipoatrophy complicating treatment with highly purified bovine and porcine insulins. Postgrad Med J 64：850-853，1988
4) Störkel S, et al：Iatrogenic, insulin-dependent, local amyloidosis. Lab Invest 48：108-111，1983
5) Dische FE, et al：Insulin as an amyloid-fibril protein at sites of repeated insulin injections in a diabetic patient. Diabetologia 31：158-161，1988
6) 伊藤志保，ほか：Insulin-induced lipohypertrophy の 1 例．臨皮 51：1020-1022，1997
7) Young RJ, et al：Insulin Injection sitesin diabetes--a neglected area? Br Med J 283：349，1981
8) 吉嵜友之，本田宗宏：インスリン吸収に及ぼす影響を検討しえた皮下局所的アミロイド沈着の 1 例．糖尿病 55：786-792，2012
9) 田嶼尚子，ほか：1 型糖尿病の実態調査，客観的診断基準，日常生活・社会生活に着目した重症度評価の作成に関する研究．平成 28 年度厚生労働科学研究成果データベース（https://mhlw-grants.niph.go.jp/niph/search/NIDD00.do?resrchNum=201608013A）
10) 末木博彦：アミロイドーシス診療のアルゴリズム．皮膚臨床 55：167-175，2013
11) Shikama Y, et al：Localized amyloidosis at the site of repeated insulin injection in a diabetic patient. Intern Med 49：397-401，2010
12) 楠　和久，ほか：インスリン注射による皮下腫瘤の病理組織，画像所見およびインスリン吸収についての検討．糖尿病 58：388-397，2015
13) 高尾真理子，ほか：インスリン注射部位に生じた限局性皮膚アミロイドーシスの 1 例．皮膚臨床 54：796-797，2012
14) 大谷稔男：インスリンボール．臨皮 67：18-22，2013

COLUMN

Ⅱ. 薬剤による特殊な皮膚障害

苔癬型薬疹：最近の原因薬

福田英嗣

　苔癬型薬疹 lichenoid drug eruption（LDE）は薬剤と関連して発症し，臨床像が特発性扁平苔癬 idiopathic lichen planus（ILP）に類似して，病理組織学的に苔癬型組織反応を呈する．

　近年ではLDEの報告は減少し，「薬疹情報（第17版）」[1]での病型分類別頻度は3.6%と比較的稀な病型の一つである〔播種状紅斑丘疹型（11.8%），固定薬疹（8.8%），光線過敏症型（8.2%），DIHS（6.2%），多形紅斑型（5.3%），局所反応型（3.9%），TEN型（3.9%），アナフィラキシー型（3.7%），LDE（3.6%），その他（44.6%）〕．

　表1に，1980〜2018年に本邦において報告されたLDEの原因薬剤を示す．報告の多い薬剤はシンナリジンや塩酸ピリチオキシン，カプトプリルなどの「循環器官用薬」で，次いでチオプロニンやシアナミドなどの「その他の代謝性医薬品」が多い．2010年以降ではニボルマブやイマチニブメシル酸塩，エタネルセプト，インフリキシマブ，ペムブロリズマブなど「分子標的薬」の報告が増加している．

　LDEの個疹はILPよりやや大型の桃紅色から紫紅色の丘疹や斑で，新旧の皮疹が混在して認められる（図1）．また，鱗屑を伴い湿疹様や乾癬様皮疹が混在し，皮疹消退後には暗褐色の色素沈着を残すことが多い[2]．ILPは四肢屈側や陰部に好発し，しばしば口腔内に白色レース状の粘膜疹がみられるが，LDEでは躯幹，四肢に対称性に多発し全身性に皮疹を認めることが多い．また，薬剤の内服開始から皮疹発症までの期間が他の薬疹の病型と比較して長い傾向にある[3]．

　LDEの病理組織学的所見は，巣状の不全角化や非連続性の顆粒層肥厚があり，好酸性の個細胞死は表皮基底層のみでなく角層や顆粒層にもみられる．真皮の浸潤細胞はリンパ球に加え，好酸球，時に形質細胞，好中球が混在し，表皮内へのリンパ球浸潤が顕著とされる．また，表皮突起の鋸歯状の延長や帯状の細胞浸潤は不明瞭な場合がある．さらに広範囲の紅斑や落屑が強い重症のLDEでは，表皮表層にアポトーシスによる個細胞死が顕著で，graft versus host disease（GVHD）を想起させる所見を示すこともある[4]．

　発症機序は，T細胞による表皮角化細胞への攻撃と，その結果もたらされる角化細胞の個細胞死の形成と考えられている．このT細胞の標的は角化細胞が発現している抗原であるか，薬剤抗原であるかは現在のところ明確ではないが，SH基を有する薬剤については，薬剤が角化細胞表面の抗原性を変化させ，この自己抗原がT細胞の標的になるとの考えがある[2]．

　原因薬剤特定法としては，貼布試験や薬剤誘発性リンパ球刺激試験 drug-induced lymphocyte stimulation test（DLST），内服誘発試験が行われている．貼布試験とDLSTの陽性率は，それぞれ42.0%，42.7%と低い傾向にある[3]．一方，内服誘発試験は最も信頼性が高いが，他の病型の薬疹と比べ皮疹の誘発までに長期間（多くが1週間以内であるが3ヵ月半の症例も存在）を要することがあり，判定には注意が必要である[3]．

　本症は原因薬剤の投与を中止することにより皮疹は消退し，一般的に予後はよい．近年増加傾向にあるニボルマブによる免疫関連有害事象で生じたLDEや白斑症例では，これらが生じなかった症例と比較し，全生存率の向上が示されている[5,6]．そのため，ニボルマブ投与時にLDEを生じた際には，Grade 1〜2であれば適切な対処を行い

表1 ■ 原因薬剤別報告数の年次推移

薬剤名	症例数	1980～1989年	1990～1999年	2000～2009年	2010～2018年
シンナリジン	47	44	3	0	0
チオプロニン	32	23	7	0	2
塩酸ピリチオキシン	18	18	0	0	0
カプトプリル	16	7	9	0	0
シアナミド	11	0	7	3	1
ニボルマブ	11	0	0	0	11
エタンブトール塩酸塩	9	4	4	1	0
チクロピジン塩酸塩	9	0	5	4	0
オキサトミド	8	0	7	1	0
金チオリンゴ酸ナトリウム	8	8	0	0	0
インターフェロン-α	8	0	8	0	0
ニフェジピン	7	1	1	2	3
マニジピン塩酸塩	6	0	3	2	1
スピロノラクトン	6	3	1	2	0
イマチニブメシル酸塩	5	0	0	2	3
アムロジピンベシル酸塩	5	0	0	1	4
エタネルセプト	4	0	0	0	4
カンデサルタンシレキセチル	4	0	0	4	0
インターフェロン-α2a	4	0	4	0	0
カルバマゼピン	4	1	2	0	1
テガフール	3	2	1	0	0
ペニシラミン	3	1	1	1	0
トリクロルメチアジド	3	2	1	0	0
ベンフルチジド	3	2	1	0	0
フロセミド	3	1	1	0	1
小柴胡湯	3	0	3	0	0
アロプリノール	3	0	2	0	1
カルジノゲナーゼ	3	1	1	0	1
ティーエスワン	3	0	0	1	2
インフリキシマブ	3	0	0	2	1
ペムブロリズマブ	2	0	0	0	2
アダリムマブ	1	0	0	0	1

灰色 発売中止薬
黄色 分子標的薬

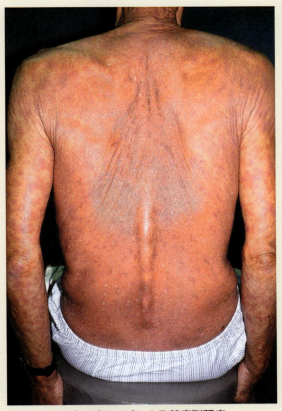

図1 ■ カルジノゲナーゼによる苔癬型薬疹
〔福田皮ふ科クリニック 福田英三先生より提供[3]〕

ながらニボルマブを継続することが大切である．薬物療法としてはステロイド外用を行い，瘙痒を伴う場合には抗ヒスタミン薬を併用する．また，ILPに準じてエトレチナート（20～30 mg/日）の内服やUVB照射，皮疹の程度が強く広範囲にわたる場合はステロイドの全身投与（プレドニゾロン30 mgから漸減）を行うこともある[2,4,7]．

文　献

1) 福田英三，福田英嗣：薬疹情報（第17版）．福田皮ふ科クリニック，2017
2) 檜垣祐子：苔癬型薬疹．薬疹のすべて，池澤善郎，相原道子 編，南江堂，p213，2008
3) 福田英嗣：苔癬型薬疹 今と昔．皮膚病診療 32：563-569，2010
4) 小玉 肇：苔癬型薬疹と扁平苔癬．皮膚科診療プラクティス 19 薬疹を極める，塩原哲夫ほか編，文光堂，p165-168，2006
5) 川島啓道，ほか：ニボルマブによる扁平苔癬型薬疹の1例．皮膚臨床 61：17-21，2019
6) Freeman-Keller M, et al：Nivolumab in Resected and Unresectable Metastatic Melanoma: Characteristics of Immune-Related Adverse Events and Association with Outcomes．Clin Cancer Res 22：886-894，2016
7) 塩原哲夫：Lichen PlanusとLichenoid Drug Eruption．皮膚臨床 38：1207-1211，1996

有害事象の発生機序 III章

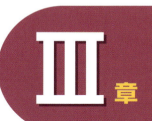

Ⅲ．有害事象の発生機序

イミキモドの免疫変調作用

佐野栄紀

Essence

▶ イミキモドはトール様受容体 7/8 アゴニストであり，外用で局所免疫・炎症を賦活し抗ウイルス・抗腫瘍作用を発現する．
▶ 外用局所に乾癬様炎症を誘導することがあり，乾癬の病態解明にヒントを与えた．
▶ 過剰/長期の外用によって，マウスではループス様の全身性自己免疫性炎症を誘発する．
▶ イミキモドクリームの持つ時間的空間的に多彩な免疫変調作用は，異なる疾患の病態解明に多くの示唆を与えている．

KEYWORD イミキモド，TLR7，乾癬，ループス様症状

はじめに

　イミキモドは米国 3M 社が開発した，トール様受容体 Toll-like receptor（TLR）7/8 アゴニスト作用を有するイミダゾキノリン系の合成小分子化合物である．本邦では 2007 年より尖圭コンジローマ，続けて日光角化症に適応のある外用薬として使用されてきた．その作用機序としては，① TLR7 を介した形質細胞様樹状細胞 plasmacytoid dendritic cell（pDC）の活性化で分泌が促されたインターフェロン（IFN）-α による抗ウイルス作用，② 炎症性サイトカイン合成促進を介して免疫系を賦活し，キラー T 細胞やナチュラルキラー細胞を誘導・活性化させる作用，③ イミキモドの直接的なアポトーシス誘導作用，④ pDC の持つ細胞障害活性を賦活化する作用，などが挙げられている[1,2]．

イミキモドの抗腫瘍作用

　図 1 に，有棘細胞癌 squamous cell carcinoma（SCC）*in situ* である日光角化症にイミキモドを週 3 回外用した経過を示す．イミキモドクリームを，日光角化症を中心に周囲も含めて「面とし

て」広範囲に外用させることにより（フィールド療法と呼ぶ），当初，日光角化症と判定できなかった箇所まで一時的に発赤が拡大し，一部は血痂，痂皮となりやがて脱落する．その後は引き続き外用するも発赤は消退し，綺麗な光沢ある「若い皮膚」となり治癒した．この「あぶり出し」効果は，臨床的には明らかではないが，おそらく周辺に広く存在する異常角化細胞が炎症により障害，除去されていることを示す．著者らは，イミキモドの抗腫瘍効果を日光角化症モデルマウスで検証した結果，真皮表皮境界部から表皮内に T 細胞の強い浸潤とともに pDC の浸潤，さらに表皮内 SCC のアポトーシスを確認できた（図 2）．また，浸潤 T 細胞は主に Th17/Th1 であることを確認した[3]．

イミキモドによる乾癬様炎症

　Bowen 病と誤診された乾癬はイミキモド外用後，著明に増悪した事実により，TLR7 を介した pDC からの IFN-α 発現が乾癬の発症・増悪に関与することを示した[4]．乾癬既往のある患者にイミキモドクリーム外用後，乾癬が増悪した複数の報告，既往も家族歴もない患者においても新たに

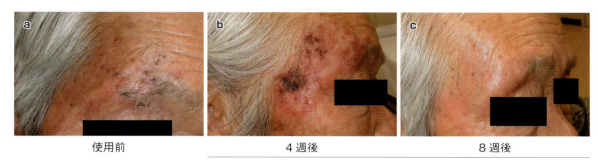

図1 ■ 日光角化症に対するイミキモドクリームの治療効果
a. 使用前には明らかな角化性丘疹が2個（矢印）あったが，右眉毛部からこめかみにかけて淡い紅斑あり．
b. 治療4週後．外用した範囲に強い紅斑反応，および血痂，痂皮あり．
c. 治療8週後．丘疹，紅斑は消退し，若返ったような皮膚を呈している．

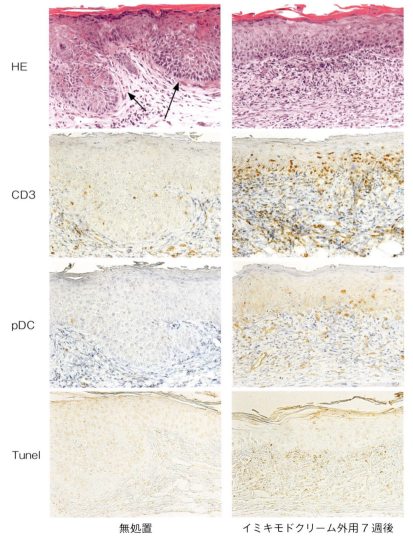

図2 ■ イミキモドクリーム外用後の日光角化症モデルマウス病理

HE染色：矢印はbuddingを示す異型表皮細胞．これは外用後には消失し，稠密な細胞浸潤がある．免疫組織化学染色：pDC（120G8抗体を使い染色），Tunel（TdT-mediated dUTP biotin nick-end labeling）

（文献3）より引用改変）

乾癬が生じた一例報告もある[5]．一方，マウス皮膚でもイミキモド外用にて乾癬様炎症を誘導できることが明らかにされた．しかも，この皮膚炎は乾癬と同様 IL-23/IL-17 サイトカイン軸が活性化していたため，広く実験乾癬モデルとして多用されている[6]．しかし，このマウス乾癬様皮膚炎は約 1 週間をピークとして，その後外用を継続しても減弱しやがて消退する[7]．この乾癬様皮膚炎は，やや程度は軽くなるも TLR7 ノックアウトマウスでも生じる（図3）[7]．以上のことより，イミキモドクリーム外用による乾癬様皮膚炎は，「TLR7 非依存性」であり，基剤の持つインフラマソーム活性化作用が主の機序が考えられている[8]．

イミキモドによるループス様自己免疫性炎症

　著者らは，マウス耳介皮膚に長期継続してイミキモドクリームを外用したところ，4 週以内に抗二重鎖 DNA 抗体を含む自己抗体が検出されはじめ，8 週以内には脾腫，自己免疫性肝炎，ループス様糸球体腎炎など全身性の自己免疫疾患を発症し，やがて死亡することを発見した[9]（図4）．他の TLR7/8 アゴニストであるレジキモドの外用でも，同様にループス症状が再現された．また，特異的抗体による pDC 除去あるいは TLR7 遺伝子ノックアウトを用いると，これらの自己免疫性炎症が生じないことが明らかになり，乾癬様皮膚炎誘導とは異なり TLR7/pDC がこのループス様自己免疫疾患の発症に必須であることを確認した[9]．

　現在までに，TLR7 シグナルがループス発症に重要である証拠が，マウスを用いた多くの研究によって明らかにされてきた．BXSB 雄マウスでは，抗 γ グロブリン血症，各種自己抗体の産生，ループス腎炎が早期に発症する[10]．これに対して，BXSB 雌マウスはループス腎炎を発症しない．この性差は BXSB マウス Y 染色体上の変異遺伝子 Yaa（Y-chromosome-linked autoimmune acceleration）による自己反応性 B 細胞の活性化に起因する．Yaa は，TLR7 遺伝子を含む X 染色体テロメア領域の Y 染色体への重複転座による変異遺伝子であり，B 細胞活性化の原因は重複する TLR7 遺伝子によるものであることが明らかになった[11,12]．Yaa 遺伝子を他のループスモデルマウスに導入すると，症状が増悪した[13,14]．さらに，Yaa 遺伝子導入マウスと TLR7 トランスジェニックマウス，TLR7 ノックアウトマウスとの交配による実験の結果，ループス症状あるいは関連の免疫学的異常の出現は TLR7 遺伝子コピー数に依存することが示された[15]．ヒトにおいても，イミキモドクリームによる皮膚型ループスの発症は報告されているものの，全身性の自己免疫性炎症をきたした報告はない[13]．これは，臨床での用量と比べて，著者らの実験で用いたマウスにおいてのイミキモド投与量が，体重あたり 200 倍と多いためと思われる．しかし，著者らはイミキモド治療中の日光角化症患者血清で抗核抗体が出現したことを確認している[9]．過剰あるいは長期外用により pDC から産生される I 型インターフェロンが自己反応性 B 細胞のトレランス状態を破綻させると思われる．図5にイミキモドクリーム外用が誘導する，乾癬様炎症と自己免疫性炎症の二つの異なった病態メカニズムを示す[7]．

おわりに

　イミキモドクリーム（ベセルナ®）添付文書には，局所副作用に加えて発熱，リンパ節症，筋肉痛などインフルエンザ様症状が起こりうること，GVHD，自己免疫疾患患者への慎重投与が謳われている．これはおそらく，イミキモドによる自己免疫性炎症がヒトでも起こりうることを意味している．マウスにおいて，イミキモドの腹腔内投与でなくむしろ外用でより効率的に誘導できた[9]．この事実は，SLE など膠原病においては皮膚が，その症状の現場であるとともに引き金を提供する場でもあることを示唆している．

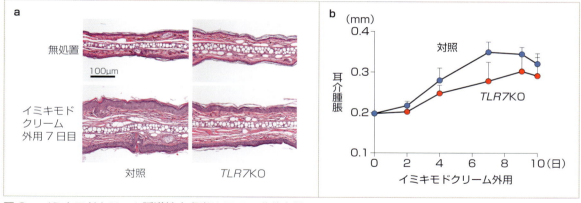

図3 ■ イミキモドクリーム誘導性皮膚炎はTLR7非依存性
a. 耳介皮膚へのイミキモドクリーム外用前および外用後の病理組織.
b. 耳介腫脹の経時的変化.
多少減弱するもののTLR7ノックアウトマウス（KO）皮膚にも皮膚炎が生じている.

（文献7）より引用改変）

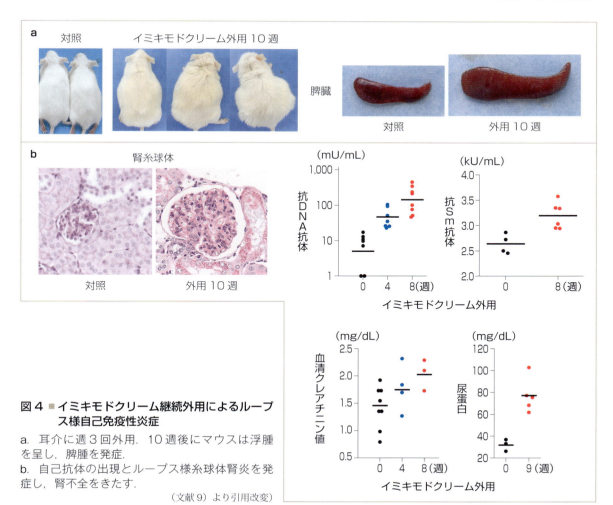

図4 ■ イミキモドクリーム継続外用によるループス様自己免疫性炎症
a. 耳介に週3回外用. 10週後にマウスは浮腫を呈し, 脾腫を発症.
b. 自己抗体の出現とループス様糸球体腎炎を発症し, 腎不全をきたす.

（文献9）より引用改変）

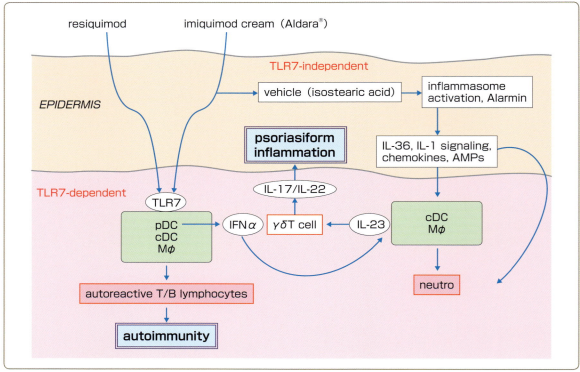

図5 ■ イミキモド外用による乾癬様皮膚炎と全身性自己免疫性炎症の発症機序
cDC：従来型骨髄性樹状細胞，Mø：マクロファージ，neutro：好中球

(文献7）より引用改変)

文 献

1) Schön MP, Schön M：TLR7 and TLR8 as targets in cancer therapy. Oncogene 27：190-199，2008
2) Drobits B, et al：Imiquimod clears tumors in mice independent of adaptive immunity by converting pDCs into tumor-killing effector cells. J Clin Invest 122：575-585, 2012
3) Yokogawa M, et al：Imiquimod attenuates the growth of UVB-induced SCC in mice through Th1/Th17 cells. Mol Carcinog 52：760-769，2013
4) Gilliet M, et al：Psoriasis triggered by toll-like receptor 7 agonist imiquimod in the presence of dermal plasmacytoid dendritic cell precursors. Arch Dermatol 140：1490-1495, 2004
5) Patel U, et al：Imiquimod 5% cream induced psoriasis: a case report, summary of the literature and mechanism. Br J Dermatol 164：670-672，2011
6) van der Fits L, et al：Imiquimod-induced psoriasis-like skin inflammation in mice is mediated via the IL-23/IL-17 axis. J Immunol 182：5836-5845, 2009
7) Kataoka S, et al：Distinct kinetics of two pathologies induced in mice by topical treatment with imiquimod cream: Psoriasis-like inflammation and systemic autoimmunity. J Dermatol Sci. pii:S0923-1811(18)30214-17, 2018
8) Walter A, et al：Aldara activates TLR7-independent immune defence. Nat Commun 4：1560-1572, 2013
9) Yokogawa M, et al：Epicutaneous application of toll-like receptor 7 agonists leads to systemic autoimmunity in wild-type mice: a new model of systemic Lupus erythematosus. Arthritis Rheumatol 66：694-706, 2014
10) Izui S, et al：Lessons from BXSB and related mouse models. Int Rev Immunol 19：447-472，2000
11) Subramanian S, et al：A Tlr7 translocation accelerates systemic autoimmunity in murine lupus. Proc Natl Acad Sci USA 103：9970-9975, 2006
12) Pisitkun P, et al：Autoreactive B cell responses to RNA-related antigens due to TLR7 gene duplication. Science 312：1669-1672, 2006
13) Bolland S, et al：Genetic modifiers of systemic lupus erythematosus in FcgammaRIIB (-/-) mice. J Exp Med 195：1167-1174, 2002
14) Amano H, et al：The Yaa mutation promoting murine lupus causes defective development of marginal zone B cells. J Immunol 170：2293-2301, 2003
15) Deane JA, et al：Control of toll-like receptor 7 expression is essential to restrict autoimmunity and dendritic cell proliferation. Immunity 27：801-810, 2007

Ⅲ．有害事象の発生機序

2 EBウイルス感染症と薬疹

浅田秀夫

Essence

▶EBVによる伝染性単核症患者では，ペニシリンをはじめとする抗菌薬投与により，しばしば皮疹の誘発・増悪が引き起こされる（アンピシリン疹）．
▶アンピシリン疹の発症機序として，EBV感染によるT細胞のポリクローナルな活性化が関与していると考えられている．
▶一方，ペニシリン投与によりEBVの再活性化が誘発され，皮疹の出現に関与している場合もある．

KEYWORD EBウイルス，伝染性単核症，薬疹，アンピシリン疹

はじめに

　ウイルス感染がアレルギーの発症や経過に影響をおよぼすことは，以前から知られている．その代表として，伝染性単核症に併発する「アンピシリン疹」が有名である．伝染性単核症は，EBウイルス（EBV）の初感染による急性感染症で，発熱，リンパ節腫脹，咽頭炎を3徴とする．この3徴以外にも，異型リンパ球の出現を伴う白血球増多，肝機能障害などがみられる．本症では感冒や不明熱と診断されて，アンピシリンなどの抗菌薬を処方されることがあるが，その場合しばしば皮疹を生じる．すなわち通常の伝染性単核症では数～10％程度に皮疹がみられるが，アンピシリンを投与するとその頻度が70～100％に上昇し，「アンピシリン疹」と呼ばれている．同様の現象は，サイトメガロウイルスによる伝染性単核症の時にもみられる[1]．またアンピシリン以外にもアモキシシリン，メチシリン，セフェム系薬剤，ミノサイクリンなどでも皮疹の誘発が報告されている．

アンピシリン疹の発症機序

　アンピシリン疹の発症機序として，ウイルス感染によって活性化されたT細胞の関与が考えられている．伝染性単核症においては，ウイルス特異的T細胞のみならず非特異的T細胞もポリクローナルに活性化され，薬剤に対する免疫反応が通常より起こりやすくなっていると考えられる．このポリクローナルなT細胞の活性化の機序について，ウイルス感染により引き起こされたサイトカイン産生などの免疫反応が，T細胞の感作・活性化を亢進させるように作用する可能性が考えられている（bystander activation）（図1a）．また，EBV感染が，宿主細胞の遺伝子にコードされている内因性レトロウイルス由来スーパー抗原の発現を誘発することが一因となっているとの報告もみられる（図1b）[2]．多くの症例において，伝染性単核症が治癒した後には，薬剤を再投与しても皮疹が誘発されないことが知られており[3]，T細胞のポリクローナルな活性化もウイルス感染の終息とともに治まるためと考えられる．
　しかし，伝染性単核症の患者の一部では，治癒後も薬剤の再投与で皮疹が誘発されることが示されている[4,5]．皮疹消退後のパッチテストやリン

2　EBウイルス感染症と薬疹　153

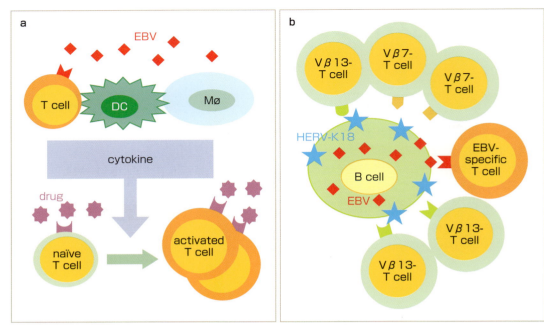

図1 ■ EBV 感染細胞による T 細胞のポリクローナルな活性化機序
a. EBV 感染により引き起こされたサイトカイン産生などの免疫反応が、T 細胞の感作・活性化を亢進させる．
b. EBV 感染が宿主細胞の内因性レトロウイルス遺伝子（HERV-K18）の発現を誘発する．この蛋白はスーパー抗原活性を有するため，EBV 感染 B 細胞は EBV 特異的 T 細胞だけでなく，特定の T 細胞受容体（Vβ7，Vβ13）を持つ T 細胞集団もポリクローナルに活性化する．

パ球刺激試験で陽性反応を示す症例では，EBV 感染がアジュバントとして作用することにより薬剤に対する感作が成立しやすくなったと考えられている[4]．さらに，アンピシリン投与が EBV の再活性化を誘発して，皮疹の出現に影響をおよぼしたと考えられる症例の報告もある[5]．以下に，EBV に関連した薬疹について，発症機序が異なる 2 症例を紹介し，EBV が薬疹の発症に果たす役割について考察する．

症例 1　伝染性単核症が先行したアモキシシリンによる薬疹

症　例：22 歳女性．
主　訴：発熱，躯幹・四肢の紅斑．
現病歴 / 経過：当科初診の 8 日間前に発熱を伴う扁桃炎が出現し，近医にてアモキシシリン 750 mg/ 日を 5 日間内服．内服開始後 7 日目に前腕に紅斑が出現し，全身に拡大してきたため当院を紹介受診．初診時，躯幹・四肢に融合傾向のあるびまん性紅斑を認め（図2），39.1 ℃の発熱と頸部リンパ節腫脹を伴っていた．プレドニゾロン 20 mg/ 日の内服を開始したところ翌日には解熱し，皮疹も速やかに軽快した．

当科初診時の検査（下線は異常値）：白血球 5,200/mm^3，AST 22 IU/L，ALT 11 IU/L，<u>CRP 2.15 mg/dL</u>．末梢血中 EBV DNA 陽性（<u>8.57×10^3 copies/ μgDNA</u>），HHV-6 DNA 陰性，HHV-7 DNA 陰性．EBV 抗体価は，VCA-IgG×20，<u>VCA-IgM×20</u>，EBNA<10．風疹，麻疹の IgM 抗体は陰性．<u>アモキシシリンによる DLST は，初診時には陽性（SI：259％）</u>であったが，4 ヵ月後には陰転化（SI：84％）した．

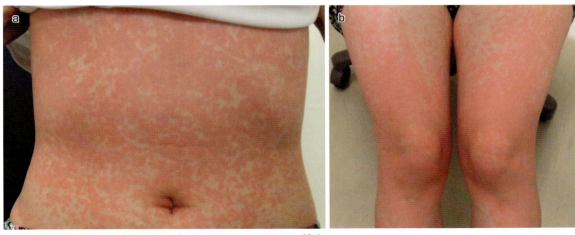

図2 ■ 症例1：伝染性単核症が先行したペニシリンによる薬疹
a, b. アモキシシリン投与開始後7日目の臨床像.

症例2　EBVの再活性化の関与が疑われたアンピシリンによる薬疹[5]

症　例：23歳女性.
主　訴：躯幹・四肢の紅斑.
現病歴/経過：約2週間前から39℃を超える熱発を繰り返し，発熱に伴い浮腫性紅斑も出現したため内科に入院．成人型 Still 病と診断され，プレドニゾロン 40 mg/日による治療を開始．さらに，細菌性心外内膜炎の合併に対してアンピシリン 1,000 mg/日の点滴も施行されたところ，6日目より背部に紅色丘疹と紅斑が出現し，徐々に全身に拡大（図3a，b）．アンピシリンを中止したところ，皮疹は徐々に消退した．
皮疹出現時の検査（下線は異常値）：白血球 14,200/mm³，AST 199 IU/L，ALT 391 IU/L，CRP 6.7 mg/dL，末梢血中 EBV DNA 陽性（120 copies/μgDNA），HHV-6 DNA 陰性，HHV-7 DNA 陰性．
誘発試験（図4）：皮疹消退後21日目（入院後45日）にアンピシリン点滴による誘発試験を行ったところ，24時間後，顔面，躯幹，四肢に皮疹が誘発され，ほぼ同時に末梢血中の EBV DNA が 270 copies/μgDNA と上昇．入院95日目，EBV 感染症が落ち着いていることを確認の上，再度アンピシリン投与試験を施行したが，なお皮疹の誘発と（図3c，d），EBV の再活性化（130 copies/μgDNA）を認めた．さらに，プレドニゾロンの影響を除外するため，プレドニゾロン中止後11日目（入院後170日）に3回目の誘発試験を試みたところ，やはり皮疹の誘発と EBV の再活性化（60 copies/μgDNA）がみられた．

考察

症例1は，伝染性単核症を基礎に発症したアモキシシリンによる薬疹が疑われ，伝染性単核症の治癒後には DLST が陰転化していたことから，いわゆるアンピシリン疹の典型例と考えられる．症例2では，3回施行した誘発試験で，いずれの場合も皮疹の誘発とほぼ同時に血中に EBV DNA が検出された点が特徴的であった．

先述のごとく，通常のアンピシリン疹の場合，先行する EBV 感染により T 細胞がポリクローナルに活性化され，薬剤に対する過敏性が亢進している状況下でアンピシリンが投与された結果薬疹を発症するものと考えられており，症例1のように EBV 感染症が治癒した後には，薬剤に対す

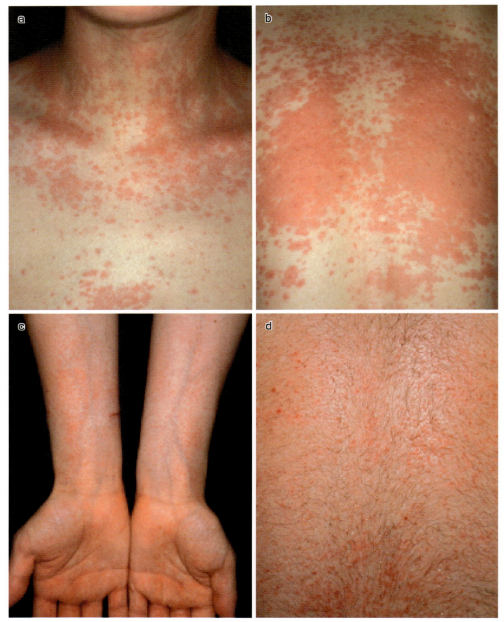

図3 ■ 症例2：EBVの再活性化の関与が疑われたアンピシリンによる薬疹
a, b. アンピシリン投与開始後10日目の臨床像.
c, d. 2回目の誘発試験後3日目の臨床像.
（文献5）より引用）

る過敏反応も消失することが多い．一方，症例2ではEBV感染症が全く落ち着いている状態にもかかわらず，アンピシリン投与により皮疹の誘発がみられ，この点が通常のアンピシリン疹とは異なっていた．すなわち，症例2では薬剤によりEBVの再活性化と薬剤アレルギーの両者が同時に誘発され，互いに影響をおよぼし合った結果，薬疹の発症に至ったのではないかと推測される．

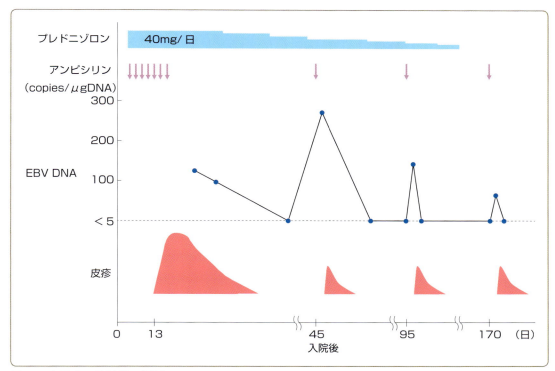

図4 ■ 症例2の入院後の経過　　　　　　　　　　　　　　　　　　　　（文献5）より引用）

アンピシリン投与によるEBVの再活性化に関しては，これが稀な現象なのか，通常のアンピシリン疹においても同様の機序が病態形成に関与しているのかどうかについては，今後詳細に検討する必要がある．

おわりに

ウイルス感染が薬疹の発症や経過に影響をおよぼすことは，以前からよく知られており，近年では重症型薬疹の一つである薬剤性過敏症症候群の病態にヒトヘルペスウイルス6（HHV-6）の再活性化が関わってることが，橋本，塩原らにより見出されたことは記憶に新しい．この発見がブレイクスルーとなり，「薬疹とウイルスとの関わり」が改めてクローズアップされるようになってきた．伝染性単核症に併発するアンピシリン疹については，既に1960年代から報告がみられ，その発症機序について多くのデータが蓄積してきている．しかし，未だに一筋縄では説明できない点も多く，さらなる研究が必要である．

文献

1) 小鍛治知子, ほか：薬剤により皮疹が誘発されたサイトメガロウイルス単核症の1例. 臨皮 52：789-792，1998
2) Sutkowski N, et al：Epstein-Barr virus transactivates the human endogenous retrovirus HERV-K18 that encodes a superantigen. Immunity 15：579-589, 2001
3) 遠藤幹夫, ほか：アンピシリン疹を伴った伝染性単核球症. 臨皮 29：467-472，1975
4) Renn CN, et al：Amoxicillin-induced exanthema in young adults with infectious mononucleosis: demonstration of drug-specific lymphocyte reactivity. Br J Dermatol 147：1166-1170, 2002
5) Saito-Katsuragi M, et al：Ampicillin-induced cutaneous eruption associated with Epstein-Barr virus reactivation. J Am Acad Dermatol 52（suppl 1）：S127-128, 2005

Ⅲ．有害事象の発生機序

3 Stevens-Johnson 症候群 / 中毒性表皮壊死症の免疫異常

阿部理一郎

Essence

▶ SJS/TEN は，広範な表皮細胞の壊死が特徴である．
▶ 薬剤特異的免疫反応は抗原提示による T 細胞活性化機序はいくつかの仮説がある．
▶ 薬疹感受性遺伝子として，*HLA* が多くの薬剤で明らかになっている．
▶ 表皮細胞壊死の機序において，アポトーシス以外の細胞死（ネクロプトーシス）の関与も明らかになった．

KEYWORD *HLA*，p-i コンセプト，アポトーシス，ネクロプトーシス

はじめに

　Stevens-Johnson症候群 Stevens-Johnson syndrome（SJS）/ 中 毒 性 表 皮 壊 死 症 toxic epidermal necrolysis（TEN）は，主に薬剤が原因で，発熱，広範囲の紅斑，びらん・水疱，粘膜症状を伴う重篤な疾患である（表1，2）．SJS/TEN の基本的な病態は，表皮細胞と粘膜上皮細胞の細胞死による，表皮や粘膜上皮の壊死性変化である．SJS/TEN の発症機序は不明なことが多いが，最近の研究から次第にそのメカニズムが明らかになりつつある．

臨床症状

　SJS/TEN では，発熱とともに紅斑や平坦な標的状の紅斑（flat atypical targets）が顔面，体幹を中心に出現し，紅斑上に水疱を伴い，重症化とともに紅斑は紫紅色調となりびらんとなる（図1a）．SJS/TEN の発症早期では，粘膜病変やびらん・水疱が明瞭でないことも多く，通常薬疹や水痘・麻疹などのウイルス性発疹症などの疾患と臨床的に鑑別することが困難なことも多い．通常薬疹で多くみられる多形紅斑では，類円形で中央が陥凹した特徴的な紅斑（typical target lesion）が四肢を中心に生じ，次第に体幹に拡大する．病理学的

には，表皮の全層にわたる広範な細胞死がみられることが特徴である（図2）．

　SJS/TEN の粘膜疹は，口唇，口腔内，眼結膜，外陰部の皮膚粘膜移行部に出現する．多形紅斑でも口唇に痂皮を伴うびらんを認めることもあるが，SJS/TEN では出血性のびらんであることが特徴的で，血痂を伴うことがある（図1b）．眼病変は約 60% の症例に認められ，初期には羞明などの違和感を訴え，眼脂がみられるのが特徴的である（図1c）．結膜充血，偽膜形成，瞼球癒着，結膜や角膜のびらんが生じ，治癒後にも視力障害やドライアイなどの後遺症を残すことも多い．

　全身症状としては，発熱を認め，肝機能障害，腎機能障害，血液凝固系の異常，呼吸器障害などの臓器障害をきたすこともある．

発症病態

1．薬疹感受性遺伝子

　細胞には自己と非自己の認識のために主要組織適合抗原 major histocompatibility complex（MHC）が発現され，MHC は自己を認識する旗のような役割をしており，自然免疫の制御，獲得免疫における T 細胞への抗原提示などの役割を担っている．ヒトでは MHC はヒト白血球抗原 human leukocyte antigen（HLA）と呼ばれている．

表1 ■ Stevens-Johnson 症候群（SJS）診断基準2016

概 念

発熱と眼粘膜，口唇，外陰部などの皮膚粘膜移行部における重症の粘膜疹を伴い，皮膚の紅斑と表皮の壊死性障害に基づく水疱・びらんを特徴とする．医薬品の他に，マイコプラズマやウイルス等の感染症が原因となることもある．

主要所見（必須）

1. 皮膚粘膜移行部（眼，口唇，外陰部など）の広範囲で重篤な粘膜病変（出血・血痂を伴うびらん等）がみられる.
2. 皮膚の汎発性の紅斑に伴って表皮の壊死性障害に基づくびらん・水疱を認め，軽快後には痂皮，膜様落屑がみられる．その面積は体表面積の10%未満である．但し，外力を加えると表皮が容易に剥離すると思われる部位はこの面積に含まれる.
3. 発熱がある.
4. 病理組織学的に表皮の壊死性変化を認める*.
5. 多形紅斑重症型 [erythema multiforme（EM）major]**を除外できる.

副所見

1. 紅斑は顔面，頸部，体幹優位に全身性に分布する．紅斑は隆起せず，中央が暗紅色の flat atypical targets を示し，融合傾向を認める.
2. 皮膚粘膜移行部の粘膜病変を伴う．眼病変では偽膜形成と眼表面上皮欠損のどちらかあるいは両方を伴う両眼性の急性結膜炎がみられる.
3. 全身症状として他覚的に重症感，自覚的には倦怠感を伴う．口腔内の疼痛や咽頭痛のため，種々の程度に摂食障害を伴う.
4. 自己免疫性水疱症を除外できる.

診 断

副所見を十分考慮の上，主要所見5項目を全て満たす場合，SJS と診断する．初期のみの評価ではなく全経過の評価により診断する.

＜参考＞
1. 多形紅斑重症型との鑑別は主要所見1～5に加え，重症感・倦怠感，治療への反応，病理組織所見における表皮の壊死性変化などを加味して総合的に判断する.
2. *病理組織学的に完成した病像では表皮の全層性壊死を呈するが，少なくとも200倍視野で10個以上の表皮細胞（壊）死を確認することが望ましい.
3. **多形紅斑重症型 [erythema multiforme（EM）major] とは比較的軽度の粘膜病変を伴う多形紅斑をいう．皮疹は四肢優位に分布し，全身症状としてしばしば発熱を伴うが，重症感は乏しい．SJS とは別疾患である.
4. まれに，粘膜病変のみを呈する SJS もある.

表2 ■ 中毒性表皮壊死症（TEN）診断基準2016

概 念

広範囲な紅斑と全身の10%以上の水疱・びらん・表皮剥離など顕著な表皮の壊死性障害を認め，高熱と粘膜疹を伴う．原因の多くは医薬品である.

主要所見（必須）

1. 広範囲に分布する紅斑に加え体表面積の10%を超える水疱・びらんがみられる．外力を加えると表皮が容易に剥離すると思われる部位はこの面積に含める．（なお，国際基準に準じて体表面積の10～30%の表皮剥離は，SJS/TEN のオーバーラップと診断してもよい）
2. 発熱がある.
3. 以下の疾患を除外できる.
   ・ブドウ球菌性熱傷様皮膚症候群
   ・トキシックショック症候群
   ・伝染性膿痂疹
   ・急性汎発性発疹性膿疱症
   ・自己免疫性水疱症

副所見

1. 初期病変は広範囲にみられる斑状紅斑で，その特徴は隆起せず，中央が暗紅色の flat atypical targets もしくはびまん性紅斑である．紅斑は顔面，頸部，体幹優位に分布する.
2. 皮膚粘膜移行部の粘膜病変を伴う．眼病変では偽膜形成と眼表面上皮欠損のどちらかあるいは両方を伴う両眼性の急性結膜炎がみられる.
3. 全身症状として他覚的に重症感，自覚的には倦怠感を伴う．口腔内の疼痛や咽頭痛のため，種々の程度に摂食障害を伴う.
4. 病理組織学的に表皮の壊死性変化を認める．完成した病像では表皮の全層性壊死を呈するが，軽度の病変でも少なくとも200倍視野で10個以上の表皮細胞（壊）死を確認することが望ましい.

診 断

副所見を十分考慮の上，主要所見3項目の全てを満たすものを TEN とする．全経過を踏まえて総合的に判断する.

＜参考＞
1. サブタイプの分類
   ・SJS 進展型（TEN with spots, TEN with macules）
   ・びまん性紅斑進展型（TEN without spots, TEN on large erythema）
   ・特殊型：多発性固定薬疹から進展する例など
2. びまん性紅斑に始まる場合，治療等の修飾により，主要所見の表皮剥離体表面積が10%に達しなかったものを不全型とする.

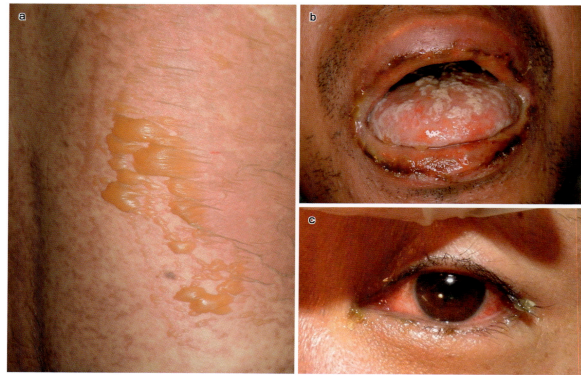

図1 ■ SJS/TEN の臨床所見
a. 紅斑が多発し，水疱を認める．
b. 口唇に血痂を伴う出血性のびらんを認める．
c. 眼脂と結膜の充血を認める．

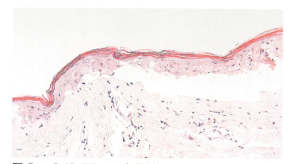

図2 ■ SJS/TEN の病理所見
表皮全層に広範な表皮細胞死がみられる．

つまり，特定の薬剤は特定の HLA ハプロタイプに提示されやすいことが予想される．実際，HLA-B*15:02 を持つ漢民族でカルバマゼピンによる SJS 発症頻度が 2,500 倍高いことを示し，HLA-B*15:02 を持つ人を事前に調べることで，カルバマゼピンによる重症薬疹の発症を阻止することができた[1]．しかしながら，本邦において HLA*15:02 の頻度は 0.1% 未満と少なくカルバマゼピン誘発性 SJS のバイオマーカーとして使用することはできなかった．そこで，Ozeki らはカルバマゼピンで薬疹を生じた患者の HLA を解析した結果，HLA-A*31:01 との相関を明らかにした[2]．現在，アロプリノール，スルファメトキサゾールトリメトプリム（ST 合剤），をはじめ多くの薬疹感受性遺伝子が明らかになっている．

また，薬物代謝酵素の遺伝子多型も重症薬疹発症と関連する．CYP（チトクローム P450）は酸化還元酵素ファミリーに属する酵素であり，さまざまな基質を酸化する．特に肝臓において，薬剤代謝をはじめ解毒を行う酵素として重要なものである．その中でも CYP2C9 は治療域の狭い，臨

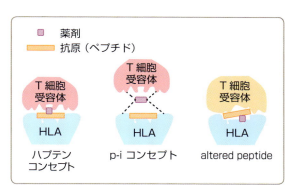

図3 ■ 薬剤認識における抗原提示
a. ハプテンコンセプト：薬剤は非常に小さい分子のため単独では抗原性を示さず，生体内の蛋白と結合して抗原性を示す．
b. p-iコンセプト：薬剤が抗原提示細胞のMHCとT細胞上のT細胞受容体との両者を緩い結合で結びつける．
c. altered peptide：薬剤がMHC上の抗原ペプチドが結合する"溝"の底にはまり込み，MHCが提示する抗原（ペプチド）の構造自体を変化させる．

床的にも重要なフェニトイン，ワルファリンなどのさまざまな薬剤の代謝に関与している．CYPは遺伝的な多型が存在するが，CYP2C9で特定の遺伝子多型を持つと，フェニトインの血中濃度が上昇することが知られていた．この特定の遺伝子多型の有無により比較すると，重症薬疹の発症頻度が10倍ほど高まることが明らかとなった[3]．つまり血中濃度が高く維持されると免疫反応を惹起されやすいことが予想され，さらに中止後も体外に排出されるのに時間がかかるため，反応（薬疹）が遷延することが考えられる．

2. 薬剤特異的な細胞免疫機序

一般的な薬疹の発症機序として，薬剤が外来抗原と認識され免疫反応が惹起されることにより発症すると想定されているが，薬剤，または薬剤の代謝産物は非常に小さい分子のため単独では抗原性を示さず，生体内の蛋白と結合して抗原性を示す（ハプテン抗原）と考えられている．ハプテン抗原は外来抗原を補足する抗原提示細胞によって抗原特異的なT細胞に抗原を提示する．ここで薬疹の発症に重要な現象としてp-iコンセプト，altered peptideが挙げられる（図3）．

p-iコンセプトは小分子が抗原提示細胞内での処理を経ることなく，共有結合を介さずにMHCとT細胞受容体を非共有結合することで，特異的T細胞を活性化するというものである[4]．緩い結合は共有結合と異なり，薬剤が受容体に結合する時に生じる結合と解離を繰り返す特有のもので，イオン結合，水素結合などによってもたらされるとされる．通常想定される免疫の機序から説明が困難な事象（初回投与での発症やハプテンとなりえない薬剤で惹起されるなど）の説明になりうると思われる．しかしながらこの現象が証明された薬剤はわずかであり，この現象が生じうるとしてもどの程度薬剤アレルギーに関与するかは未だ不明である．

一方，特定の薬剤はHLAにおいて抗原が提示される溝の底にはまり込むことが明らかになった．そのことにより，薬剤がはまり込んだHLAはもともと提示できるT細胞受容体と別の形のT細胞受容体に抗原提示できるようになる，または，別の抗原自体を提示できるようになるとされる（altered peptide）[5]．このように複数のT細胞受容体に抗原提示することから，特定の薬剤が薬疹を惹起しやすいと考えられる．さらに，T細胞受容体もHLAと同様に特定の薬剤がはまり込むことも報告されている．

3. 表皮細胞の細胞死機序

SJS/TENでは，広範な表皮細胞死がみられることから，細胞傷害性T細胞の関与が予想される．細胞傷害性T細胞は，主にMHC class Iに反応するものが主体で（CD8$^+$），さまざまな細胞傷害物質（FasL，グラニュライシン，パーフォリン，グランザイム，TNF-αなど）を放出し，標的細胞の細胞死を誘導する．SJS/TENでは，表皮細胞がターゲットとなり細胞死が誘導される．細胞傷害性T細胞が活性化される時，CD4$^+$T細胞（ヘルパーT細胞）の補助などが必要であ

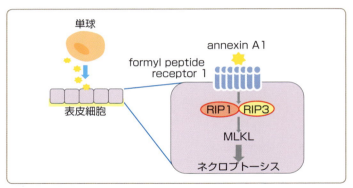

図4 ■ SJS/TEN における表皮細胞死の機序

るが，薬疹病変部で発現亢進している液性因子（IL-15 など）の寄与も考えられている．

一方で制御性 T 細胞の関与についても報告されている．CD4$^+$CD25$^+$FoxP3$^+$T 細胞は制御性 T 細胞として自己免疫反応などを抑えている．この細胞は，胸腺，末梢リンパ節以外にも皮膚に存在し，抗原と反応して，活性化している T 細胞の反応を抑制する．SJS/TEN では発症早期に制御性 T 細胞の発現が抑制されており，免疫反応のさらなる活性化を引き起こすと考えられる[6]．

SJS/TEN における表皮細胞死は，アポトーシスであるとされてきた．しかしながら，超微細構造の観察からアポトーシスよりもむしろネクローシスの形態を呈するものが多い．さらにネクローシスの形態をとる細胞死は，特定の受容体〔formyl peptide receptor 1（FPR1）〕とそのリガンド（annexin A1）の interaction によるシグナルで誘導されることも明らかにし，この SJS/TEN における表皮細胞死は，プログラムされた，ネクローシス形態をとる細胞死（ネクロプトーシス）であることを示した（図4）[7]．興味深いことに，通常状態の表皮細胞には FPR1 は発現されず，通常薬疹病変皮膚でも発現がみられなかったが，SJS/TEN の病変部皮膚において発現が亢進していた．アポトーシスとネクロプトーシスのバランスがいかに調整されているかは不明であり，今後の解明が待たれる．

おわりに

SJS/TEN において，臨床的には大量免疫グロブリン療法および血漿交換療法が保険適応とされ，海外では TNF-α 阻害剤の有用性が示されている[8]．

今後，発症予見等についての研究成果も臨床の場で応用されることが期待される．

文 献

1) Chen P, et al：Carbamazepine-induced toxic effects and HLA-B* 1502 screening in Taiwan. N Engl J Med 364：1126-1133，2011
2) Ozeki T, et al：Genome-wide association study identifies HLA-A*3101 allele as a genetic risk factor for carbamazepine-induced cutaneous adverse drug reactions in Japanese population. Hum Mol Genet 20：1034-1041，2011
3) Chung WH, et al：Genetic variants associated with phenytoin-related severe cutaneous adverse reactions. JAMA 312：525-534，2014
4) Pichler WJ, et al：Drug hypersensitivity：flare-up reactions, cross-reactivity and multiple drug hypersensitivity. J Dermatol 38：216-221，2011
5) Illing PT, et al：Immune self-reactivity triggered by drug-modified HLA-peptide repertoire. Nature 486：554-558，2012
6) Takahashi R, et al：Defective regulatory T cells in patients with severe drug eruptions：timing of the dysfunction is associated with the pathological phenotype and outcome. J Immunol 182：8071-8079，2009
7) Saito N, et al：An annexin A1-FPR1 interaction contributes to necroptosis of keratinocytes in severe cutaneous adverse drug reactions. Sci Transl Med 6：245ra95，2014
8) Wang CW, et al：Randomized, controlled trial of TNF-α antagonist in CTL-mediated severe cutaneous adverse reactions. J Clin Invest 128：985-996，2018

Ⅲ．有害事象の発生機序

4 DIHSにおけるウイルス再活性化と自己免疫疾患

橋爪秀夫

Essence

▶ 発熱，リンパ節腫脹，特徴的な皮疹，血液学的異常，多臓器障害を呈する．
▶ DIHSの病態は，先行する薬疹とそれに関連して発症するHHV再活性化に基づく臓器障害の二相に分けられる．
▶ DIHSの免疫学的背景には免疫抑制システムの暴走と潜在するHHVの再活性化が重要である．
▶ DIHSの免疫抑制システムの破綻は種々の自己免疫疾患をもたらす．

KEYWORD DIHS，HHV-6再活性化，自己免疫疾患，Treg，免疫再構築症候群

はじめに

　薬剤性過敏症症候群drug-induced hypersensitivity syndrome（DIHS）は平成13年に厚生労働省難治性疾患研究班で命名された疾患で，10%前後の高い致死率であることが知られており，重症薬疹の一つに数えられている．この疾患は，これまでにdrug reaction with eosinophilia and systemic symptoms（DRESS），anticonvulsant hypersensitivity syndrome, drug-induced delayed multiorgan hypersensitivity syndrome（DIDMOHS），drug-induced pseudolymphoma, dilantin hypersensitivity syndrome, allopurinol hypersensitivity syndrome, dapsone syndrome, dapsone hypersensitivity syndromeなどとさまざまな名称で呼ばれていたが，皮疹以外に好酸球増多と皮膚外の多臓器に障害をもたらすことが共通した特徴である．本邦で命名されたDIHSという疾患は薬剤副作用被害救済が重要視されており，重症例をターゲットとしていることから，本邦におけるDIHS診断基準（表1）は，欧米で頻用されるDRESSの診断基準（表2）より厳しく，重症例に限られる．特に本邦の診断基準は，欧米のそれでは触れられていないヒトヘルペスウイルス（HHV）-6の再活性化に注目している．さらに，本疾患では発症後期や治癒後に突然自己免疫疾患が発症する例があり，特異的な現象と考えられている．本稿は，これらの不思議な現象に焦点をあてて，今まで想定されている本疾患発症メカニズムを紹介する．

DIHSの特徴的な臨床像と経過

　アレルギー機序で発症する薬疹のほとんどは，初めて投与された場合，原因薬剤投与後1～2週間ほどの間に皮疹が発症する．DIHSの場合ほとんどが表3[1]で示す原因薬剤に限られる．通常の薬疹とは対照的に，投与後3週間以上経過してから発症することが多く，長いものでは数ヵ月以上経過してから発症する（図1）．発熱（38℃以上），皮疹，リンパ節腫脹が臨床的な典型DIHSの初期症状であり，これらの症状から数ヵ月以上前からの内服薬を調べ，原因薬剤を推定する必要がある．

　末梢血では好中球優位の白血球増多，好酸球数増多，異型リンパ球の出現がみられ，時に白血病やリンパ腫など血液疾患と間違えることさえある．経過中，白血球数や単球分画の激しい増減は，刻々と変化する免疫状態を反映していて，本疾患特有の現象といえる．皮疹は，播種状紅斑丘

4　DIHSにおけるウイルス再活性化と自己免疫疾患　163

表 1 ■ 薬剤性過敏症症候群診断基準 2005

(1) 概念
　　高熱と臓器障害を伴う薬疹で，薬剤中止後も遷延化する．多くの場合，発症後 2 から 3 週間後に HHV-6 の再活性化を生じる．

(2) 主要所見
　1．限られた薬剤投与後に遅発性に生じ，急速に拡大する紅斑．しばしば紅皮症に移行する．
　2．原因薬剤中止後も 2 週間以上遷延する．
　3．38 度以上の発熱
　4．肝機能障害
　5．血液学的異常：a，b，c のうち一つ以上
　　a．白血球増多（11,000/mm^3 以上）
　　b．異型リンパ球の出現（5% 以上）
　　c．好酸球増多（1,500/mm^3 以上）
　6．リンパ節腫脹
　7．HHV-6 の再活性化
典型 DIHS：1 ～ 7 全て
非典型 DIHS：1 ～ 5 全て．ただし 4 に関しては，その他の重篤な臓器障害をもって代えることができる．

○参考所見
1．原因薬剤は，抗けいれん剤，ジアフェニルスルフォン，サラゾスルファピリジン，アロプリノール，ミノサイクリン，メキシレチンであることが多く，発症までの内服期間は 2 週から 6 週間が多い．
2．皮疹は，初期には紅斑丘疹型，多形紅斑型で，後に紅皮症に移行することがある．顔面の浮腫，口囲の紅色丘疹，膿疱，小水疱，鱗屑は特徴的である．粘膜には発赤，点状紫斑，軽度のびらんがみられることがある．
3．臨床症状の再燃がしばしばみられる．
4．HHV-6 の再活性化は，①ペア血清で HHV-6IgG 抗体価が 4 倍（2 管）以上の上昇．②血清（血漿）中の HHV-6DNA の検出．③末梢血単核球あるいは全血中の明らかな HHV-6DNA の増加のいずれかにより判断する．ペア血清は発症後 14 日以内と 28 日以降（21 日以降で可能な場合も多い）の 2 点にすると確実である．
5．HHV-6 以外に，サイトメガロウイルス，HHV-7，EB ウイルスの再活性化も認められる．
6．多臓器障害として，腎障害，糖尿病，脳炎，肺炎，甲状腺炎，心筋炎も生じうる．

表 2 ■ DRESS の診断基準

Score	−1	0	1	2	MAX	MIN
Fever ≥ 38.5 ℃	No/U	Yes			−1	0
Enlarged lymph nodes		No/U	Yes		0	1
Eosinophilia:	No/U				0	2
Eosinophils			0.7-1.499×10^9L^{-1}	≥ 1.5×10^9L^{-1}		
Eosinophils. IF leucocytes < 4.0×10^9L^{-1}			10%-19.9%	≥ 20%		
Atypical lymphocytes		No/U	Yes		0	1
Skin Involvement:					−2	2
Skin rash extent（% body surface area）		No/U	> 50%			
Skin rash suggesting DRESS	No	U	Yes			
Biopsy suggesting DRESS	No	No/U				
Organ involvement*:					0	2
Liver		No/U	Yes			
Kidney		No/U	Yes			
Muscle/heart		No/U	Yes			
Pancreas		No/U	Yes			
Other organs		No/U	Yes			
Resolution ≥ 15 days	No/U	Yes			−1	0
Evaluation of other potential causes:						
Antinuclear antibody（FAN）						
Blood culture						
Serology HAV/HBV/HCV						
Chlamydia/Mycoplasma						
*If none positive and ≥ 3 of above negative			Yes		0	1
Total score					−4	9

表3 ■ 好酸球増多症および全身症状症候群との薬物反応に関連する薬剤

分類	薬剤名
抗痙攣薬	カルバマゼピン, ラモトリギン, フェノバルビタール, フェニトイン, バルプロ酸, ゾニサミド
抗菌薬	アンピシリン, セフォタキシム, ダプソン, エタンブトール, イソニアジド, リネゾリド, メトロニダゾール, ミノサイクリン, ピラジナミド, キニーネ, リファンピシン, サラゾスルファピリジン, ストレプトマイシン, スルファメトキサゾールトリメトプリム, バンコマイシン
抗ウイルス薬	アバカビル, ネビラピン, ザルシタビン
抗うつ薬	ブプロピオン, フルオキセチン
降圧薬	アムロジピン, カプトプリル
生物学的製剤	エファリズマブ, イマチニブ
NSAID	セレコキシブ, イブプロフェン
その他	アロプリノール, エポエチンアルファ, メキシレチン, ラニチジン

NSAID：非ステロイド性消炎鎮痛薬

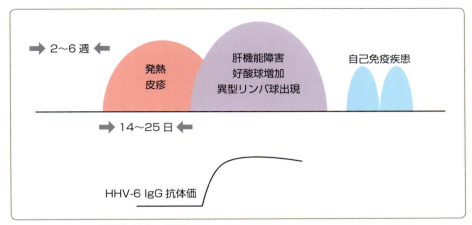

図1 ■ DIHSの典型的な臨床経過

疹型または多形紅斑型薬疹が毛包と関連しない丘疹を生じるのに対し，DIHSの皮疹は毛包より始まって融合し，時に紫斑を混じて紅皮症化する（図2a）．特に顔面では脂肪組織の疎である眼瞼周囲に浮腫が強くなることにより，他の部位より蒼白にみえるのも特徴的である（逆パンダサイン）（図2b）．臨床を反映し，初期皮疹の病理組織像では毛包へのリンパ球優位の細胞浸潤を認めることが多い（図2c）．完成した紅斑では，3タイプの組織像を種々の程度で混じている．すなわち，表皮細胞の液状変性（図2d），湿疹性変化および真皮血管周囲の稠密なリンパ球・好酸球を混じた細胞浸潤，時に血管炎である[2]．浸潤細胞の中には内皮細胞核より大きな核を持つ異型リンパ球をしばしば認め，リンパ腫と見紛うことがあ

る[3]．顔面や四肢は浮腫が顕著であり，頸部，腋窩，鼠径部などの表在リンパ節は有痛性に腫脹する．リンパ節生検所見では，構築の破壊を伴わない良性リンパ節腫脹と，浮腫や壊死像とともに分裂像を呈する異型リンパ球を含み，組織球，形質細胞，好酸球などの多彩な細胞浸潤により，正常の構築を破壊するような偽リンパ腫に類似した病変の2つのタイプがある[1]．

典型DIHSの経過では，発症初期に上記の諸症状に加え，肝機能障害，腎障害など皮膚外臓器病変が，少し遅れて出現する．これはHHV-6やサイトメガロウイルス（CMV）再活性化と関連し，重症度に影響を与え[4]，予後にも関連する（表4）．発症後期には，橋本病，円形脱毛症，白斑，自己免疫性膵炎などの自己免疫疾患が出現する症

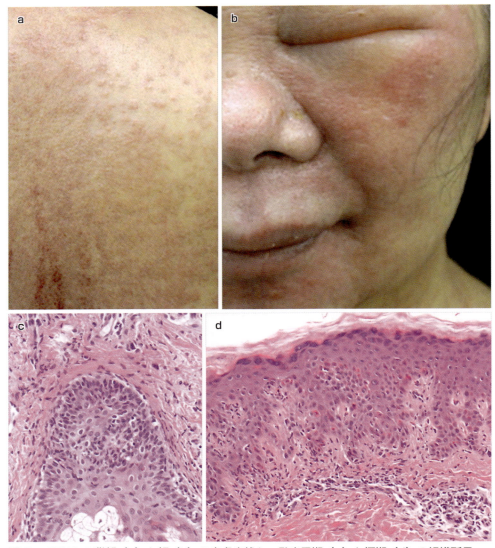

図2 ■ DIHSの背部（a）と顔（b）の皮膚症状と，発症早期（c）と極期（d）の組織所見

例がある[5]．これについての詳細は後述する．

DIHSの発症機序

DIHSの病態は，先行する薬疹とそれに関連して発症するHHV再活性化に基づく臓器障害の二相に分けられる（図1）．本疾患の契機となるのは，免疫抑制メカニズムの暴走である．先述したように，DIHSの原因薬剤は比較的限られていて（表3）[1]，抗痙攣薬やサルファ剤，アロプリノールなどが原因薬であることが多い．これらにおいて共通した構造は見出せないが，それ自身に免疫抑制作用を有していることが指摘されている．また，中枢神経系の疾患や，免疫疾患など発症患者の背景にある患者の病態に，免疫抑制状態を呈しやすい状況がある．DIHS発症前数週間から早期では，末梢血中および皮膚内に制御性T細胞（Treg）が増加している[6,7]．本疾患の発症早期から，TregやTh2細胞上に高発現するケモカイン受容体，CCR4に対応するケモカインのTARCが

表 4 ■ Composite scores for evaluating the severity of drug-induced hypersensitivity syndrome and drug reaction with eosinophilia and systemic symptoms and predicting the disease outcomes

Parameters	Grade/extent	Score
Fixed		
Age, y	≤40 / 41-74 / ≥75	−1/0/2
Duration of drug exposure after onset, days	0-6 / ≥7	0/1
Allopurinol exposure	Yes	1
Variable		
Pulsed prednisone *	Yes	2
Skin involvement		
Erythema, % BSA	<70 / ≥70 / erythroderma	0/1/2
Erosion, % BSA	<10 / 10-29 / ≥30	0/1/3
Fever ≥ 38.5℃ , days duration	0 or 1 / 2-6 / ≥7	0/1/2
Appetite loss (≤ 70% of regular food intake), days	0-4 / ≥5	0/1
Renal dysfunction (creatinine), mg/dL	<1.0 / 1.0-2.0 / ≥2.1 or HD	0/1/3
Liver dysfunction (ALT), IU/L	<400 / 400-1000 / >1000	0/1/2
C-reactive protein, mg/dL	≤2 / >2- <10 / ≥10- <15 / ≥15	−1/0/1/2

Each variable parameter was determined at early (days 0-3 after the initial presentation) and later times (2-4 weeks after the initial presentation) , and on an as-needed basis.
ALT, Alanine aminotransferase; BSA, body surface area; HD, hemodialysis.
* Intravenous methylprednisone use ≥ 500mg/day for 3 days.

（文献 4）より引用）

著増する[8,9]．このような状況下では，薬剤反応性 effector memory CD4 陽性 T 細胞が存在し，薬剤が投与されたとしても，活性されにくいと考えられる．さらに，内在する HHV が再活性化しやすい状態であり，潜在的に HHV-6 ウイルスが末梢血中に認められることが多い．Treg は発症後期になると数を減少させ，機能も低下し，免疫抑制状態は突然解除される．その結果，薬剤反応性 T 細胞は著しい活性化を起こす[7]．さらに，その間に臓器に到達した HHV に対する CD8 陽性細胞の免疫反応が生じ，臓器障害をもたらしてくる[10,11]．この急激な免疫状態の変容は，末梢血中の Treg → Th17 優位へのシフトに強く関連している．最近，末梢単球のサブタイプのシフト（M2 → M1）が，この変容する免疫状態の潮流の上流にあることが明らかとなっている[12]．

HHV 再活性化の謎

内在する HHV の再活性化の謎は，依然として解けていない．しかし，この再活性化のメカニズ

ムの鍵を握っているさらなる 2 つの事実がある．一つは，先述した DIHS 早期に認める免疫抑制状態に加え，原因薬の直接的な HHV の replication 促進作用である．例えば，バルプロ酸を EBV 感染させた不死化 B 細胞培養液中に添加すると，ウイルスの replication が促進されるという[11]．もう一つは，alarmin の一つである HMGB-1 の関与である[13]（図 3）．HMGB-1 は DIHS や SJS/TEN の血清中に高濃度に検出されるが，皮膚において DIHS では全体に HMGB-1 の発現がみられるのに対し，SJS/TEN は水疱内容には高濃度にみられても皮膚内の発現は乏しい．HMGB-1 は骨髄系細胞の動員に関与する．HHV-6 のリザーバーである単球系幼若細胞は，骨髄から高濃度に分布する血中や皮膚への遊走し，皮膚に浸潤するエフェクターおよび制御性 CD4 陽性細胞と接触して HHV-6 感染を成立させる可能性がある（図 3）．HHV-6 に感染した CD4 陽性細胞は，活性化および増殖することによって HHV-6 の爆発的な replication を起こす．HHV-6 の細胞内侵入受容体である CD134 陽性の CD4 陽性細胞は，DIHS 患者末梢血中には

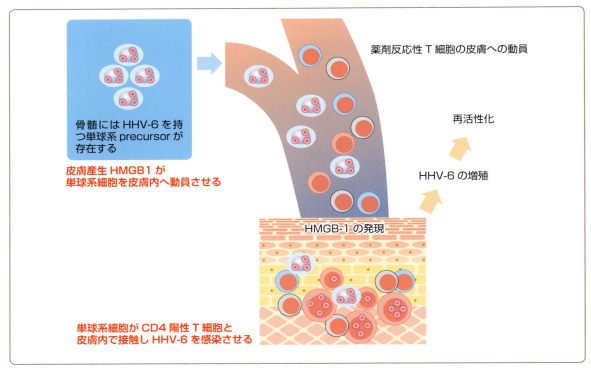

図3 ■ 想定されるDIHSにおけるHHV-6再活性化の機序

有意に多く，一つのバイオマーカーとなる可能性がある[14]．

DIHSの病態に適応した治療

DIHSは経時的に免疫状態が劇的に変容する疾患であり，治療を計画する場合は，その病態を十分理解した上で臨む必要がある．原因薬剤を投与されてから発症の早期まで（第1期），後期から皮疹消退まで（第2期），その後（第3期）の三つの期間で免疫状態が異なるため，それに則した治療を考えなければならない．第1期はTregと薬剤反応性T細胞とがしのぎ合い，深い免疫抑制状態から脱した状態であり，いい換えるならば，沸騰した鍋の蓋が外れたような状態といえる．突然発症した強い炎症を抑えるために，十分な抗炎症薬が必要である．しかし，第2期では，第1期の深い免疫抑制のためにすでにHHV-6を含むHHVたちが再活性化を始めている．突然の抗炎症薬の中止は免疫再構築症候群として認識される強い抗ウイルス免疫反応による多臓器の炎症を惹起させる[10,15]．末梢血白血球数の変化やCRPの推移をみながら，緩徐に抗炎症薬の量を減量していく必要がある．第3期に入ると，薬剤反応性および抗ウイルス免疫反応の両者ともに鎮静化しているが，Tregなどの免疫抑制系が機能しない状態にあるため，突発的な自己免疫疾患の発症に気をつけなければならない．

DIHSの経過で起こる自己免疫疾患

DIHS発症後期または治癒後に，種々の疾患が出現することが報告されている（図1）．われわれの145症例のDIHS患者調査によると，新たに33の疾患が出現していた[5]．その内訳は，甲状腺疾患（橋本病，甲状腺機能亢進症など），1型糖尿病，反応性関節炎，関節リウマチ，帯状疱疹，薬疹，肺炎，血栓症，脱毛症，白斑，全身性

エリテマトーデスなどであった．帯状疱疹，肺炎や血栓症などは，HHV の再活性化に直接関与していることが推測されるが，注目すべきは，自己免疫性疾患の範疇が多いことである．最近，DIHS 後に 1 型糖尿病が発症した例について，障害された膵臓に CMV が検出されたという報告がある[16]．HHV 再活性化と自己免疫疾患の発症との関連を想起させる重要な発見といえる．興味深いことに，これらの疾患は免疫チェックポイント阻害薬によって発症する immune-related adverse effects（IrAE）と共通するところが多い．すなわち，免疫抑制のタガが外れたという共通した免疫学的背景がこれらの発症に関与している．今後ウイルス再活性化と免疫抑制との関連について，詳細な検討が必要と思われる．

おわりに

DIHS という疾患概念が浸透するまでは，この疾患は薬疹と理解されなかった．従来の常識では到底理解できない，免疫抑制システムの暴走とウイルス感染が関与する新しい薬疹であったからである．しかしわれわれは今，DIHS という重篤な疾患の存在を認識し，免疫学的な詳細な検討を通して，本疾患の病態を明らかにしつつある．本疾患の病態解析は，その治療の展望へとつながるだけでなく，自己免疫疾患のモデルとしても新しい知見に寄与すると思われる．今後のさらなる研究の発展を期待したい．

文 献

1) Husain Z, et al：DRESS syndrome: Part I. Clinical perspectives. J Am Acad Dermatol 68：693.e1-4，2013
2) Cho YT, et al：Co-existence of histopathological features is characteristic in drug reaction with eosinophilia and systemic symptoms and correlates with high grades of cutaneous abnormalities. J Eur Acad Dermatol Venereol 30：2077-2084，2016
3) Gowani F, et al：Drug-Induced Hypersensitivity Syndrome: A Clinical, Radiologic, and Histologic Mimic of Lymphoma. Case Rep Hematol：2018:7037352，2018
4) Mizukawa Y, et al：Drug-induced hypersensitivity syndrome/drug reaction with eosinophilia and systemic symptoms severity score: A useful tool for assessing disease severity and predicting fatal cytomegalovirus disease. J Am Acad Dermatol 80：670-678，2019
5) Kano Y, et al：Sequelae in 145 patients with drug-induced hypersensitivity syndrome/drug reaction with eosinophilia and systemic symptoms: survey conducted by the Asian Research Committee on Severe Cutaneous Adverse Reactions（ASCAR）. J Dermatol 42：276-282，2015
6) Hashizume H, et al：Reciprocal contribution of Th17 and regulatory T cells in severe drug allergy. J Dermatol Sci 81：131-134，2016
7) Takahashi R, et al：Defective regulatory T cells in patients with severe drug eruptions: timing of the dysfunction is associated with the pathological phenotype and outcome. J Immunol 182：8071-8079，2009
8) Ogawa K, et al：Identification of thymus and activation-regulated chemokine（TARC/CCL17）as a potential marker for early indication of disease and prediction of disease activity in drug-induced hypersensitivity syndrome（DIHS）/drug rash with eosinophilia and systemic symptoms （DRESS）. J Dermatol Sci 69：38-43，2013
9) Ogawa K, et al：Elevated serum thymus and activation-regulated chemokine（TARC/CCL17）relates to reactivation of human herpesvirus 6 in drug reaction with eosinophilia and systemic symptoms（DRESS）/drug-induced hypersensitivity syndrome（DIHS）. Br J Dermatol 171：425-427，2014
10) Niu J, et al：Association of CD8(+) T lymphocyte repertoire spreading with the severity of DRESS syndrome. Sci Rep 5：9913，2015
11) Picard D, et al：Drug reaction with eosinophilia and systemic symptoms（DRESS）: a multiorgan antiviral T cell response. Sci Transl Med 2：46ra62，2010
12) Ushigome Y, et al：Monocytes are involved in the balance between regulatory T cells and Th17 cells in severe drug eruptions. Clin Exp Allergy 48：1453-1463，2018
13) Hashizume H, et al：Skin recruitment of monomyeloid precursors involves human herpesvirus-6 reactivation in drug allergy. Allergy 68：681-689，2013
14) Miyagawa F, et al：Preferential expression of CD134, an HHV-6 cellular receptor, on CD4T cells in drug-induced hypersensitivity syndrome（DIHS）/drug reaction with eosinophilia and systemic symptoms（DRESS）. J Dermatol Sci 83：151-154，2016
15) Shiohara T, et al：Recognition of immune reconstitution syndrome necessary for better management of patients with severe drug eruptions and those under immunosuppressive therapy. Allergol Int 59：333-343，2010
16) Yoneda S, et al：A Histological Study of Fulminant Type 1 Diabetes Mellitus Related to Human Cytomegalovirus Reactivation. J Clin Endocrinol Metab 102：2394-2400，2017

Ⅲ．有害事象の発生機序

5 固定薬疹の発症機序
─ resident memory T 細胞を含めて─

水川良子

Essence

▶ 皮膚をはじめとするバリア組織には，抗原刺激のない定常状態においても抗原の記憶を有するメモリーT細胞（resident memory Tcell：Trm）が常在し，$\alpha E\beta 7$，CD69 などの表面マーカーを発現している．

▶ 皮膚では尋常性乾癬，菌状息肉症の発症に Trm が関わっていることが知られているが，同一部位に皮疹を繰り返す固定薬疹病変部には CD8 陽性 T 細胞が常在していることが以前から報告されてきた．

▶ 固定薬疹病変部に常在する CD8 陽性 T 細胞は，CLA，$\alpha E\beta 7$，CD69 を発現し，Trm の特徴を有している．

▶ 薬剤服用後速やかに，IFN-γ を産生し表皮傷害を引き起こす．

KEYWORD 固定薬疹，CD8 陽性 T 細胞，resident memory Tcell

はじめに

　皮膚は生体の最外層に位置し，感染症，外傷，紫外線，環境などのさまざまな外的刺激から生体を保護する防御バリアとしての役割を持っている．近年，皮膚をはじめとするバリア組織には，抗原刺激のない定常状態においても抗原の記憶を有するメモリーT細胞（resident memory Tcell：Trm）が常在し，生体防御を担っていることが報告され注目を集めている[1,2]．

　以前からメモリーT細胞には，リンパ組織中に主に分布するセントラルメモリーT細胞 central memory Tcell（Tcm）と，それ以外を循環するエフェクターメモリーT細胞 effector memory Tcell（Tem）があることが知られていた[3]．Trm は Tcm とは異なり，皮膚や粘膜などの外界に接する局所に常在し，外来の病原体から局所を保護する自然免疫としての役割を果たす細胞で，$\alpha E\beta 7$，CD69 などの表面マーカーを発現し，抗原刺激がなくとも長期間局所に常在するとされる．

　このように，本来生体を防御するために局所に存在する Trm であるが，さまざまな疾患との関わりが報告されている[4,5]．皮膚では，尋常性乾癬，菌状息肉症の発症に Trm が関わっていることが知られている．中でも固定薬疹は，Trm の概念が提唱されるより以前から病変部に CD8 陽性 T 細胞が原因薬を内服していない時期にも常在していることが明らかにされており[6-8]，Trm がトリガーとなる疾患の代表といえよう．本稿では，固定薬疹病変部に常在する CD8 陽性 T 細胞の性質を説明し，Trm との類似性，薬剤服用による皮膚傷害について概説する．

固定薬疹を引き起こす CD8 陽性 T 細胞

　固定薬疹の臨床的特徴は，同じ部位に繰り返すこと，被疑薬中止のみで軽快しえることである．原因薬摂取により，同じ部位に繰り返し限局性の紅斑や水疱を生じ，治癒後色素沈着を残す．内服 2 〜 3 時間の比較的早期から，色素沈着に一致した灼熱感や違和感，ピリピリ感が出現し，紅斑や水疱を生じる（図 1）[6-8]．原因薬の中止により数日で消退傾向を認めることが多く，時に 1 週間以上症状が遷延する場合もある．病変が単発から

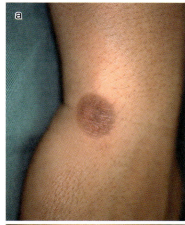
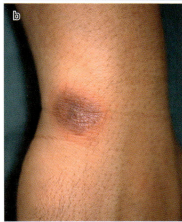

図1 ■ 手関節部に生じた固定薬疹（症例1）
a. 誘発前の色素斑.
b. 誘発3時間後の色素斑部に生じた紅斑.

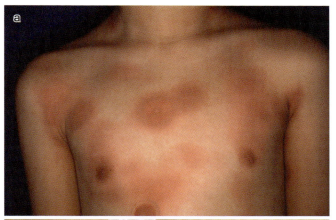
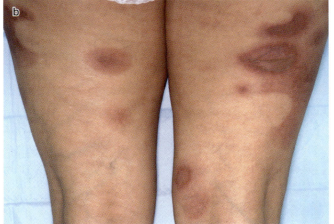

図2 ■ 多発型の固定薬疹（症例2，3）
a. 躯幹に多発した小児例（症例2）.
b. 下肢の紅斑, 一部に水疱形成を伴う（症例3）.

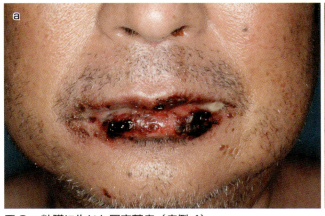
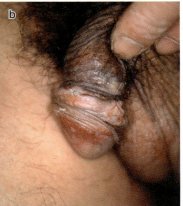

図3 ■ 粘膜に生じた固定薬疹（症例4）
a. 口唇のびらん血痂.
b. 亀頭から陰茎のびらん局面.

5 固定薬疹の発症機序 —— resident memory T 細胞を含めて ——　171

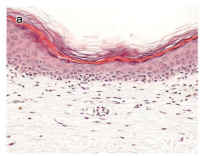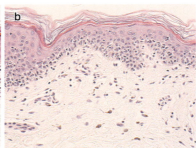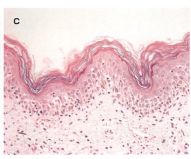

図4 ■ 内服前からの固定薬疹病変部 HE 所見
a. 誘発前：表皮基底層に沿って胞体の明るい細胞がみられる．
b. 誘発3時間後：薬剤内服により表皮基底層から有棘層に胞体の明るい細胞が増加する．
c. 誘発24時間後：真皮の細胞浸潤も増加．

数個の症例では全身症状もなく軽症と捉えられるが，全身に多発するタイプ（図2）[9,10]や，口唇から口腔粘膜，陰部などの粘膜症状が強いタイプ（図3）[11]では，Stevens-Johnson 症候群 Stevens-Johnson syndrome（SJS）や中毒性表皮壊死症 toxic epidermal necrolysis（TEN）との鑑別が必要なステロイド全身投与が必要な症例も多く，SJS/TEN の軽症モデルあるいは不全型モデルと考えられる特徴を有している[12]．

固定薬疹の特徴である"同じ部位に繰り返す"という現象は，病変部に常在する T 細胞が薬剤特異的に活性化し，炎症を繰り返していることを示している．Trm の関与が示された尋常性乾癬でも，一度治癒した色素沈着部から皮疹が再燃することは古くから知られてきた．前駆病変が存在する isotopic response や recall 現象として括られている現象は，Trm が関与していると考えることができる．固定薬疹では，Trm という概念が提唱される前から病変部に常在する T 細胞の存在が示唆されていた[6-8]．

筆者らは，同一部位に皮疹を繰り返す機序を明らかにするために，固定薬疹病変部の免疫組織学的検討を経時的に行ってきた．薬剤内服前の色素沈着の時期（発症前），原因薬内服数時間後の発赤が生じ始めた時期（急性期），内服24時間前後（病勢期）の各時期の固定薬疹病変部を用い，どのような特徴を有する細胞が固定薬疹病変部の表皮傷害に関与しているかを検討した（図4）．発症前の HE 標本では，表皮基底層に沿って胞体の明るいリンパ球と思われる細胞を確認することができる．基底層のリンパ球は薬剤内服後増加し，基底層のみでなく有棘層にまで認めることができるようになり，さらに病勢期では表皮へのリンパ球浸潤の増加とともに真皮上層にも増加している．この表皮基底層に常在する細胞は辺縁の非病変部よりも病変部に著明に多く，固定薬疹が同一部位に繰り返し発症することを説明しうる細胞であった．免疫組織学的検討で，この固定薬疹病変部基底層に存在する細胞は CD8 陽性の T 細胞であり，これらの細胞が薬剤内服後活性化し病変部の表皮傷害を起こしていることを，筆者らは明らかにしている[6-8, 13]．

固定薬疹病変部に常在する CD8 陽性 T 細胞と Trm の類似性

Trm が発現する細胞表面マーカーとして，CD69，αEβ7（CD103）が知られており，最近では CD49a の発現も報告されている[1,2,14]．皮膚局所に接着，および常在するために必要なマーカーと考えられている．また，CD49a 陽性 Trm は，IFN-γ 産生能があることも報告されている．

では，固定薬疹病変部に常在する CD8 陽性 T 細胞は Trm としての細胞の特徴を有しているの

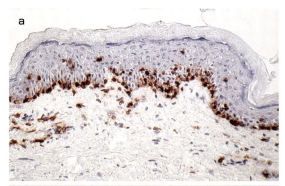

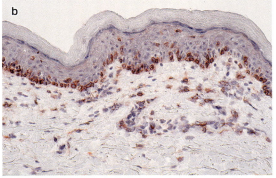

図5 ■ 固定薬疹病変部誘発前の免疫組織学的所見
a. CD8陽性T細胞が基底層に沿って多数認められる.
b. αEβ7陽性細胞も認められる.

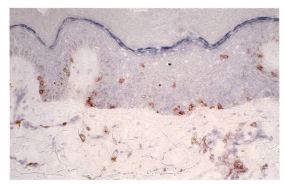

図6 ■ CD69陽性
表皮基底層のCD8陽性T細胞の分布に一致してCD69の発現が確認された.

だろうか．固定薬疹病変部のCD8陽性T細胞は，皮膚へのホーミングレセプターであるcutaneous lymphocyte-associated antigen（CLA）およびCD103を発現し表皮との親和性が高く，CD69を恒常的に発現していることを筆者らは明らかにしてきた（図5，6）[6-8]．つまり，Trmと固定薬疹病変部に常在するCD8陽性T細胞は，類似の細胞表面マーカーを発現しているといえる．さらにこれらの細胞は，生体防御の最前線である皮膚に常在するTrmにとって重要なgranzymeやperforinを薬剤曝露後に発現するとともに，薬剤曝露後には3時間以内に速やかにIFN-γを産生し，表皮傷害を引き起こすことが明らかにされている[6]．これらの結果は，固定薬疹病変部に常在するCD8陽性T細胞が，臨床的な特徴のみだけでなく免疫組織学的にもTrm細胞と一致する特徴を呈していることを示している．

固定薬疹では原因薬内服から早期に皮疹の誘発が認められることも特徴の一つとして挙げられるが，このような活性化しやすい特性を有する細胞が関与しているためと推察される．

固定薬疹病変部に存在し得る先行病変

Trmは，病原体から局所を守るために皮膚や消化管，肝臓などの外界と接触しやすい臓器に常在すると考えられている．皮膚は日常的に外傷を受けやすく，さまざまな細菌やウイルスなどの感染症に常に曝露されている生体防御の最前線を担う臓器である．実際，固定薬疹病変部は外傷や熱傷などの表皮傷害が起こった部位に新生することが知られている[15]．つまり，固定薬疹病変部に常在するCD8陽性T細胞は，さまざまな外敵から局所を守るための自然免疫の機能を有する細胞が，治癒機転に伴い局所に遊走し定着したと推察されてきた．

固定薬疹は屯用で用いられるNSAIDsや市販の感冒薬が原因になることが多く，全く刺激のない期間が長期間存在する．それにも関わらず，固定薬疹病変部にはCD8陽性T細胞が死滅することなく常在している．Trmの維持にはIL-7やIL-15などのサイトカインが介在することが報告

され[16], 固定薬疹病変部表皮基底層にも IL-15 が発現しており，CD8 陽性 T 細胞の常在に重要な役割を果たしていると考えている[13].

おわりに

Trm の概念が提唱され，固定薬疹でみられる現象は recall 現象を含め広く皮膚疾患で認められうる現象として捉えられるようになってきた．今後，さまざまな疾患で Trm の関与が論じられる可能性があり，Trm が関与する疾患の代表として固定薬疹の病態を理解することが重要と思われる.

文　献

1) Mackay LK, et al：The developmental pathway for CD103 (+) CD8 (+) tissue-resident memory T cells of skin. Nat Immunol **14**：1294-1301，2013

2) Park CO, Kupper TS：The emerging role of resident memory T cells in protective immunity and inflammatory disease. Nat Immunol **21**：688-697，2015

3) Sallusto F, et al：A two subsets of memory T lymphocytes with distinct homing potentials and effector functions. Nature **401**：708-712，1999

4) Clark RA, et al：Skin effector memory T cells do not recirculate and provide immune protection in alemtuzumab-treated CTCL patients. Sci Transl Med **4**：117，2012

5) Watanabe R, et al：Alemtuzumab therapy for leukemic cutaneous T-cell lymphoma: diffuse erythema as appositive predictor of complete remission. JAMA Dermatol **150**：776-779，2014

6) Mizukawa Y, et al：Direct evidence for IFN-g production by effector-memory type intraepidermal T cells residing at an effector site of immunopathology in fixed drug eruption. Am J Pathol **161**：1337，2002:

7) Shiohara T：Fixed drug eruption: pathogenesis and diagnostic tests. Curr Opin Allergy Clin Immunol **9**：316，2009

8) Mizukawa Y, Shiohara T：A prototypic disorder mediated by effector memory T cells. Curr Allergy Asthma Rep **9**：71，2009

9) Cho YT, et al：Generalized bullous fixed drug eruption is distinct from Stevens-Johnson syndrome/toxic epidermal necrolysis by immunohistopathological features. J Am Acad Dermatol **70**：539-548，2014

10) Rai R, et al：Multifocal bullous fixed drug eruption mimicking Stevens-Johnson syndrome. Indian J Dermatol Venereol Leprol **68**：175-6，2002

11) 水川良子，狩野葉子：口唇に生じる固定薬疹. Derma **251**：22-28，2016

12) Mizukawa Y, Shiohara T：Nonpigmenting fixed drug eruption as a possible abortive variant of toxic epidermal necrolysis: immunohistochemical and serum cytokine analyses. Clin Exp Dermatol **35**：493-497，2010

13) Mizukawa Y, et al：In vivo dynamics of intraepidermal CD8+ T cells and CD4+ T cells during the evolution of fixed drug eruption. Br J Dermatol **158**：1230-1238，2008

14) Cheuk S, et al：CD49a expression defines tissue-resident CD8+ T cells poised for cytotoxic function in human skin. Immunity **46**：287-300，2017

15) Mizukawa Y, Shiohara T：Trauma-localized fixed drug eruption: involvement of burn scars, insect bites and venipuncture. Dermatology **205**：159-161，2002

16) Adachi T, et al：Hair follicule-derived IL-7 and IL-15 mediate skin-resident memory T cells homeostasis and lymphoma. Nat Med **43**：1272-1279，2015

索 引

英語・数字

I 型インターフェロン	59
5-FU	9
acral erythrodysaesthesia	20
acute generalized exanthematous pustulosis （AGEP）	30,72,81,95
adult T-cell leukemia-lymphoma （ATL）	42
AhR	117
α-Gal 糖鎖	89
altered peptide	161
ARB	108
basophil activation （BAT）	86
Blum の分類	12
BRAF 阻害薬	17,35
bullous pemphigoid （BP）	76
bullous pemphigoid disease area index （BPDAI）	76
calciphylaxis	100
CARD14- mediated psoriasis （CAMPS）	72
CARD14 関連乾癬	72
CCR4	42
CD8 陽性 T 細胞	170
central memory Tcell （Tcm）	170
chronic actinic dermatitis （CAD）	106
cinnamic aldehyde	81
coumarin-induced skin necrosis	99
cSCC	112
CTCAE	4
D-ペニシラミン	128
deep dissecting hematoma	101
deficiency of interleukin -36 receptor antagonist （DITRA）	72
dermatoporosis	101
DIDMOHS	163
diffuse large B cell lymphoma （DLBCL）	133
DOXY	5
DPP-4 阻害薬 （DPP4i）	76
DPP4i-BP	76
drug reaction with eosinophilia and systemic symptoms （DRESS）	30,36,163
drug-induced hypersensitivity syndrome （DIHS）	85,95,163
drug-induced lymphocyte stimulation test （DLST）	85
drug-induced scleroderma-like cutaneous lesion	123
EBER	133
EB ウイルス （EBV）	133,153
EBV-encoded small RNA	133
effector memory Tcell （Tem）	170
EGFR	11,14,88
EGFR 阻害薬	2
EGFR チロシンキナーゼ阻害薬 （EGFR-TKI）	2,14,16
ephedrine hydrochloride （EP）	82
erythema multiforme major （EM）	95
extravasation （EV）	25
fixed erythrodysaesthesia plaque	21
G-CSF	103
generalized pustular psoriasis （GPP）	72
Grover 病	39
hand-foot skin reaction	9
hand-foot syndrome	9
HHV-6	163
HHV-6 再活性化	168
high-dose intravenous immunoglobulin therapy （hd-IVIG）	136
HLA	158
HU	118
hydroxychloroquine sulfate （HCQ）	94
idiopathic lichen planus （ILP）	144
idiopatic mesenteric phlebosclerosis （IMP）	84
IL-12/23p40	61
IL-17	61,66
IL-17R	66
IL-17 阻害薬	61
IL-23	66
IL-23p19	61
IL-36 受容体拮抗因子欠損症	72
immune checkpoint inhibitor （ICI）	27
immune privilege	68
immune related adverce event （irAE）	27
infusion reaction	52,88
LE 様皮膚症状	21
lichenoid drug eruption （LDE）	144
lipohypertrophy	139
lymphomatoid granulomatosis （LyG）	133
MEK 阻害薬	17,35
methylephedrine hydrochloride （MEP）	82
MHC	158
MINO	5
morphea	123
morphea-like lesion	123
mTOR 阻害薬	17
MTX-induced lymphoproliferative disorder （MTX-LPD）	131
MTX によるリンパ増殖異常症	131
neutrophilic dermatoses	103
nonspecific maculopapular rash	28
NSF	127
p-i コンセプト	161
palmar-plantar etythrodysaesthesia	20
paradoxical reaction	57,96
PDGFR	9
photoleukomelanoderma	108
pseudoephedrine hydrochloride （PEP）	82
radiation recall dermatitis	19
resident memory Tcell （Trm）	170
scleroderma-like lesion	123
Sjögren 症候群	32
skin rash	28

175

squamous cell carcinoma（SCC）	148	エルロチニブ	2
squaric acid dibutylester（SADBE）	67	円形脱毛症	66
STAT3	9	エンコラフェニブ	35
Stevens-Johnson 症候群（SJS）	36,85,95,158	塩酸エフェドリン	82
ST 合剤	160	塩酸ピリチオキシン	144
Sweet 症候群	103	塩酸プソイドエフェドリン	82
Sweet 病	33	塩酸メチルエフェドリン	82
systemic lupus erythematosus（SLE）	94	オキシベンゾン	109
systemic sclerosis（SSc）	123	オシメルチニブ	2,16
TIME 理論	120	オルメサルタンメドキソミル	109

TLR7	148		
TNF-α	61,66		
TNF-α阻害薬	57,59	ガドリニウム含有造影剤による強皮症様皮膚硬化	127
Toll-like receptor（TLR）	148	カプトプリル	144
toxic epidermal necrolysis（TEN）	36,85,95,158	カペシタビン	9
toxic erythema of chemotherapy	21	顆粒球コロニー刺激因子	103
toxic erythema of the palms and soles	20	カルシフィラキシス	100
Treg	166	カルバマゼピン	160
TS-1	9	カンジダ感染症	64
VRCZ	112	間質性肺炎	118
warfarin-induced skin necrosis	99	関節リウマチ	131
wound bed preparation	120	乾癬	30,55,61,134

あ

悪性黒色腫	41	乾癬様炎症	150
アスペルギルス症	112	乾癬様皮疹	57
アダリムマブ	58,66	乾皮症	38
アトピー性皮膚炎	74	汗疱状皮疹	136
アナフィラキシー	22,52	漢方薬	81
アナフィラキシーショック	88	キメラ抗体	52
アピキサバン	102	逆説的反応	57
アファチニブ	2,16	急性全身性発疹性膿疱症	30
アブラキサン®	19	急性汎発性発疹性膿疱症	95,19,72,81
アポトーシス	162	強皮症様皮膚症状	21
アミロイドーシス	139	グリベック®	118
アミロイド沈着	139	クロシン	84
アモキシシリン	153	桂皮	81
アルブミン懸濁型パクリタキセル	19	血管炎	32
アロプリノール	160,166	血管外漏出	25
アントラサイクリン系抗がん剤	25	ケトプロフェン	109
アンピシリン	153	ゲニポシド	84
アンピシリン疹	153	ゲフィチニブ	2
イグザレルト®	102	ゲムシタビン	123
イピリムマブ	27	ゲムシタビンによる強皮症様皮膚硬化	126
イマチニブ	118	限局性強皮症	123
イマチニブメシル酸塩	144	抗 BP180 自己抗体	76
イミキモド	148	抗 CCR4 抗体	42,50
インスリンボール	139	抗 CTLA-4 抗体	27,70
インフォームド・コンセント	98	抗 EGFR 抗体	15
インフリキシマブ	52,66,144	抗 IL-4/IL-13 受容体抗体	74
エタネルセプト	58,144	抗 PD-1 抗体	27,70
エドキサバン	102	抗 PD-L1 抗体	70
エピトープスプレディング現象	77	降圧薬	108
エフェクターメモリー T 細胞	170	好塩基球活性化試験	86
エベロリムス	17	抗がん剤漏出	25
エリキュース®	102	口腔乾燥症	33
		抗痙攣薬	166
		交差反応	88

光線過敏症	36,50,112
光線過敏症を起こす薬剤	108
光線関連皮膚癌	112
光線照射試験	108
光線性白斑黒皮症	108
好中球性皮膚症	103
好中球性皮膚症の分類	103
紅斑丘疹型薬疹	28
抗薬物抗体	54
骨髄増殖性疾患	118
骨髄抑制	118
固定薬疹	19,170
ゴリムマブ	58

さ

細菌感染	62
痤瘡様皮疹	2,39
痤瘡様発疹	33
サルコイドーシス	33
サルファ剤	166
山梔子	82
サンスクリーン剤	7
シアナミド	144
色素沈着症	84
シタラビン	9
脂肪織炎	38
獣肉アレルギー	89
酒皶様皮膚炎	6
手掌・足底発赤知覚不全症候群	37
主要組織適合抗原	158
掌蹠膿疱症様皮疹	60
上皮成長因子受容体	2,14,88
真菌感染	62
尋常性乾癬	58
シンナリジン	144
水疱性類天疱瘡	32,76
ステロイド外用薬	6
スニチニブ	9
スプロフェン	109
スルファメトキサゾールトリメトプリム	160
制御性 T 細胞	166
成人 T 細胞白血病リンパ腫	42
節外病変	132
セツキシマブ	2,15,88
セツキシマブアレルギー	89
セフェム系薬剤	153
ゼルボラフ®	35
全身性エリテマトーデス	94
全身性強皮症	123
セントラルメモリー T 細胞	170
爪囲炎	17
創面環境調整	120
瘙痒症	30
即時型反応	53
ソラフェニブ	9

た

苔癬型組織反応	28
苔癬型薬疹	144
タキサン系薬剤	19,123
タキサン系薬剤による強皮症様皮膚硬化	126
タキソール®	19
タキソテール®	19
多形紅斑	30
多形紅斑重症型	95
脱毛	23,33,38
脱毛症	66
多発性皮膚有棘細胞癌	112
ダブラフェニブ	35
タンフィラー®	35
チアプロフェン	109
チオプロニン	144
チオ硫酸ナトリウム	101
遅発型反応	53
中毒性表皮壊死症	19,36,85,95,158
手足症候群	9,19
手足皮膚反応	9
テガフールウラシル	123
デクスラゾキサン（DXZ）	25
鉄剤	109
テトラサイクリン系抗菌薬	5
テムシロリムス	17
デュピルマブ	74
テルミサルタン	107
伝染性単核症	153
投与時反応	52
トール様受容体	148
ドキシサイクリン	5
ドキソルビシンリポソーム製剤	9
特発性腸間膜静脈硬化症	84
特発性扁平苔癬	144
ドセタキセル	9,19,126
トラメチニブ	17,35

な

内服誘発試験	86
日光角化症	119,148
ニボルマブ	27,144
日本紅斑熱	89
ニューキノロン系抗菌薬	108
ネクロプトーシス	162
膿疱性乾癬	72
膿疱性酒皶	33
膿疱性皮疹	38

は

肺アスペルギルス症	113
ハイドレア®	118
ハイドロキシウレア	118
白斑	30
パクリタキセル	19,126

177

パッチテスト	85	ボリコナゾールによる光線関連皮膚癌	112
パニツムマブ	2,11,15	ポルフィリン症	109
ハプテン抗原	161		
バリカチブ	128	**ま**	
汎発性膿疱性乾癬	57	麻黄	82
皮下深部解離性血腫	101	マダニ咬傷	90
光アレルギー反応	106	マルチキナーゼ阻害薬	9
光貼布試験	108	慢性光線性皮膚炎	106
ビソプロロール	128	ミノサイクリン	5,153
ビタミン B₁₂	128	メキニスト®	35
ビタミン K	99,128	メクトビ®	35
ビタミン K 依存性蛋白質	99	メチシリン	153
ヒト白血球抗原	158	メトトレキサート	131
ヒドロキシカルバミド	118	メモリー T 細胞	170
ヒドロキシクロロキン	94	免疫関連有害事象	27
ヒドロキシクロロキンによる薬疹	94	免疫グロブリン大量静注療法	136
ヒドロクロロチアジド合剤	108	免疫チェックポイント阻害薬	27,69
ビニメチニブ	35	免疫調整薬	94
皮膚潰瘍	118	免疫特権	68
皮膚癌	118	毛孔角化症	38
皮膚感染症	61	モガムリズマブ	42,50
皮膚筋炎	32	モノクローナル抗体製剤	42
皮膚硬化	123		
皮膚粗鬆症	101	**や**	
皮膚有棘細胞癌	39,112	薬剤性過敏症症候群	85,95,163
びまん性大細胞型 B 細胞リンパ腫	133	薬剤性光線過敏症	106
ビラフトビ®	35	薬剤添加リンパ球刺激試験	85
フィールド療法	148	薬剤誘発性 Sweet 症候群	104
ブイフェンド®	112	薬剤誘発性強皮症様皮膚硬化	123
フェニトイン	161	薬剤誘発性強皮症様皮膚硬化の原因となりうる薬剤	124
フェノフィブラート	109	薬剤誘発性ループス	125
浮腫	21	薬疹感受性遺伝子	158
フッ化ピリミジン系代謝阻害薬	9	有害事象共通用語基準（v3.0）	4,12
フルオロウラシル	9	有棘細胞癌	148
ブレオマイシンによる強皮症様皮膚硬化	126		
ブロモクリプチン	128	**ら**	
分子標的薬	9,108	ラパチニブ	17
分子標的薬による痤瘡	2	リクシアナ®	102
分子標的薬による爪囲炎	14	リバーロキサバン	102
分子標的薬による手足症候群	9	リンパ腫様肉芽腫症	133
ペプレオマイシン	128	リンパ増殖異常症	131
ペムブロリズマブ	27,144	ループス様症状	148
ベムラフェニブ	17,35	レゴラフェニブ	9
ペメトレキセド	127	レジキモド	150
ヘルペス感染	63		
ペンタゾシン	128	**わ**	
芳香族炭化水素受容体	117	ワルファリン	99,161
放射線皮膚炎	37	ワルファリンによる皮膚障害	99
ポテリジオ®	42	ワルファリン皮膚壊死	99
ボリコナゾール	109,112		

検印省略

新しい薬疹
薬剤による皮膚有害事象の新タイプ

定価（本体 6,000円＋税）

2019年11月10日　第1版　第1刷発行

編　者　戸倉 新樹
　　　　とくら よしき
発行者　浅井 麻紀
発行所　株式会社 文光堂
　　　　〒113-0033　東京都文京区本郷7-2-7
　　　　TEL　（03）3813 - 5478（営業）
　　　　　　　（03）3813 - 5411（編集）

© 戸倉新樹, 2019　　　　　　　　　　　印刷・製本：壮光舎印刷

乱丁, 落丁の際はお取り替えいたします.

ISBN978-4-8306-3471-0　　　　　　　Printed in Japan

・本書の複製権, 翻訳権・翻案権, 上映権, 譲渡権, 公衆送信権（送信可能化権
　を含む）, 二次的著作物の利用に関する原著作者の権利は, 株式会社文光堂が
　保有します.
・本書を無断で複製する行為（コピー, スキャン, デジタルデータ化など）は,
　私的使用のための複製など著作権法上の限られた例外を除き禁じられています.
　大学, 病院, 企業などにおいて, 業務上使用する目的で上記の行為を行うことは,
　使用範囲が内部に限られるものであっても私的使用には該当せず, 違法です.
　また私的使用に該当する場合であっても, 代行業者等の第三者に依頼して上記
　の行為を行うことは違法となります.
・ JCOPY〈出版者著作権管理機構 委託出版物〉
　本書を複製される場合は, そのつど事前に出版者著作権管理機構（電話03-
　5244-5088, FAX 03-5244-5089, e-mail：info@jcopy.or.jp）の許諾を得てください.